临床中医诊疗学

梁少华 等 编著

U0260090

吉林科学技术出版社

图书在版编目（CIP）数据

临床中医诊疗学 / 梁少华等编著. -- 长春：吉林
科学技术出版社, 2020.10
　　ISBN 978-7-5578-7732-3

　　Ⅰ．①临… Ⅱ．①梁… Ⅲ．①中医诊断学②中医治疗
法 Ⅳ．①R24
　　中国版本图书馆 CIP 数据核字(2020)第 198919 号

临床中医诊疗学

编　　著：	梁少华　等
出 版 人：	宛　霞
责任编辑：	王聪慧　杨超然
封面设计：	盛　通
幅面尺寸：	185mm×260mm　　　1/16
字　　数：	710 千字
页　　数：	606
印　　张：	17.75
印　　数：	1-1500 册
版　　次：	2020 年 10 月第 1 版
印　　次：	2021 年 5 月第 2 次印刷

出　　版：	吉林科学技术出版社
发　　行：	吉林科学技术出版社
地　　址：	长春市净月区福祉大路 5788 号
邮　　编：	130118

发行部电话/传真：0431-81629529　81629531
　　　　　　　　　81629532　81629533　81629534
储运部电话：0431-86059116
编辑部电话：0431-81629518

印　　刷：	保定市铭泰达印刷有限公司
书　　号：	ISBN 978-7-5578-7732-3
定　　价：	80.00 元

前　言

正确的治疗来源于正确的诊断，正如一个正确的认识往往需要反复实践方能达到一样。一个好的中医临床医生，专业上要做到熟练掌握临床疾病诊疗的基本理论、基本知识和基本技能，并在中医临床实践中不断充实和提高，才能在"一切为了患者健康"的目标下，逐渐完善自身的业务素质，增强解除患者疾苦的本领。为了反映出中医临床医生这一层面的读者所代表的学术水平，更广泛地交流、介绍、推广中医临床诊疗及护理工作的新进展、新观念，这些长期从事中医临床工作的医生，携手撰写了这部《临床中医诊疗》。

本书为中医临床治疗，主要读者对象为中医临床医师，包括各专科医生和全科医生等。本书的特点有：第一，简明实用。每一临床疾病在明确诊断要点后，不但介绍治疗原则，而且列出治疗的具体方案，易于读者参照应用。第二，针对性强。在编写过程中注意到了疾病的分型、分期，有利于读者根据中医临床的具体情况选择恰当的治疗方法。第三，重点明确。本书主要介绍常见临床病，基本解决了门急诊和一般住院病人的治疗问题。

本书内容新颖，既能反映中医临床常见疾病治疗的新进展，又能具体指导中医临床医疗实践，使之成为便于查阅的工具书。由于每种疾病的临床表现千变万化，而且病人个体差异性很大，因此，临床治疗和护理既要有原则性，也要有灵活性，个体化就是重要原则之一，切勿生搬硬套。

由于作者水平有限，书中缺点、错误在所难免，希望广大读者批评、指教。

编　者
2020 年 9 月

前　言

目　录

第一篇　中医内科

第一章　内科病治法

第一节　药物方剂

药方，为内科治疗方法之一，药方，即中药、方剂两部分。通过内服药物，调整气化偏差，攻逐脏腑经络病邪。原则是寒者热之，热者寒之，虚者补之，实者泻之，不足者举之，有益者泻之，以平为期。

一、药物

据文献记载，内科治疗用药，品味 6000 余种，有植物药、动物药、矿物药。其中，植物药为主要部分，故有本草之称。一般分为寒、热、温、凉四性，酸、苦、甘、辛、咸五味。作用方向有升，有降，有浮，有沉。按作用分类，择其要者，简述如下。

1. 解表药

有发散风寒、风热药两部分。发散风寒药是：麻黄、桂枝、紫苏、生姜、荆芥、防风、羌活、细辛、白芷、藁本、香薷、苍耳、辛夷、葱白、胡荽；疏散风热药是：薄荷、牛蒡、桑叶、菊花、葛根、柴胡、升麻、蝉蜕、蔓荆、淡豆豉、浮萍、西河柳。

2. 清热药

有清热泻火、燥湿、解毒、凉血四部分。清热泻火药是：石膏、知母、栀子、天花粉、芦根、竹叶、莲子心；清热燥湿药是：黄芩、黄连、黄柏、龙胆草、苦参、十大功劳；清热解毒药是：银花、连翘、大青叶、穿心莲、牛黄、蚤休、拳参、蒲公英、紫花地丁、鱼腥草、败酱草、土茯苓、半枝莲、白花蛇舌草、白鲜皮、绿豆、马齿苋、秦皮、射干、山豆根、马勃；清热凉血药有：生地黄、玄参、丹皮、赤芍、紫草。

3. 温里药

附子、肉桂、干姜、吴茱萸、丁香、花椒、胡椒、高良姜、荜拨、荜澄茄、茴香。

4. 截疟药

常山、鸦胆子、马鞭草、绣球花。

5. 涌吐药

瓜蒂、胆矾、藜芦。

6. 泻下药

有攻下药、润下药、峻下逐水药三部分。攻下药是：大黄、芒硝、番泻叶；润下药是：火麻仁，郁李仁；峻下逐水药是：甘遂、大戟、芫花、牵牛子、巴豆、商陆、续随子。

7. 消食药

山楂、鸡内金、神曲、麦芽、谷芽、莱菔子。

8. 驱虫药

使君子、苦楝皮、槟榔、南瓜子、雷丸、榧子、贯众、鹤虱。

9.化湿药

苍术、藿香、佩兰、白豆蔻、砂仁、草果、草豆蔻。

10.祛风湿药

有祛风湿止痛药、活络药、强筋骨药三部分。祛风湿止痛药是：独活、威灵仙、秦艽、防己、乌头、露蜂房、徐长卿、松节、海桐皮、寻骨风、千年健、八角枫；祛风湿活络药是：木瓜、蚕砂、白花蛇、乌梢蛇、豨莶草、络石藤、桑枝、海风藤、丝瓜络；祛风湿强筋骨药是：五加皮、桑寄生、狗脊。

11.利水渗湿药

有利水消肿药、利尿通淋药、利湿退黄药三部分。利水消肿药是：茯苓、苡仁、猪苓、泽泻、赤小豆、冬瓜皮、葫芦、蝼蛄；利尿通淋药是：车前子、滑石、木通、通草、海金沙、地肤子、萆薢、扁蓄、瞿麦、石韦、冬葵子、灯心草；利湿退黄药是：茵陈蒿、金钱草、虎杖、地耳草。

12.化痰药

有温化寒痰药、清化热痰药两部分。温化寒痰药是：半夏、天南星、白附子、白芥子、皂荚、莱菔子；清化热痰药是：桔梗、川贝母、浙贝母、瓜蒌、前胡、竹茹、竹沥、天竹黄、浮海石、海蛤壳、瓦楞子、礞石、海藻、昆布、黄药子、胖大海。

13.止咳平喘药

杏仁、百部、紫菀、款冬花、葶苈子、桑白皮、苏子、马兜铃、枇杷叶、白果、白前、洋金花。

14.通脑开窍药

麝香、冰片、樟脑、苏合香、石菖蒲、安息香。

15.平肝潜阳药

石决明、牡蛎、代赭石、天麻、刺蒺藜、玳瑁、珍珠母、罗布麻、羚羊角、钩藤、地龙、僵蚕、全蝎、蜈蚣。

16.补脑安神药

朱砂、磁石、琥珀、龙骨、酸枣仁、柏子仁、远志、合欢皮、夜交藤、灵芝。

17.行气药

橘皮、青皮、枳实、厚朴、佛手、香橼、木香、香附、乌药、川楝、沉香、檀香、青木香、甘松、薤白、荔枝核、九香虫。

18.活血祛瘀药

川芎、延胡、郁金、姜黄、莪术、三棱、五灵脂、丹参、红花、桃仁、牛膝、益母草、泽兰、凌霄花、乳香、没药、血竭、儿茶、苏木、刘寄奴、自然铜、红藤、穿山甲、皂角刺、王不留行、水蛭、虻虫、蟅虫。

19.止血药

仙鹤草、白及、棕榈炭、血余炭、藕节、白草霜、地榆、槐花、侧柏叶、白茅根、三七、蒲黄、茜草、花蕊石、降香、艾叶、炮姜、灶心土。

20.补益药

有补气药、补阳药、补血药、补阴药四部分。补气药是：人参、西洋参、太子参、黄芪、白术、山药、白扁豆、甘草、大枣、饴糖、蜂蜜；补阳药是：鹿茸、蛤蚧、紫河车、冬虫夏草、胡桃肉、肉苁蓉、锁阳、菟丝子、沙苑蒺藜、淫羊藿、巴戟天、仙茅、补骨脂、益智仁、葫芦巴、杜仲、续断、骨碎补、海马、阳起石、狗脊、蛇床子；补血药是：当归、鸡血藤、熟地、阿胶、白芍、制首乌、龙眼肉、桑椹、楮实子；补阴药是：沙参、麦冬、天冬、百合、石斛、银耳、玉竹、黄精、枸杞、旱莲草、女贞子、龟板、鳖甲。

21.收涩药

有敛肺止汗药、涩肠止泻药、涩精缩尿药三部分。敛肺止汗药是：五味子、浮小麦、麻黄根；涩肠止泻药是：乌梅、诃子、罂粟壳、肉豆蔻、石榴皮、五倍子、明矾、赤石脂、禹余粮；涩精缩尿药是：山茱萸、桑螵蛸、金樱子、覆盆子、芡实。

22.外用或其他药

硫黄、雄黄、砒石、硼砂、石灰、轻粉、炉甘石、水银、铅丹、蟾酥、斑蝥、守宫、马钱子、木鳖子、狼毒、大风子、大蒜。

单用，或组成复方。单用药物，即一病一症一药，如用白头翁止痢，用治痢疾；车前草利水，用治淋症；麻黄止咳，用治肺管病；银花清热解毒，用治疮疡；青蒿祛疟，用治疟疾；大黄攻下，用治里实热证；山楂消食，用治食积不消；苦楝驱虫，用治虫症；独活除湿，用治风湿痹症；猪苓利尿育阴，用治淋家阴虚内热之证；半夏化痰，用治肺管病寒痰内阻之证……按药物的作用，辨病或辨证用药。

二、方剂

方剂是单味药治病的进一步发展。由两种以上药物组成，通过药物配伍，相互协调，增强药效。部分则是配伍以减少和缓和药物的毒性。组方的原则是：君、臣、佐、使，"主病之谓君，佐君之谓臣，应臣之谓使"（《素问·至真要大论》）。明·何柏斋进一步说明："大抵药之治病，各有所主。主治者，君也；辅治者，臣也；与君药相反而相助者，佐也；引经及治病之药至病所者，使也"，形成药物方剂独特的组成原则，指导临床实际。内科方剂，按作用分类。择其要者，简述如下。

1.解表剂

有辛温解表、辛凉解表、扶正解表三部分。辛温解表剂是：麻黄汤、桂枝汤、九味羌活汤、小青龙汤、荆防败毒散；辛凉解表剂是：桑菊饮、银翘散、桑叶连贝散、麻杏石甘汤、柴葛解肌汤；扶正解表剂是：参苏饮、再造散、加减葳蕤汤、葱白七味饮。

2.泻下剂

有寒下、温下、润下、逐水、扶正泻下五部分。寒下剂是：大承气汤、小承气汤、调胃承气汤、大陷胸汤、大黄牡丹皮汤；温下剂是：大黄附子汤、温脾汤；润下剂是：麻子仁丸、五仁丸、济川煎；逐水剂是：十枣汤、控涎丹、舟车丸、疏凿饮子；扶正泻下剂是：黄龙汤、增液承气汤。

3.和解剂

有和解少阳、调和肝脾、调和脾胃三部分。和解少阳剂是：小柴胡汤、蒿芩清胆汤、达原饮；调和肝脾剂是四逆散、痛泻要方、银芍台六君汤、逍遥散；调和脾胃剂是：半夏泻心汤、甘草泻心汤。

4.清热剂

有清热解毒、清热泻火、清营凉血、气血两清、清热解暑、清肺热、清泻胃肠、清泻肝胆、清泻心火、滋阴清热十部分。清热解毒剂是：凉膈散、普济消毒饮、黄连解毒汤、清瘟败毒饮、仙方活命饮；清热泻火剂是：白虎汤、竹叶石膏汤；清营凉血剂是：清营汤、犀角地黄汤（清热地黄汤）；清热解暑剂是：香薷饮、清暑益气汤；清泻肺热剂是：苇茎汤、泻白散；清泻胃肠剂是：清胃散、玉女煎、白头翁汤、芍药汤；清泻肝胆剂是：龙胆泻肝汤、左金丸、大柴胡汤；清泻心火剂是：导赤散、黄连阿胶汤、莲子清心饮、朱砂安神丸；滋阴清热剂是：青蒿鳖甲汤、清骨散、当归六黄汤、秦艽鳖甲散。

5. 温里剂

有温中散寒、温肾散寒两部分。温中散寒剂是：理中丸、吴茱萸汤、小建中汤；温肾散寒剂是：真武汤、黑锡丹、阳和汤、四逆汤、参附汤。

6. 补益剂

有补气、补血、补阴、补阳四部分。补气剂是：四君子汤、七味白术散、参苓白术散、补中益气汤、人参蛤蚧散；补血剂是：四物汤、当归补血汤、归脾汤；气血双补剂是：八珍汤、炙甘草汤；补阴剂是：六味地黄丸、生脉散、左归丸、大补阴丸、虎潜丸、一贯煎、珍珠母丸、酸枣仁汤、天王补心丹、补肺阿胶汤；补阳剂是：肾气丸、右归丸。

7. 固涩剂

有固表止汗、敛肺止咳、涩精止遗、涩肠固脱四部分。固表止汗剂是：牡蛎散、玉屏风散；敛肺止咳剂是：九仙散、一服散；涩精止遗剂是：金锁固精丸、桑螵蛸散；涩肠固脱剂是：真人养脏汤、四神丸。

8. 消导剂

有消食导滞、消痞散结两部分。消食导滞剂是：保和丸、木香槟榔丸、枳术丸、健脾丸；消痞散结剂是：枳实导滞丸、鳖甲煎丸。

9. 理气剂

有行气、降气两部分。行气剂是：越鞠丸、半夏厚朴汤、枳实薤白桂枝汤、四磨饮、天台乌药散、暖肝煎；降气剂是：苏子降气汤、定喘汤、旋覆代赭汤、橘皮竹茹汤、丁香柿蒂汤。

10. 理血剂

有活血祛瘀、止血两部分。活血祛瘀剂是：桃核承气汤、抵当汤、血府逐瘀汤、复元活血汤、补阳还五汤、丹参饮、大黄䗪虫丸；止血剂是：十灰散、四生丸、小蓟饮子、黄土汤、胶艾汤、槐花散。

11. 治风剂

有疏散外风、平熄内风两部分。疏散外风剂是：大秦艽汤、消风散、川芎茶调散、牵正散、玉真散、五虎追风散、小活络丹；平熄内风剂是：羚羊钩藤汤、镇肝熄风汤、天麻钩藤汤、大定风珠、地黄饮子。

12. 治燥剂

有轻宣外燥、滋润内燥两部分。轻宣外燥剂是：桑杏汤、清燥救肺汤；滋润内燥剂是：养阴清肺汤、百合固金汤、麦门冬汤、琼玉膏、玉液汤、增液汤。

13. 祛湿剂

有芳香化湿、清热利湿、利水渗湿、温化水湿、祛风胜湿五部分。芳香化湿剂是：藿香正气散、平胃散、柴平汤；清热化湿剂是：茵陈蒿汤、三仁汤、八正散、二妙散；利水渗湿剂是：五苓散、猪苓汤、五皮饮、防己黄芪汤；温化水湿剂是：实脾散、萆薢分清饮、苓桂术甘汤、鸡鸣散；祛风胜湿剂是：独活寄生汤、小白附子合剂、羌活胜湿汤、蠲痹汤。

14. 祛痰剂

有燥湿化痰、清热化痰、润燥化痰、温化寒痰、止咳化痰五部分。燥湿化痰剂是：二陈汤、温胆汤、半夏白术天麻汤；清化热痰剂是：清气化痰丸、小陷胸汤、滚痰丸、消瘰丸；润燥化痰剂是：百合固金汤；温化寒痰剂是：附陈杏姜汤、苓甘五味姜辛汤、三子养亲汤；止咳化痰剂是：杏苏散、止嗽散。

15. 驱虫剂

乌梅丸、化虫丸。

16. 涌吐剂

瓜蒂散、稀涎散。

17. 急救剂

有凉开、温开、通宣剂三部分。凉开剂是：安宫牛黄丸、紫雪丹、至宝丹、行军散；温开剂是：苏合香丸、通关散；通宣剂是：三物备急丸、三白散、失笑散。

方剂按临床治疗需要，加工成汤、丸、散、膏、丹、酒剂。汤剂又称煎剂，药物混合，加水适量，煎煮之后去渣取汁服用；丸剂：药物碾成细末，以蜜、水、面赋形制成药丸服用；散剂：药方粉碎，混合均匀备用；膏剂：药物加入植物油，或树胶，熬炼而成，贮装应用；丹剂：汞、硫黄加热升华而成，外用，部分作内服；酒剂：药物入酒中，取浸出液贮用。近年，制作技术提高，新剂型有：片、锭、酊、冲剂，还有胶囊制剂用于临床。

三、治法

治法即治疗方法，计有汗、吐、下、和、温、清、消、补八法。

1. 汗法

以解表药方开泻腠理，发汗解表，使表邪随汗而解。具体应用：表实证，发汗解表；表虚证，和营解表；风寒证，辛温解表；风热证，辛凉解表。之外，还有透疹、滋阴、助阳、祛湿、清暑等解表法。

2. 吐法

以涌吐药使邪随吐而出。具体应用有峻吐、缓吐之异。邪实用峻吐，如痰湿阻膈，误食毒物；正虚用缓吐，如体虚痰滞胸膈。

3. 下法

以泻下逐水药，消除积滞燥屎热邪。具体应用有寒下、温下、润下之异。寒下主治热证，燥屎内结，痞满燥实坚俱见；或邪热妄行、吐衄，或风火眼疾，以性寒泻下药为主。温下主治实证，内寒燥结，以温里泻下药配合应用。润下治体虚燥结，以润肠通下药为主药治之。

4. 和法

以和解表里药，消除半表半里之邪热。具体应用，有和解表里，调和肝脾、养肝益胃之异。和解表里用于半表半里证；调和肝脾，用于肝脾，肝胃不和证；养肝益胃，用于脾弱肝旺证。

5. 温法

以温里祛寒药，达邪外出。具体应用有温通经络，温里散寒，回阳救逆之异。温通经络法，适用于寒滞经络之证；温里散寒法，适用于里寒阳虚证；回阳救逆法，适用于阴寒内盛，迫阳外出之证。

6. 清法

以寒凉药物，清热泻火，消除邪热。具体应用有清热泻火，燥湿生津，解暑凉血之异。清热泻火法，适用火热内盛之证；清热燥湿法，用治湿热内聚之证；清热生津法，主治邪热伤津证；清热解暑法，对治暑邪入里证；清热凉血法，救治热入营血证。

7. 消法

以消导药，消除积滞。具体应用有消导、散结、豁痰之异。消食法，用于宿食内积之证；散结法，适用于湿结痰核内阻之证；化积法，主攻积聚癥块；豁痰法，治疗痰涎壅阻证。

8. 补法

以补益法，提高身体活力，消除气血阴阳不足。具体应用有补气、养血、滋阴、壮阳之异。补气法，用治气虚不足证；养血法，适合于血虚诸病；滋阴法，对治阴虚内热证；壮阳法，主治阳虚外寒证。

第二节　针灸按摩

针灸按摩为内科治法之二，"古人针灸，并书卷首，以其有神速功。今人畏而不用，为医殆亦鲜精，竟不知奇功伟绩，立可起死回生；对证取穴，无不应手获效"（《古今医统大全》凡例）。针灸、按摩（推拿），补脑安神，平秘阴阳；安养脏腑，和调功能；疏通经络，理气活血，扶正祛邪，通治内科诸病。

一、针灸

即针刺、灸治。临床常以脏腑辨证论治，如心阴不足，取内关、神门、三阴交、太溪；心阳亏损，取心俞、至阳、委中、昆仑。取穴手法并重。风寒表证及阴寒内盛，气虚阳脱，除针治外，宜行灸治。现将一般原则简述如下。

1. 解表祛邪法

适用于肺及其他系疾病风寒、风热袭表之证。手法用泻法，体虚者泻中寓补，或用补法。有解表散寒、疏风清热两部分。解表散寒取穴：风池、天柱、风府、大杼、风门、肺俞、合谷、列缺、经渠、支正、清冷渊、风市、复溜；疏风清热取穴：鱼际、少商、商阳、中冲、合谷、曲池、外关、阳池、前谷、劳宫、二间、陷谷、内庭、至阴、束骨、金门、侠溪。

2. 清泄邪热法

适用于五脏之疾，邪热内盛之证。泻法进针，有清热泻火、除湿、解毒、解暑、滋阴之异。清热、泻火取穴：商阳、合谷、曲池、大陵、劳宫、少府、少冲、阳池、大椎、陶道、身柱、内庭、中封、外丘、足窍阴、束骨、至阴、金门；清热除湿法取穴：商丘、三阴交、蠡沟、阴陵泉、次髎、中髎、中极、水道、膀胱俞；清热解毒取穴：曲泽、合谷、囟会、风池、灵台、督俞、大椎、委中、昆仑；清热解暑取穴：十宣、合谷、尺泽、曲池、委中，神昏取百会、人中；清热滋阴取穴：阴郄、劳宫、液门、鱼际、照海、复溜、涌泉、太溪。

3. 化痰平喘法

适用肺、脾系疾病，肺气上逆、痰涎阻滞、气喘息短之症。手法用泻，体虚者用补法。有止咳化痰、宣通平喘及燥湿化饮三部分。止咳化痰取穴：列缺、太渊、经渠、尺泽、天府、侠白、天突、中府、云门、气舍、缺盆、或中、俞府、神封、肺俞、风门；宣通平喘取穴：气舍、玉堂、紫宫、华盖、膻中、定喘、肺俞、太渊、关元、气海；燥湿化饮取穴：上脘、中脘、巨阙、鸠尾、天突、肺俞、脾俞、合谷、三阴交、丰隆、冲阳。

4. 温里调中法

适用于肝脾胃之疾、里虚、中气不足，虚寒内盛之症。手法宜补，寒证用灸法。有温里补中，理气和中，消食和胃三部分。温里补中取穴：公孙，三阴交、足三里、太白、上下巨虚、中脘、建里、神阙、脾俞、胃俞；理气和中取穴：天枢、四满、中注、府舍、腹结、大横、肓俞、小肠俞、支沟、足三里、承山、大肠俞、胃俞、胆俞；消食和胃取穴：厉兑、内庭、公孙、足三里、中脘、天枢、胃俞、脾俞。

5. 补脑安神法

适用于脑、心功能不调及器质损伤诸病。手法视患者体质疾病虚实而定，虚补实泻。有醒脑利窍、安神养心、清脑止痉、镇静熄风四部分。醒脑利窍取穴：百会、水沟、囟会、十宣、会阴、金门、至阴、三阴交、侠溪；安神养心取穴：百会、神门、内关、太溪、心俞、厥阴俞、神道、神堂、神庭；清脑止痉取穴：络却、颅息、瘈脉、列缺、后溪、合谷、太冲、申脉、照海、阳陵泉、筋缩、大椎、命门；镇静熄风取穴：人中、劳宫、百会、哑门、风府、涌泉、侠溪、至阴、内关、大陵、少海、行间、太冲、合谷、阳辅、阳交、足临泣、中都。

6. 补益强壮法

适用于久病体虚，气血阴阳俱不足之症。多用补法，虚寒证可用灸。有补气益元、活血养血、壮阳固精、滋阴生津四部分。补气益元取穴：关元、气海、太渊、膻中、中府、足三里、三阴交、肺俞、脾俞、气海俞、关元俞；活血养血取穴：太冲、曲泉、血海、章门、中脘、脾俞、肝俞、膈俞、足三里、三阴交；壮阳固精取穴：命门、肾俞、复溜、阴谷、气海、关元、气穴、四满、中注；滋阴生液取穴：涌泉、然谷、太溪、照海、魄户、膏肓、颈百劳、行间。

7. 利水消肿法

适合于心、肾、肝系疾病水肿、黄疸、淋症等症。手法实证用泻，虚证宜补，或攻补兼用。有渗湿消肿、利水通淋、除湿退黄三部分。渗湿消肿取穴：水分、水道、人中、囟门、迎香、合谷、三阴交、阴陵泉、复溜、涌泉；利水通淋取穴：兑端、中极、气海、膀胱俞、胞肓、肾俞、三焦俞、秩边、列缺、委中、飞扬、京门、血海、阴陵泉、交信；除湿退黄取穴：至阴、腕骨、胆俞、肝俞、丘墟、阳陵泉、日月、章门、期门、中脘。

8. 行气活血法

适用于内脏诸疾，气血不调，气滞血瘀之症。补虚泻实视体质、疾病虚实而定。有行气疏郁、活血化瘀、止血生新三部分。行气疏郁取穴：百会、攒竹、风池、少海、手五里、天井、内关、间使、郄门、合谷、少泽、阳陵泉、阴陵泉、曲泉、太冲、行间、昆仑、公孙、大敦、肩井、膈俞、厥阴俞、夹脊、膈关；活血化瘀取穴：天池、天泉、大陵、通里、灵道、曲泽、血海、委中、至阴、交信、水泉、地机、漏谷、膈俞、次髎、五枢、渊液、大仓；止血生新取穴：上星、印堂、少商、郄门、阴郄、二白、肝俞、膈俞、脾俞、承山、合阳、隐白、中都、交信。

9. 疏筋壮骨止痛法

适用于心、肝、肾疾病，瘀血阻滞经络，骨弱筋痿之证。按病损或疼痛部位取穴，兼及整体经络调整。行针手法视体质、疾病虚实而定。有通经止头痛、利颈止项痛、壮骨止肩背痛、强腰止腰痛、活络止手腕肘痛、强筋止腰腿痛、疏筋止膝踝趾痛等法。通经止头痛，远端取穴：列缺、合谷、外关、昆仑、至阴、悬钟、侠溪、行间、太冲；局部取穴：头维、前顶、上星、太阳、阳白、目窗、承灵、玉枕、络却、浮白、风池、百会、印堂、太阳。利颈止项痛，远端取穴：列缺、后溪、天枢、天牖、肩外俞；局部取穴：承浆、风池、大椎、风池、肩井。壮骨止肩背痛，远端取穴：中渚、腕骨、养老、肘髎、条口透承山、阴陵泉、阳陵泉、悬钟；局部取穴：肩髃、肩井、肩贞、臑俞、天宗、秉风、曲垣、身柱、脊中。强腰止腰痛，远端取穴：委中、承筋、昆仑、风池、下焦、胆区（眼针）；局部取穴：腰俞、命门、肾俞、秩边、腰阳关、中膂俞、悬枢、脊中。活络止手腕肘痛取穴：小海、青灵、曲池、阳溪、阳谷、腕骨、后溪、合谷、养老、阳池。强筋止腰腿痛取穴：环跳、阳陵泉、居髎、髀关、悬钟、委中、昆仑。疏筋止膝踝趾痛取穴：膝阳关、阳陵泉、曲泉、膝关、阴陵泉、足三里、解溪、中封、昆仑、跗阳、丘墟、太溪、申脉、束骨、京骨、侠溪、仆参。

10. 注意事项

针灸治疗，重要的是安定精神，平和气血。在医师，"必一其神，令志在针"。行针之前，集中精神，一意在针，嘱患者放松形体，安定情绪，勿惊勿躁，平和气血，昔谓之"凡刺之真，必先治神"（《素问》）。唐·王冰注曰："专其精神，寂无动乱，刺之真要，其在斯焉。"既刺得气，才能"神定而气随"。"神不朝而勿刺，神已定而可施"《标幽赋》。在患者，应按医嘱，顺势导引，"以移其神"（《灵枢》），令气易行，"血脉和利，精神乃居"（《灵枢·平人绝谷篇》）。由于整个治疗过程，医师为主导，医师注意时机，明于调气，"无忘其神"至关重要。

二、按摩

为以医师手指、掌，按摩患者经穴，病灶，疏通经络，祛邪利窍，调和脏腑功能之法。有按、摩、推、点等手法。

1. 按法

以拇指，或手掌按经络、穴位，或病灶部位加压，疏筋活络，调节脏腑功能。有指按、掌按、肘按三法。

指按：拇，或中指指端，按于经穴，或病灶疼痛部位施术。适用于内脏疾病，或肢体关节疼痛。如胃痛，点按足三里、内关；再如心痛，点按内关、至阳。晋·葛洪曰："闭气忍之数十度，并以手大指，按心下宛宛中，取愈"（《肘后备急方》）。即是以点按治"卒死昏迷"。

掌按：手掌大鱼际或小鱼际，按于经穴，或病灶疼痛部位施术。适用腰肾疼痛。如腰痛，以掌大鱼际，按摩肾俞、命门。《黄帝内经素问·举痛论》曰："寒气客于背俞之脉，则脉泣。脉泣则血虚，血虚则痛，其俞注于心，则相引而痛，按之则热气至，热气至则痛止矣。"

肘按：屈肘，以肘尖按于经络穴位，或病灶疼痛部位施术。适用于腰腿痛。如腿后侧痛，以肘尖对准环跳、居髎、承山等经穴按摩，"开通闭塞，导引阴阳"（《推拿捷径》），疏通经络，止痛。

2. 揉法

以指和鱼际按于经络穴位，作回旋运动，强筋壮骨，疏通经络之法。有指揉、鱼际揉二法。

指揉：以拇指，或中指纹面，紧按经穴，或病灶疼痛部位，回旋运动。适用于面痛、颈项痛，取局部，或远端穴位施术，如额面痛，拇指对准太阳、印堂、阳白等穴揉按，还可指揉治外感，"发热，便见腰痛者，以热麻油按痛处，揉之可也"（《景岳全书.痘疹症》）。

鱼际揉：以鱼际紧按经穴和疼痛部位，回旋运动，适用于面、胸、腹疾病，如"揉天枢，用大将二指，双揉齐揉，中脘全掌揉"《幼科推拿秘方》。又如胸痛，鱼际揉按局部以通络止痛。

3. 掐法

以指尖对准经穴施术。适用于急症，如痫症，指掐人中；又如中暑，指掐百会，开窍醒脑。明·张景岳曰："卒仆暴死，宜先掐人中"（《景岳全书·杂证谟》）其他厥症亦可使用掐法。

4. 捏法

以拇、食两指，或拇食中三指，提捏经穴，或患处施术。"按四眦，三九遍捏，令见光明"（《圣济总录》）。适用于治疗腹痛、腹泻、真心痛、眩晕等。如胃痛、腹隐痛按足三里、内关；又如真心痛，按捏内关、神门、太冲；再如眩晕中风症，头昏眩晕，捏按太溪、昆仑、合谷、劳宫、曲池等。

5. 点法

以拇、食、中指，点穴位或患处施术。适用于治疗肩背痛、胸胁痛、胃痛、胃疽等。如心痛，"先掐心经，点劳宫"（《按摩经》），亦可点按至阳、内关；又如胃痛，腹痛食少，点按足三里、中脘、内关。之外脑系、骨节疼痛亦有较好防治作用。

6. 摩法

以手指或掌，对准经穴或患处，环旋抚摩。古称为"摩之缩之"，注意"摩法，不宜急，不宜缓，不宜轻，不宜重，以中和之义施之"（《宜遵石室秘录》）。有指摩、掌摩两类，适用于治疗感冒，"以葱一握，捣烂取汁，少加麻油在内和匀"（《幼幼集成》），指蘸葱油摩头面、颈项即愈。之外，脾胃、脑系疾病亦有防治作用。

7. 搓法

以双手掌挟住肢体，相对用力，来回搓揉，即"两手交合而交转以相差也，或两指合搓"（《厘正按摩要术》），适用于治疗腰膝痛，如膝关节疼痛，两手膝旁两侧，来回搓揉，可疏通经络，止痛。

8. 推法

以拇指或掌面对准经穴或患处推按，"推上为清，推下为补"（《按摩经》）。适用于治疗内脏疾病虚证，有指推、分推、合推等法。适用于治疗腹泻、便秘、腰腿痛、咳嗽等。

9. 拍法

以指或拳拍击患处，或经穴，"上打至下，得热便休"（《备急千金要方》），适用于治疗肩项痛、腰腿痛、腹痛。如肩项痛，以拳拍击肩髃、大椎；又腰腿痛，以手拍击环跳、阳陵泉等穴。

10. 捶法

以手握拳捶击患处，或经穴，"以手反捶背上，左右同"，"外振手三遍，内振手三遍，复手振亦三遍"（《备急千金要方》）。适用于治疗骨、关节痛。如背痛，握拳捶华佗夹背。

第三节　气功防治

气功为内科治法之三，明·徐春甫曰："养生导引，诚古人治未病之方，今人惟待病而求药，殊不知善摄生者，譬曲突徙薪，自无焚燎之患矣"（《古今医统大全》凡例）。又清·沈金鳌亦曰："导引运功之法，所以却病延年者，未始不可助方药所不逮"（《杂病源流犀烛》附录运功规法），运功规则说明气功导引为中国传统医学的治法。其法主要通过自身调节身体的姿势，呼吸，意识思维活动，实现身体的稳态，平秘阴阳。防治内脏诸疾，尤长于防治心、脑系疾病。

一、气功防治原理

人体遭受各种致病因素的袭击，内脏功能失调，或器质损伤，形成疾病。气功防治，由来已久，治疗原理有如下几点。

1. 合二而一，平秘阴阳

身体和身体的任何一个部分，都分为阴阳两个方面，大而言之，形体为阴，精神为阳；小而言之，细胞为阴，运动为阳。二者合二而一，身体及身体的任何一个部分，才能高度协调，保持稳定。

中国气功的第一家，为道家功，中心是说："神得一以灵"，"万物得一以生"。所谓得一，即是阴阳和合为一。精神意识，阴阳合一，灵敏通达；人体形神，阴阳合一，身体健康。具体功法之一是守一，守为意守，一即是意识高度集中为一。通过意守身体的其一部分，如丹田、百会、涌泉，实现身体的协调统一。

中国气功的第二家，为儒家功。中心是说："喜怒哀乐之未发，谓之中；发而皆中节，谓之和"，后世称中和。喜、哀为阴，怒、乐为阳。说明要保持情绪稳定，一是精神活动不走极端，阴阳和平；二是精神活动要有规律，性情有常。具体功法是守中，通过意念，守喜怒、哀乐之中，而获得身体的稳态。

中国气功的第三家，为佛家功，或释家功。中心是说"禅定"，正身端坐，专心一志，或注心一境，思想集中。具体功法是"悟空"，或谓之守空（道家为守虚）。悟为觉悟、意守，空不是什么都没有，指意识相对静止，或曰：静之又静，静之极限。通过意念，使精神意识活动相对静止，实现形体和精神之间的和合(圆融)，身心的谐和，阴阳的平秘。

以上三家，说法有异，但基点都是以合二为一立论。气功防治疾病的原理、正是合形体、精神而为一，平秘阴阳的结果。

2. 回归自然，动静有序

生命活动的核心是动静有常，顺乎自然规律。

唐·白居易曰："天地有常道，万物有长性。道不可以终静，济之以动；性不可以终动，济之以静。养之则两全而交利，不养之则两伤而交病。故圣人取诸震以发身，受诸复而知命。所以庄子曰："智养恬，《易》曰：蒙养正。吾观天文，其中有程，日明则月晦，日晦则月明。明晦交养，昼夜乃成。吾观岁功，其中有信，阳进则阴退，进退交养，寒暑乃顺。且躁者，本于静也，斯则躁为民，静为君，以民养君，则动静之道斯存"（《动静交相养赋》）。动不离开静，静亦不能离开动，说明自然的运动，即是动静的有序化运动。

形体与精神的相互作用，形体是精神的源泉，精神是形体运动的活力。身体和身体局部的相对运动，有序是健康的标志，无序是疾病的开始。有序运动则形体精神合一，阴平阳秘；无序运动则形体精神离乱，阴阳不调，疾病丛生。气功防治疾病，即是针对病因，调节身体的姿势，上下内外，形体协调一致；调节呼吸，使呼吸之气匀细深长；调节意识思维活动，使身体形神合一，逐步回复到身体的有序化运动。

3. 补脑安神，调节脏腑功能

脑为神之腑，故昔有"人神在脑"之说。全身各部，内在脏腑，外而肢节，均在脑的作用下发挥其生理功能，脑神损伤，神明外耗，则精神不振，脏腑功能失其协调，引起各系统疾病。现在，由于疾病谱的改变，外因引起的疾病减少，内因引起的神形疾病，如眩晕、真心痛、消渴、积聚癥瘕等，发病率有增加，并已成为当代人健康的主要危险因素。

晋·葛洪曰："内心澄则真神守其位，气内定则邪物去其身"（《抱朴子内篇》）。《养身伏气经》明确指出具体练功法："从夜半至日中，为生气时。正偃卧，瞑目握固，闭气不息于心中，数至二百，乃口吐浊气出之，日增息，如此身神具，五脏安。"通过调节呼吸，使身神内守，气实神全，头为身之元首，头脑髓充盈，即可协调脏腑功能。气功防治疾病，正是内守精神，补脑安神，实现全身各部的协调统一。

二、气功防治方法

气功防治疾病的方法，称为功法。行功中形体不动的功法，称为静功；形体运动的功法，称为动功。功法按意守即意识思维活动不同，临床分为：守一、守中、守虚三类功法。

1. 能守一，万事毕

守一类功法，具体有四种意守方法。其一，意守身体某一部分，也即说身体的任何部位，都可以作为意守点。守任何一个意守点，即是一个功法。如意守丹田穴，或百会穴，可谓之意守丹田功，或意守百会功。意守时，要不断以正念排出杂念，始终集中在意守的穴位，或部位。其二，意守自然景物：任何一个景物都可以作为意守点。如音乐、流水、动作等；又如松、竹、梅。守任何一个自然景物，都可以称为功，或法，如守松树法，或守梅花法。其三，意守美好的念头：凡美好的念头都可以作为意守点，守任何一个美好的念头即是一个功法，如我一定能恢复健康！不断以此正念排出其他杂念，不断深化，即是练功。其四，意守动作，即是动功。意念集中于姿势动作，使意念与动作合而为一。习练中，动作为正念，动作之外的念头为杂念。以正念动作排出杂念，不断深化。

2. 多言数穷，不如守中

守中类功法，重在明确"中"的含义。所谓守中，指练功时意念在意守物(点)之不上不下，不左不右，不前不后之正中。意守物(点)可选择景物或自身。景物大到宇宙，小至微粒；自身大为全身，小为脏腑，乃至细胞。

3. 致虚极，守静笃

守虚为道家术语，释家称之为悟空。虚和空不能理解为空无一物、一点、一声。意指作功时，意念活动相对静止，为静之又静，静之极限。临床应用守虚类功法预防治疗疾病，将意念活动置于想与未想，或思与未思之时空即可。

4.动则养形

动为动功，动功防治形体疾病，临床使用极为广泛，动功实际是守一类功法中形体运动的功法。编制原则有四：一是编制动作对称缓慢协调；二是编制动作与意念结合（守一）；三是编制动作与呼吸结合；四是编制动作柔和，如蛇行蛹动。因为身体的结构是对称的，只运动一侧，就会引起平衡失调，故编制要动作对称；由于身体运动，势必消耗能量，运动速度越快，对身体内物质消耗越多，身体损害越大，故动功动作要缓慢；身体为多系统组成，系统和系统的运动不协调即是病，因此编制的动作要协调，以维持全身的统一。动作与意念呼吸结合，即是意守动作或呼吸。如作功时，意念不守动作与呼吸，驰向他物、他事、他景，便是守二。守二则杂念横生，神形合一难于实现。至于动作柔和，是身体需要本身决定，柔和的动作对身体肌肉、关节有保护作用。

掌握以上四原则，即可按疾病治疗需要，编制动功治疗。如：患者患肥人病，身体不适，头昏眼花，疲劳自汗，气短懒言，食欲不振，脉沉细无力，舌质淡，苔白。为肥人病气虚不足之象。按以上四个原则，编制益气壮阳法。具体作法是：端身自然正坐，放松形神，双臂抬起始于胸前，双手掌抱球并意守之，10分钟后，双臂抬起，双手掌同时摩面、头、颈、项36次。然后男性双掌按摩肾区、会阴各36次。女性双掌按摩乳中、肾区各36次。毕，男女性均摩足心72次（左手摩右足心，右手摩左足心），毕，收功。注意作功时动作宜缓慢轻柔，意念守动作之数即可。行功期间，节制性欲，调节饮食。

三、辨证施功

气功防治疾病，与药物、针灸、按摩一样，有是病、是证，用是功、是法，对证施功。一种功法，有一种功法的适应证。意守目标不同，结果大不一样。临症施治，必须谨守辨证论治。具体说来，临症施治原则有四：一是动守静，静守动：以精神意识活动而言，平素精神意识思维躁动，感情外向，形体运动多（包括病态，如振颤），动则心悸不安，应用气功治疗，宜习练静功；平素精神意识思维沉静，感情内向，形体运动少，运动迟滞，应用气功防治，宜习练动功。

二是上守下，下守上：上，或下，为病灶所在位置。守下、守上为意守点，或部位。以身体正中为界。疾病病灶在上部，选择身体下部穴位，或身体下部肢节，作为意守目标；疾病病灶在身体下部，选择身体上部穴位，或身体上部头顶或额，作为意守目标。

三是阳虚壮阳，阴虚滋阴：疾病症见全身畏寒肢冷，食少便溏，自汗气短，疲劳无力，脉微弱，舌质淡，苔白，为疾病里寒征象。应用气功治疗，宜习练壮阳的功法，选择阳热之物，如火、阳光、红色等作为意守目标；疾病症见全身畏热、怕热，烘热烦热，手足心热，烦躁不安、口干口涩，尿赤便秘，易于激动，脉弦或数，舌质红绛，苔少而干，疾病有内热征象。治当滋阴清热，应用气功治疗，宜选择阴柔之物，如水、绿树、平湖秋月作为意守目标。

四是虚寒宜动，实热宜静：身体体质偏阳虚，如形体虚弱，精神萎靡，食欲不振，四肢厥逆，口淡乏味，易忧愁思虑，脉细，或沉弱，为体质内虚。宜选择动功，动而生阳；身体素质强实，或偏实热，如形体胖壮，面赤升火，精神躁动，食欲旺盛，四肢粗实，口干咽燥，易激动怒号，脉弦长，或实大，为内实体质，宜选择静功，静而生阴。

临床应用举例如下：如眩晕中风症患者症见头昏眩晕，头胀头痛，胸闷胸痛，烘热不安，手足心热，眠少梦多，口干咽燥，易怒易惊，尿赤便秘，脉弦，舌红绛，苔少。为热甚实证，病灶在上，应用气功防治，宜选择静功，意守身体下部穴位，涌泉，或选择阴静之物，水，或平湖秋月，或绿树。相反，此眩晕中风症患者，症无内热征象，头昏眩晕，胸闷气短，畏寒肢冷，自汗无力，口淡少饮，尿多便溏，脉弦细，舌淡苔白，具阳虚不足之象，应用气功防治，宜选择动功，意守动作。以静功治，意守宜选择身体上部穴位，如百会，或选择自然景物，如阳光，或朝霞。

又如气功防治肺胀。患者症见咳嗽痰黄，呼吸困难，口干咽燥，五心烦热，精神躁扰，胸闷胸痛，手足爪甲青紫，脉浮数，舌红绛，苔白干。为肺胀痰热内盛之象，气功防治，宜选择静功，意守水，或月，或身体下部穴位太溪；相反，患者症见咳嗽痰白，胸闷胸痛，气短无力，全身畏寒，精神短少，手足逆冷，脉沉弱，舌质淡，苔白。此为肺胀寒盛内虚之象，气功防治，宜选择动功，"动而生阳"。以静功治，应选择火、阳光、紫云作为意守目标，壮阳以驱寒邪。

再如气功防治消渴。患者症见口干多饮，易饥多食，尿频尿急，烦躁心悸，手足心热，脉弦滑，舌绛，苔少而干，为消渴阴虚内热之象。气功防治，应选择静物，如月、松、竹为意守目标。相反，此患者精神不振，口干不显，饮少纳差，尿多而频，少气无力，时或自汗，脉沉细，舌淡，苔白。为消渴阳虚不足之征。气功防治，宜选择动功，鼓舞阳气升发。以静功治，宜选择阳热之物，如朝霞、紫云、阳光，作为意守目标，助阳增加身体活力。

同为一病，体质、精神不同，生活环境，营养状况有异，应用气功防治，用功及意守目标也不一样。具体事物具体分析，辨证施功，是气功临证应用的精髓，一功治百病，百病练一功，不问阴阳表里，虚实寒热，难获成功。

第二章 心系病证治

第一节 紫癜病

紫癜病指因先天禀赋因素，或邪毒壅遏脉络，或因病久脾虚不摄等，使血溢脉外。以皮肤、粘膜出现紫暗色斑块及其他部位出血为主要表现的出血类疾病。

本病相当于西医学所说的血小板减少性紫癜、过敏性紫癜等。

一、诊断

1. 以儿童和青壮年女性为多见。可有对某些食物、药物过敏的病史。

2. 以四肢、尤其是下肢、臀部等出现紫斑为主要症状，斑块大小不一，分布不匀，颜色深浅不一，压之不褪色。可有鼻衄、齿衄、血尿、黑便、月经过多等出血表现。

3. 一般伴有神疲乏力，头晕，面色淡白或萎黄，或有发热、腹痛、关节痛、浮肿等症状。

4. 多数血小板计数减少，形态或有异常；属过敏引起的紫癜病则血小板计数正常。骨髓象则血小板形成稀疏，巨核细胞增多或正常。

二、鉴别诊断

1. 髓劳：全血细胞减少，骨髓象巨核细胞明显减少，不若紫癜病之仅单项血小板计数减少而骨髓巨核细胞增多。

2. 血溢病：易出血而难控制，血小板计数和形态均正常。

3. 菜乌紫病：起病急，有进食新腌制或变质蔬菜病史，有腹痛腹泻等症，血液检查高铁血红蛋白显著增高。

三、辨证要点

辨邪盛正虚：本病因外感热毒，或外邪入侵，酿成热毒，伤及血脉，血溢脉外，留滞于肌肤、粘膜之间或因食物、药物过敏，邪毒壅遏脉络者多为邪盛血滞，临床色深暗紫为辨证要点；病久伤阴，虚火迫血妄行，损伤脉络，血液泛溢肌肤或久病脾胃亏虚，气不摄血，血无所藏，溢于肌肤者多为正虚血滞，阴虚火旺者色红而紫，气虚不摄者色淡而紫。

本病病情多重，除皮肤粘膜出血外，亦可出血于其他部位，甚至大出血而危及生命。临床必须早期及时诊治。

四、辨证治疗

1. 血热动血证

证候：发热不退，渴不多饮，呕血或咳血、便血、尿血，身现斑疹，心烦失眠，尿黄便结，舌绛，苔黄，脉数。

治法：凉血止血。

方药：犀角地黄汤加味。水牛角 10 克，地黄 12 克，丹皮 10 克，芍药 12 克，白茅根 12 克，紫草 10 克，苎麻根 12 克。

加减：、发热口渴者，加黄连、知母、生石膏。

便秘者，加大黄。

2.血瘀动血证

证候：身现紫斑，色多暗淡，或见呕血、咳血、尿血，唇暗，舌紫或有斑点，脉弦涩。

治法：化瘀止血。

方药：血府逐瘀汤加味。当归 10 克，生地 12 克，桃仁、红花、枳壳各 10 克，赤芍、柴胡各 6 克，甘草 5 克，桔梗 10 克，川芎 12 克，牛膝 10 克，紫草 12 克，丹皮 10 克，茜草根 10 克。

3.气不摄血证

证候：皮下紫斑，或呕血、咳血、便血、尿血、崩漏，神疲乏力，气短懒言，面色无华，舌淡，脉弱。

治法：补气摄血。

方药：归脾汤加减。党参 12 克，黄芪 15 克，白术 12 克，当归 6 克，茯神 12 克，桂圆肉 10 克，酸枣仁 12 克，木香 6 克，炙甘草 4 克，远志 10 克，大枣 4 枚，葛根 10 克，茜草根 12 克，白茅根 15 克，藕节 12 克。

4.脾肾两虚证

证候：斑色淡红，稀疏不显，时隐时现，遇劳尤甚，面色萎黄，精神不振，头晕乏力，纳呆腹胀，腰膝酸软，舌质淡胖，脉沉细无力。

治法：温补脾肾。

方药：大补元煎加减。山茱萸 12 克，炙甘草 5 克，山药 10 克，杜仲 10 克，当归 10 克，枸杞子 12 克，熟地 10 克，人参 6 克，巴戟天 10 克，锁阳 12 克，鹿角胶 10 克，黄芪 12 克，白术 10 克。

5.阴虚火旺证

证候：潮热，五心烦热，失眠，头晕，咽干口燥，鼻衄、齿衄，时现紫斑，舌红少苔，脉细数。

治法：滋阴降火。

方药：知柏地黄汤加味。知母 12 克，黄柏 6 克，熟地 12 克，茯苓 10 克，山药 10 克，山茱萸 12 克，泽泻 10 克，丹皮 10 克，紫草 10 克，苎麻根 12 克，仙鹤草 10 克，白茅根 12 克。

第二节　心衰

心衰在《脉经·诊五脏六腑气绝证候》名为心绝，"病人心绝，一日死"。《圣济总录》曰："心衰则健忘。"

心衰指因心病日久，阳气虚衰，运血无力，或气滞血瘀，心脉不畅，瘀血内停。以喘息心悸，不能平卧，咳吐痰涎，水肿少尿为主要表现的脱病类疾病。

本病相当于西医学所说的心力衰竭。

一、诊断

1.本病病程迁延缓慢，具有心痹、肺心病、心瘅、胸痹等器质性心脏病的基础，常于劳作、或夜间平卧时、或有其他疾病时诱发或加重。

2. 临床表现平时有心悸，气促，胸闷等症，发作时诸症加重，端坐不能平卧，下肢水肿，甚或有腹水，少尿，腹胀纳差，咳吐痰涎或咯血。

3. 口唇紫绀，颈静脉怒张，肝颈静脉回流征阳性，肝大压痛，心界扩大，脉搏增快，肺底或全肺有湿罗音等。

4. X 线、超声心动图等检查示心室、心房扩大。

5. 具有原心脏病的症状和体征。

二、鉴别诊断

1. 支饮：亦有心悸、气促等症状，但具有心包积液症状和体征，如奇脉，脉压小，心音遥远等，X 线及 B 超可明确诊断。

2. 心痹：心衰常为心痹等病的发展，当出现气喘不能平卧，下肢水肿，心界明显扩大等时，应有心衰的诊断。

3. 哮病：无心脏病史，以发作性喉间哮鸣有声为特征。哮病日久可形成肺心病而出现心衰。

4. 肺胀：有久咳、哮病等病史，有桶状胸、肺部叩诊呈过清音等体征，X 线胸透示透亮度增加。

5. 肾水等：尿常规见蛋白、管型等。

三、辨证要点

1. 辨标本虚实：本病以虚为本，本虚标实，本虚指阴阳气血亏虚，标实为水湿瘀血，即以心气阳虚为本，血瘀水肿为标，且气、水、血三者又可互相为病，相互转化，正虚、邪实往往相互因果为患。

2. 辨阴阳偏盛：本病虽以心气阳虚为本，但由于阴阳互限，所以疾病过程中常可见到阳损及阴的情况。另外在治疗中久用温阳之品，也可能出现伤阴之弊。此时，病员湿注浮肿难消，心悸烦躁，舌光红少苔，某些顽固性心衰患者可见到这种情况。对此，不可一味温阳，而应滋阴为主或重用血肉有情之物，使精得充盈，阳气自生，阴霾自散。

3. 辨五脏病位：本病以心为主，与肺、脾、肝、肾关系密切，初起多在心肺两脏，日久则及脾、肝、肾。反之，肺、脾、肾又与水液代谢密切相关，在病理情况下，肺虚不能通调水道，脾虚不能运化水湿，肾虚则气化不利，以致水湿停聚，泛于肌肤而成水肿，上凌于心则为心悸不安。

四、辨证治疗

1. 心阳气虚证

证候：心悸，气短，胸闷，神疲乏力，头晕，舌淡苔薄白，脉沉细无力。

治法：补阳益气。

方药：保元汤加减。黄芪 20 克，党参 20 克，肉桂 8 克，甘草 5 克，生姜 3 克，白术 10 克，茯苓 10 克，远志 10 克，桂枝 10 克。

加减：

兼脘痞呕吐，饮阻气滞者，加陈皮 8 克，枳实 10～20 克。

兼痰浊痹阻，胸痛苔腻，加瓜蒌实 12 克，薤白 12 克，半夏 12 克，黄酒适量同煎。

兼阴伤，去桂枝，加麦冬 10 克，玉竹 10 克。

兼血滞，加苏木 5～10 克，丹参 15～30 克。

2. 心肾阳虚证

证候：心悸，面色白光白，肢冷，口唇青紫，或见腰膝酸软，舌质嫩，苔薄白，脉弱而数。

治法：温补心肾

方药：参附汤合金匮肾气丸加减。人参 18 克，炮附子 10 克(先煎)，干地黄 20 克，山药 10 克，山茱萸 10 克，泽泻 8 克，茯苓 8 克，丹皮 8 克，肉桂 5 克，干姜 3 克。

加减：

大汗不止者，加龙骨(先煎)30 克，牡蛎(先煎)30 克，山萸肉 12 克。

备选方剂：参附龙牡汤合参蛤散。具有回阳益气固脱功效，适用于阳气虚脱者。

3. 阳虚水泛证

证候：心悸，气喘，胸闷不适，小便短少，下肢水肿，舌淡胖，苔白滑，脉沉弦。

治法：温阳利水。

方药：真武汤合苓桂术甘汤加减。炮附子(先煎)10～15 克，肉桂 3 克，干姜 5 克，茯苓 10 克，泽泻 10 克，车前子 30 克(包煎)，白术 10 克，炙甘草 10 克。

加减：

气虚者：加党参 20 克，黄芪 20 克。

血虚者：加当归 10 克，熟地 10 克。

血瘀者：加丹参 15 克，红花 8 克。

咳血者：加茜草 10 克，仙鹤草 10 克。

4. 心气阴两虚证

证候：心悸，气短，下肢水肿，心烦失眠，舌质偏红或紫暗少津，脉细数或促。

治法：益气滋阴。

方药：炙甘草汤加减。炙甘草 12 克，生姜 9 克，人参(另煎)6 克(或党参 20 克)，生地 30 克，桂枝 9 克，阿胶 6 克，麦冬 10 克，麻仁 10 克，大枣 5～10 枚。

加减：

兼有咳嗽咯痰而黄者，加桑白皮 10 克，知母 10 克，贝母 10 克，茯苓 10 克。

备选方剂：生脉散加炙甘草 5 克，生地 10 克，阿胶 10 克，远志 10 克，酸枣仁 10 克，茯苓 10 克，具有益气敛阴之效，适用于气阴两虚之心衰。

5. 阴阳两虚证

证候：胸闷心悸，难以平卧，下肢水肿，畏寒肢冷，心烦热，喜冷饮，舌质红，少苔，脉细数。

治法：温阳滋阴。

方药：济生肾气丸合生脉散加减。人参(另煎)10 克，麦冬 15 克，五味子 6 克，熟地 15 克，炒山药 30 克，山茱萸 30 克，泽泻 30 克，茯苓 30 克，丹皮 30 克，官桂 15 克，炮附子(先煎)10 克，川牛膝 15 克，车前子 30 克。

6. 气虚血瘀证

证候：心悸气短，胸闷胸痛，神疲乏力，食少腹胀，下肢微肿，舌质淡紫，脉弱而结。

主治：补气行瘀。

方药：补阳还五汤加减。黄芪 30～120 克，当归尾 6 克，赤芍 6 克，地龙 3 克，川芎

3 克，红花 3 克，桃仁 3 克。

　　备选方剂：保元汤合参苏饮，具有补益心肺，行气活血之功，适用于心衰气虚血滞之证。

第三章　肺系病证治

第一节　咳嗽

咳嗽是呼吸道疾病常见的症状之一，以有声无痰为咳，有痰无声为嗽，临床多为痰声并见，难以截然分开，故以咳嗽并称。它是机体消除外界侵入呼吸道异物及呼吸道内的分泌物、消除呼吸道刺激因子、抵御感染的一种保护性措施；与此相对，咳嗽太久、太甚又会对机体产生一定害处，它能使呼吸道感染扩散，呼吸道受损出血，甚则诱发自发性气胸等。本病既可由外感六淫亦可由脏腑功能失调而引发，所谓"五脏六腑皆令人咳，非独肺也"。咳嗽可为干咳，也可伴有咳痰(湿性咳嗽)。咳嗽患者就诊时，临床医生应注意询问与观察咳嗽的性质、节律、音色、出现时间及其伴发症状，痰的量、性质、黏稠度、颜色、气味等特征，咳痰与体位的关系等，并考虑：①是咽喉病变还是支气管病变；②是肺部本身病变还是心血管疾病的继发影响；③是肺部炎症还是肺部肿瘤。

一、中医诊断与鉴别

(一)咳嗽的诊断

凡是以咳嗽为主要临床表现者均可诊断本病。

(二)病证鉴别

1.喘病　两者均是肺系病证的常见症状，都可以出现于其他疾病的过程中，作为其他疾病的症状。咳嗽以肺气上逆有声、咳吐痰液为特征，若咳嗽单独出现时，应按咳嗽诊断。若咳嗽病变发展加重，可导致喘证，喘病以呼吸急促困难，或鼻翼煽动，张口抬肩，不能平卧为特征。一般认为咳嗽较轻而喘病为重，由咳而喘，是由轻转重，若演变为喘，此时咳嗽虽然存在，应按喘病诊断，咳嗽已属于喘病的症状之一，不可因咳嗽时间长、喘息时间短而仍按咳嗽诊断。

2.咳嗽、喘病都可以成为哮病的主症之一。哮病是一种具有反复发作的独立疾病，其发作的特征，一是喉中痰鸣有声，一是呼吸气促困难，甚至喘息不能平卧。哮必兼喘，亦常伴有咳嗽症状。因此，当咳嗽、气喘与喉中痰鸣共见时，具有哮病发作的临床特征，应按哮病诊断，不应再并列咳嗽、喘病的诊断。

二、探求病因

1.六淫外邪，侵袭肺系

外因多为天气冷热失常，气候突变，人体未能适应，卫外功能失调，六淫之邪或从口鼻而入，或从皮毛而受，内犯于肺，肺失"宣肃"则肺气上逆而为咳。虽然六气皆令人咳，但因四时主气不同，故感邪亦有别。因而临床表现风寒、风热、燥热等不同证候。其中尤以风寒咳嗽为多。

2.脏腑功能失调，内邪干肺

他脏有病及肺或肺脏自病，均可引起咳嗽。

(1)情志刺激：郁怒伤肝，肝失条达，气机不畅，日久气郁化火，气火上逆犯肺。

(2)饮食失当：平素嗜烟好酒，熏灼肺胃，过食肥厚辛辣之品；或脾运不健，痰湿内生，上渍于肺。

(3)肺脏自病：常因肺系多种病证迁延日久，肺脏虚损，阴伤气耗，肺的主气功能失调，肺气升降出入失常所致。

(4)其他：水气犯肺、钩虫感染等亦可致咳。

三、病机分析

1.病位不离乎肺，与肝、脾、肾有关；病理特点为邪犯于肺，肺失宣肃，肺气上逆。肺主气，司呼吸，上连气道喉咙，开窍于鼻，外合皮毛，为五脏六腑之华盖，其气贯百脉而通他脏。由于肺体清虚，不耐寒热，故称娇脏，易受内外之邪侵袭而为病，病则"宣肃"失司，肺脏为了改变这种病理现象，祛邪外达，以致肺气上逆冲激声门而为咳嗽。故《医学三字经·咳嗽》说：肺"只受得本脏之正气，受不得外来之客气。客气干之，则呛而咳矣。"又说："亦只受得脏腑之清气，受不得脏腑之病气。病气干之，亦呛而咳矣。"

肝与肺的关系：既有经络内在的络属关系，如"肝脉布两胁上注于肺"，又有五行相克的内在联系，即金克木。若肝郁化火，木火偏旺，木火刑金；或金不制木，木反侮金，则气火上逆犯肺为咳。

脾与肺的关系：脾为肺之母。在经络方面"手太阴肺经起于中焦，下络大肠，还循胃口……。"如脾运不健，痰浊内生，上渍犯肺，则肺失肃降，上逆为咳。

肾与肺的关系：从主气功能来说"肺为气之本，肾为气之根"，肺主呼气，肾主纳气。此外，金能生水，为母子关系。久咳肺虚，金不生水，肺病及肾，肾虚纳气无力，气逆犯肺，为咳、为喘。

2.外感六淫咳嗽属于邪实，并可演变转化因外邪犯肺，导致肺气壅遏不畅，故属邪实。如风寒咳嗽，未能及时宣散，可郁而化热；风热咳嗽又可化燥伤津；或因肺热蒸液成痰而致痰热郁肺。

3.内伤咳嗽属邪实与正虚并见，病理因素为痰与火

(1)他脏及肺者，多为因实致虚：如肝火犯肺，每见气火炼液为痰，耗伤肺津；痰湿犯肺，多由脾失健运聚湿酿痰，上贮于肺。若久延不愈可致脾肺气虚，甚则病延及肾，由咳致喘。如痰湿蕴肺，遇感引触，则痰从热化；痰热久郁，则易耗伤肺阴。

(2)肺脏自病者，多为因虚夹实：如肺阴不足，每致虚火上炎，灼津为痰；肺气亏虚，气不化津，则痰从寒化为饮。总之，内伤咳嗽多属邪实正虚，病理因素为痰与火，但痰有寒热之别，火有虚实之分，痰可郁而化火(热)，火能炼液灼津为痰。

4.外感咳嗽与内伤咳嗽既有区别又有联系 区别外感与内伤主要从病史新久、起病缓急、是否兼有表证着眼。外感咳嗽，多为新病，起病急，病程短，常伴肺卫表证，属于邪实。内伤咳嗽，多为久病或反复发作，起病缓，无表证，多见虚实夹杂，本虚标实。

外感咳嗽如迁延失治，邪伤肺气，更易反复感邪，而致咳嗽屡作，肺气益伤，逐渐转为内伤咳嗽；内伤咳嗽，肺脏有病，卫外不强，更易感受外邪而加重咳嗽等，特别在天气转冷时，尤为明显。久则从实转虚，肺脏虚弱，气阴耗伤。

四、根据症状特点辨证

(一)辨证要点

临证应当了解咳嗽的时间、节律、性质、声音以及加重的有关因素。

1. 辨别咳嗽性质

如咳而急剧、声重，咳嗽时作，白天多于夜间，或咽痒则咳者，多为外感风寒或风热引起。咳声嘶哑，凡病势急而病程短者，为外感风寒或风热、燥热；凡病势缓而病程长者为阴虚或气虚。咳声粗浊者多为风热或痰热伤津所致。咳而声低气怯者属虚；洪亮有力者属实。早晨咳嗽阵发加剧，咳嗽连声重浊，痰出咳减者，多为痰湿或痰热咳嗽。午后、黄昏咳嗽加重，或夜间时有单声咳嗽，咳嗽轻微短促者，多属肺燥阴虚。夜卧咳嗽较剧，持续不已，少气或伴气喘者，为久咳致喘的虚寒证。饮食肥甘、生冷后加重者，多属痰湿；情志郁怒后加重者，因于气火；劳累、受凉后加重者，多为痰湿、虚寒。

2. 辨别痰的色、质、量、味

痰多的常属湿痰、痰热、虚寒；痰白而稀薄的属寒；痰白而稠厚易出的属湿；痰黄而稠者属热；痰白质黏者属阴虚、燥热；痰白清稀透明呈泡沫样的属虚、属寒；咯吐血痰，多为肺热或阴虚；痰有热腥味或腥臭气的为痰热，味甜者属痰湿，味咸者属肾虚。

(二)常见证候

1. 风寒袭肺证

证见咳嗽声重有力，咽喉作痒，或鼻塞流清涕；咳痰稀薄色白，伴有头痛、肢楚、恶寒、发热、无汗、苔薄白、脉浮或浮紧等。

2. 风热犯肺证

证见咳嗽频剧，气粗，或咳声嘶哑，喉燥咽痛，口渴，痰黏稠或稠黄，咯痰不爽，或鼻流黄涕，咳时烘热汗出，肢楚，恶风，身热头痛，舌苔薄黄，脉浮数等症。

3. 风燥伤肺证

证见干咳，连声作呛，咽喉干痛，唇鼻干燥，口干，痰少而黏，或黏连成丝，不易咯出，咳而胸痛，痰中带有血丝，或有鼻塞、头痛、微寒、身热等，多发于秋季，舌苔红少津，脉浮数。

4. 痰湿蕴肺证

证见咳嗽反复发作，咳声重浊，痰黏腻或稠厚成块，痰多易咯，早晨或食后咳甚痰多，进甘甜油腻物加重，胸闷，脘痞，呕恶，食少，体倦，大便时溏，舌苔白腻，脉濡滑。

5. 痰热郁肺证

证见咳嗽气息粗促，或喉中有痰声，痰多，质黏稠或黄，或有腥味，难咯，或咯吐血痰，胸胁胀满，咳时引痛，舌苔薄黄腻，舌质红，脉滑。

6. 肝火犯肺证

证见咳逆上气阵作，咳时面赤，口苦咽干，痰少质黏，或如絮条，难以咯出，胸胁胀痛，咳而引痛，舌苔薄黄少津，脉象弦数。

7. 肺阴亏耗证

证见干咳，咳声短促，痰少黏白，或痰中夹血，口干咽燥，或声音逐渐变嘶哑，颧红，午后潮热，手足心热，夜寐盗汗，形瘦神疲，舌质红，少苔，脉细数。

8. 肺气虚寒证

证见咳声低弱无力，气短不足以息，咯痰清稀色白量多，神疲懒言，食少，面色㿠白，畏风，自汗，易因感冒而咳嗽加重，舌苔淡白，脉细弱。

五、拟定治疗原则

首先需分清邪正虚实。

对外感咳嗽，辨证属实证者，治应祛邪利肺，按病邪性质分风寒、风热、风燥而分别予以疏风散寒、疏风清热、疏风润燥。因肺居高位，用药宜清扬，使药力易达病所；宜重视化痰顺气，痰清气顺，肺气宣畅，则咳嗽易愈。

内伤咳嗽辨证多属邪实内虚。对标实（如痰湿、痰热、肝火等）为主者，应祛邪（分别采用化痰湿、清痰热、平肝火）止咳，对本虚为主者，则应补肺养正（脾、胃）。

对内伤咳嗽又兼外感者，应视情况分别采用内外同治，或先解外后治内的方法，比如，内有痰热外兼风寒者，可采用外散风寒、内清痰热的治法治疗；如属脾虚而有外感风寒，则宜先散风寒然后健脾的方法。

六、分证论治

1.风寒袭肺证

（1）治法：疏风散寒，宣肺止咳。

风寒之邪袭肺，肺失宣肃。为邪气所致脏腑功能失常，当祛邪并调整脏腑功能。邪在卫表，当疏散之，风寒之邪，当治之以辛温散寒，并宣理肺气以复肺之功能；就病机与症状的关系而言标本，则风寒袭肺之病机为本，咳嗽之症状为标，故合止咳之品标本兼顾；肺为贮痰之器，肺脏受病，每多兼痰作祟，当此时尚应配伍化痰之品。

（2）选方用药思路：本证可选择三拗汤或止嗽散治疗。二方均能宣肺止咳化痰，前方重在宣肺散寒，适用于风寒闭肺；后方重在疏风润肺，用于外感咳嗽迁延，表邪未净者。常用药物为麻黄、杏仁、甘草、紫菀、百部等。

（3）根据兼症加减：如夹痰湿，咳而痰黏，胸闷苔腻，则加燥湿化痰的法半夏、川朴、苍术、茯苓等。

（4）根据变证转方：若寒遏化热，咳声不扬，气急似喘，痰黏稠，口渴心烦，寒热少汗者，则应转用宣肺清化痰热的三拗汤加石膏、桑皮、黄芩等。

外感风寒所致肺炎喘咳的重要变证之一是肺气闭塞，心阳虚衰。此时病人可见面色苍白，口唇发绀，呼吸浅促，四肢欠温，虚烦不安，舌质黯紫，脉虚弱或微弱。此时应以开宣肺气，温补心阳治之，用麻黄汤合参附汤加减治疗，方由麻黄、桂枝、杏仁、甘草、人参、附子、细辛、干姜等组成。如呼吸微弱，呼多吸少，脉微细欲绝，可加麝香、樟脑（冲服），还可以用上两味药之末外用鼻闻。如面色青灰，大汗淋漓，四肢厥冷，此为阳气虚脱。这时急宜回阳固脱，选用参附龙牡汤治疗，方由人参、附子、龙骨、牡蛎组成，并加用助阳敛阴之肉桂、五味子、山萸肉、干姜、炙甘草等。如心阳不振，血脉不得温运，以致引起血瘀并加重了肺气闭塞之证，此时应加入活血化瘀之丹参、红花、当归等。

2.风热犯肺证

（1）治法：疏风清肺，化痰止咳。

风热犯肺，肺失清肃，证属邪实所致脏腑功能失常。当"实则泻之"，以祛邪为原则；风热之邪，当辛凉解表，并清肃肺气，合化痰止咳法标本共图。

（2）选方用药思路：本证可选辛凉轻剂桑菊饮治疗。本方功能疏风清热，宣肺止咳，用于咳嗽痰黏，咽干，微有身热者。常用药物为桑叶、菊花、薄荷、连翘。

（3）根据兼症加减：咳重加清宣肺气，化痰止咳的前胡、牛蒡子、天竺黄、大贝母、枇杷叶等；热盛加清肺泄热的山栀、黄芩、知母等；咽痛，声嘎，加清热利咽的射干、赤芍、挂金灯、土牛膝等；夹暑加清解暑邪的六一散、荷叶等。

（4）根据变证转方：若热伤肺津转为肺阴亏虚证当加清热生津的南沙参、天花粉等。

3. 风燥伤肺证

（1）治法：疏风清肺，润燥止咳。

风燥伤肺，肺失宣肃，为邪实致脏腑功能失常。证属实，"实则泻之"，风邪在表，燥属阳邪，当以辛凉之品疏表清肺；燥胜则干，痰稠难咯，宜合清热生津之品润燥化痰。

（2）选方用药思路：本证可选清宣凉润的桑杏汤治疗。本方主治外感风热燥邪伤津，干咳痰少而黏，口渴，身热，头痛。常用药物为桑叶、杏仁、象贝母、南沙参等。

（3）根据兼症加减：津伤较盛，配养阴生津的麦冬、玉竹等；热重加清肺泄热的石膏、知母等；痰中夹血，配凉血止血的白茅根等。

（4）根据变证转方：若与风寒并见，证见干咳少痰或无痰，鼻咽干燥，兼有恶寒发热，头痛无汗，鼻塞，舌苔薄白而干等即属凉燥证，多发于深秋。此时就应转以温而不燥、润而不凉的杏苏散加减，酌加紫菀、款冬、百部等；若恶寒甚，无汗，可配伍疏散风寒的荆芥、防风等。

4. 痰湿蕴肺证

（1）治法：健脾燥湿，化痰止咳。

本证为痰浊内生，影响脾之健运，或脾失健运，化湿生痰，上干于肺，肺失宣肃。证属实，或兼本虚（脾虚），宜祛邪为主，辅以健运脾气之法。以燥湿化痰"泻其有余"而祛其实，或兼健脾益气法扶其正。

（2）选方用药思路：本证可选燥湿化痰、理气和中的二陈平胃汤、降气化痰的三子养亲汤加减。前者用于咳而痰多，质稠厚，胸闷脘痞，苔腻者；后者用于痰浊壅肺，咳逆痰涌，胸满气急，苔浊腻者。常用药物为半夏、茯苓、陈皮、甘草等。

（3）根据兼症加减：若咳逆，痰多，胸闷，气急，加降气化痰的白前；寒痰重，痰黏自如沫，怕冷，加温肺化痰的干姜、细辛；久病脾虚，神倦乏力，加益气补脾的党参、白术。

（4）根据变证转方：若痰湿转从寒化，气不布津，停而为饮成寒饮伏肺证，则应选用温化寒饮的苓甘五味姜辛夏仁汤治疗；若久病肺脾气虚，阳气渐衰，甚至及肾成肺气虚寒证，则应选用温补阳气的温肺汤治疗；痰湿久郁不化、蕴积化热见咳嗽、咳痰黄稠，舌苔黄腻、脉滑数等症时，则可用轻清化痰的《千金》苇茎汤加桑白皮、瓜蒌、黄芩、鱼腥草治疗。

5. 痰热郁肺证

（1）治法：清热肃肺，化痰止咳。

素体热盛，痰浊化热，内郁于肺。"邪气盛则实"，当"实者泻其有余"，以清化痰热为法，并清肃止咳，标本兼顾。

（2）选方用药思路：本证可选清热化痰的清金化痰汤治疗。本方主治咳嗽气急，痰黄稠厚，胸满，或有身热者。常用药物为清泄肺热的桑白皮、黄芩、栀子，止咳化痰的贝母、瓜蒌仁、桔梗、甘草、橘红、茯苓，养阴化痰的麦冬、知母。

（3）根据兼症加减：若痰黄如脓或腥臭，加清肺化痰的鱼腥草、金荞麦根（即开金锁）、薏苡仁、冬瓜仁等；胸满、咳逆、痰涌、便秘，配泻肺逐痰的葶苈子、风化硝。

(4)根据变证转方：若痰热日久，病久入络，转为痰瘀互结证，证见胸闷胸痛，舌质紫黯，可加活血化瘀的桃仁、当归等；若痰热伤津，口渴咽干，舌红少津，配养阴生津的南沙参、麦冬、天冬、天花粉等。

6.肝火犯肺证

(1)治法：清肺平肝，顺气降火。

肝火犯肺，肺失清肃。为脏与脏之间功能失调，肝木侮金，当以调理脏腑间功能为治则。"盛者折之"，当平抑肝木之气，"上逆者使之下行"，"热者寒之"，顺气降火清肺使肝火不旺，则肺可得安。

(2)选方用药思路：本证可用顺气降火、泻肺化痰的泻白散合黛蛤散治疗，主治咳逆气促，烦热，口干苦，胸膈不利等症。常用药物为清热泻火的桑白皮、地骨皮、黄芩、知母，化痰顺气的桔梗、青陈皮，和中健脾的甘草、粳米，清肝化痰的黛蛤散。诸药合用，使气火下降，肺气得以清肃。

(3)根据兼症加减：若肝火偏旺，加清肝泻火的山栀、丹皮；兼胸闷气逆，加理气降气的枳壳、旋覆花；兼有胸痛，可配理气和络的郁金、丝瓜络；若痰黏难咯，可配清肺化痰的海浮石、知母、贝母。

(4)根据变证转方：若肝火郁而伤津，可转用养阴生津、抑肝敛肺法，方如沙参麦冬汤酌加天花粉、诃子等；若肝火犯肺灼伤肺络，见痰中带血，则可重用黛蛤散，配用咳血方等。

7.肺阴亏耗证

(1)治法：滋阴润肺，止咳化痰。

风燥、风热咳嗽，久而耗伤肺津，因实致虚，病性属本虚为主，或兼有祛实(痰浊)未尽。"损者益之"，宜以滋养肺阴之品"补其不足"而治其本虚，兼化痰止咳而祛其标实。

(2)选方用药思路：本证可用沙参麦冬汤治疗。本方甘寒养阴，润燥生津，多用治肺燥阴伤的干咳少痰、口渴、咽干内热等症。常用药物为滋养肺阴、生津润燥的沙参、麦冬、玉竹、天花粉，和养胃气的扁豆、甘草，清泄肺热的桑叶。

(3)根据兼症加减：若咳剧，加润肺化痰止咳的川贝母、甜杏仁、蒸百部；咳而气促，配收敛肺气的五味子、诃子；见有潮热时，可酌加清虚热的功劳叶、银柴胡、青蒿、鳖甲、胡黄连；有盗汗，加敛汗的瘪桃干、乌梅、浮小麦；咯吐黄黏痰，加化痰清热的蛤粉、知母、黄芩；痰中带血，配凉血止血的丹皮、栀子、藕节等。

(4)根据变证转方：若在阴虚的基础上蕴生痰饮，证见痰吐白沫，舌红苔滑或舌红苔少而湿润者，应转用养阴化痰兼顾之法，避免一味滋腻呆补，方可选六味丸合《外台》茯苓饮加减。

8.肺气虚寒证

(1)治法：补气温肺，止咳化痰。

久咳肺气耗伤，肺中虚冷，因实致虚，而邪实未尽，证属本虚标实，当补气温肺以"补其不足"而扶正治本，化痰止咳以"泻其有余"而祛邪治标。

(2)选方用药思路：本证可用温养肺气的温肺汤治疗。本方常用治肺脏虚寒，久咳息喘，胸中冷痛，痰多白沫。常用药物为人参、肉桂、干姜、钟乳石、半夏、橘红、木香、甘草等。

000

（3）根据兼症加减：若痰多清稀，可加温肺散寒化饮的白芥子、细辛；若畏寒、肢冷，则加温补肾阳的附子。

（4）根据变证转方：若出现肺脾气虚，且夹痰热腑实者，此时，不可一味蛮补，而应合用补益肺脾、清痰热、通腑气等法治之，方如竹沥达痰丸等。

第二节　肺痿

肺痿是因肺叶痿弱不用，出现以咳吐浊唾涎沫、气短、反复发作为主要临床表现的疾病。多由感受燥热之邪、或热毒内壅日久、或因使用渗利燥烈之药太过等，致肺阴损伤，肺叶失去润养；或为病久肺之阳气耗散，致气津不布，肺失温养。本病为肺脏的慢性虚损性疾病，可见于肺部多种慢性病变，如肺纤维化、肺硬变、慢性支气管炎、支气管扩张、慢性肺脓疡后期、肺结核后期等；其他有类似临床表现者亦可参照本篇进行辨治。临证应重点了解：涎沫的性状、伴随症状、肺功能检查情况。注意排除因占位性病变引起的肺叶不张。

一、中医诊断和鉴别

（一）肺痿的诊断

1. 以咳吐浊唾涎沫为主证；唾呈细沫稠黏，或白如雪，或带白丝；咳嗽，或竟不咳，气息短，或动则气喘。

2. 伴见全身症状，如面色白或青苍；形体瘦削，神疲、头昏；或时有寒热。

3. 多有久咳、久喘之慢性肺病史。

（二）病证鉴别

1. 肺痈

肺痈为风热壅结于肺，热壅血瘀，肺叶生疮，化脓溃破，病程短而发病急，形体多实，消瘦不甚；以咳则胸痛，吐痰腥臭，甚则咳吐脓血为主症；为肺中有热的实证。肺痈失治久延，余邪不清，正气渐虚，热灼肺阴，而转为肺痿。肺痿为虚热内灼，或肺气虚寒，以致肺叶枯槁，痿弱不用，病程长而发病缓，形体多虚，肌肉消瘦。

2. 肺痨

以咳嗽、咳血、潮热、盗汗等为主症。肺痨久嗽，痨热熏肺，肺阴大伤，后期可转为肺痿重症。

二、探求病因

1. 肺燥津伤

肺燥津伤所致的肺痿，多由于肺脏自病，气阴重度耗伤而致，如肺痨、肺痈、上消（消渴病）等。也可因其他温热病证，邪热伤津，灼伤肺叶，或因误治，如过汗亡津，过度呕吐重伤胃液，或过度利小便而伤津，或由便秘而过用泻下之药，重伤肺胃之津，以致病叶干槁失荣，形成肺痿。

2. 肺气虚冷

肺气虚冷所致的肺痿，较虚热证少见，形成因素大致有二：其一为本脏自病，多生于大病久病之后，如久咳、久喘、久哮，积年累月不已，不仅伤肺气，且伤肺阳，以致肺中虚冷而成。其二为原属虚热肺痿，久而不愈，积损不复，进一步阴伤及阳，以致肺虚寒从中而生，此即金匮所谓"肺中冷"之类。

三、病机分析

1.病位在肺，与脾肾关系密切，亦可涉及于心肺本身的阴伤、气耗，可导致肺痿的形成。脾为后天之本，肺金之母，脾气虚弱，不能输布津液，可影响及肺；肾为气之根，与肺同司气之出纳，若肾元不固，摄纳失常，或肾气衰少或肾阳虚，亦可影响肺之纳气。心脉上通于肺，肺气能治理调节心脉的运行，宗气贯心肺而行呼吸。本病的严重阶段，肺肾俱虚可致心气、心阳的衰惫。

2.发病机理为肺虚，津气亏损，肺叶干萎本病发病机理，总缘肺脏虚损，津气严重耗伤，以致肺叶枯萎。因津伤则燥，燥盛则干，肺叶弱而不用则痿。清代喻嘉言在《医门法律·肺痿肺痈门》说："肺痿者，肺气萎而不振也"。"总由胃中津液不输于肺，肺失所养，转枯转燥……"，指出肺脏虚损、津液亡失，则肺叶枯萎而不用。

3.病理性质有虚热、虚寒之分尤在泾在《金匮要略心典·肺痿肺痈咳嗽上气病脉证治》注云："盖肺为娇脏，热则气烁，故不用而痿；冷则气沮，故亦不用而痿也。"是以其病理表现有虚热、虚寒两类：

(1)虚热：一为本脏自病所转归，一由误治，或他脏之病导致。因热在上焦，消亡津液，阴虚生内热，津枯则肺燥，清肃之令不行，脾胃上输之津液转为热化，煎熬而成涎沫；或因脾阴胃液耗伤，不能上输于肺，肺失濡养，遂致肺叶枯萎。火逆上气则喘咳气促，虚火灼津炼液而成浊唾涎沫。

(2)虚寒：其病理成因：一为气虚不能温化、固摄津液，由气虚导致津亏；一为阴伤及阳，气不化津，以致肺失濡养，渐致肺叶枯萎不用。肺气虚冷，不能温化布散脾胃上输之津液则反而聚为涎沫；肺气失于治节，"上虚不能制下"，膀胱失于约束，则小便频数，或遗尿失禁。

4.病常阴损及阳，终致阴阳俱虚，甚则肺气败绝　虚热肺痿在临床上比较多见，以阴虚为本，如迁延日久，常可阴损及阳，出现气阴两虚，或寒热夹杂之证。真正由虚热转化为虚寒实属少见。

若见张口短气、喉哑、声嘶、咯血、皮肤干枯，脉沉涩而急或细数无神者，常为肺气败绝之象，预后多不良。如《张氏医通·卷四》云："肺痿属热……喉哑，声嘶，咯血……多不可治。"又云："肺痿，六脉沉涩而急，或细数无神，脉口皮肤枯干，而气高息粗者死"。

四、根据症状特点辨征

(一)辨证要点

1.辨寒热

本病其本为虚，但有热、寒两端。咳吐浊唾涎沫，其质黏稠，或咳痰带血，咳声不扬，气急喘促，口渴咽燥，舌红而干，脉虚数者为肺燥津伤之虚热证；咳吐涎沫，其质清稀量多，不渴，短气不足以息，形寒，小便数，舌淡，脉虚弱者为肺气虚冷之虚寒证。临床以虚热证多见，但久延伤气，亦可转为虚寒证。

2.辨兼证

肺痿病位在肺，肺阴不足日久亦可下汲肾水，证见潮热盗汗，手足心热，腰痛膝软，足跟疼痛等；肺气不足可兼有脾气虚损，证见全身乏力，纳少腹胀，大便溏稀，四肢沉重等。

3.辨标本虚实

肺痿总属虚证，但临床亦可伴见标实之象。

（二）常见证候

1.虚热证

咳吐浊唾涎沫，其质黏稠，或咳痰带血，咳声不扬，甚则音嘎，气急喘促，口渴咽燥，午后潮热，形体消瘦，皮毛干枯，舌红而干，脉虚数。

2.虚寒证

咯吐涎沫，其质清稀量多，不渴，短气不足以息，头眩，神疲乏力，食少，形寒，小便数或遗尿，舌质淡，脉虚弱。

五、拟定治疗原则

根据肺痿病证类型，治则不外养阴清热、益气温阳两端。值得注意的是清热切忌苦寒直折，养阴忌用厚味滋填；益气温阳忌大辛大热，苦温过极。无论虚热肺痿或虚寒肺痿，治疗虽有不同，如虚热宜生津润肺，虚寒则益气摄涎，其目的都是保护肺阴，增补肺之津液。而在治疗过程中，往往肺体虽得滋润，但涎沫一时难止，肺中津液难复，故当缓而图治。

六、分证治疗

1.虚热证

（1）治法：滋阴清热，润肺生津。

肺乃娇脏，燥易伤肺，最虑津血不足而肺叶失养。肺阴不足则肺叶焦灼，布达无力，因致萎弱。因其热缘自阴伤而不配阳，故只宜甘凉滋润而忌苦寒直折，防苦燥伤阴，或胃败而津不能生，肺叶愈为焦灼。以其病在上焦，用药又宜轻浮而忌重浊走下，以防药过病所。

（2）选方用药思路：麦门冬汤、清燥救肺汤加减。前方滋养肺胃之津，降逆下气，主治肺胃阴伤，气火上逆，咳嗽气急，咯痰黏浊不爽，口渴咽喉干燥不利者，方中麦门冬（重用）生津润燥；太子参、甘草、粳米、大枣补养胃气；姜半夏降逆下气。清燥救肺汤重在养阴润肺，清金降火，主治阴虚燥热伤肺，呼吸短促，干咳少痰，口鼻干燥，舌干苔少，或痰中带血者，方中桑叶、石膏清泄肺经燥热；阿胶、麦冬、胡麻仁润养肺阴；太子参、甘草补益肺气；杏仁、枇杷叶化痰止咳。

以上两方，功用与主治大致相同。但前者以润肺生津为主；后者是清泄肺热与润养肺阴相结合，适用于燥火较甚者。

（3）根据兼症加减：如肺胃火盛，虚烦呛咳，可加芦根、竹叶以清热；咳吐浊黏痰，口干欲饮，则可加天花粉、知母、川贝母等以清热化痰、润燥止咳；津伤较甚者加沙参、玉竹养阴生津；潮热较著者可加银柴胡、地骨皮、白薇等以清退虚热。

如属肺痿后期，肺叶虚燥成痿者，亦可选用王海藏的紫菀散方，以紫菀为主药，辛散苦泄，化痰之力较强，辅以贝母、桔梗润肺化痰，茯苓健脾利湿，助紫菀以化浊痰。人参、甘草补养肺气，知母坚阴清热，阿胶润养肺阴，五味子敛肺气而止咳逆，合而为止咳化痰下气及养阴散热之方。

（4）根据变证转方：出现寒热夹杂者，如咳唾脓血，咽干而燥，同时又有下利、肢凉、形寒气短等，即是上热下寒之证；治以寒热平调，温清并用。方药可选用麻黄升麻汤加减。药用麻黄、升麻、当归、知母、黄芩、芍药、甘草、石膏等。方有执说："然芍药敛津液，而甘草以和之，咽喉可利也。葳蕤、门冬以润肺，而黄芪知母以除热，脓血可止也……石膏有彻热之功，所以为斡旋诸佐使而妙其用焉。"

如涎沫多，泛泛欲吐者，可用炙甘草汤，《外台秘要》云："治肺痿涎唾多，心中温温液液者。"本方即桂枝汤去芍药加加人参、生地、阿胶、麻仁、麦冬，以生津润燥为主。方中桂枝乃热药，不嫌弃燥者，在大队滋润中稍佐以辛温之品，是取其阳生阴长之意。

2. 虚寒证

(1)治法：温肺益气。

此证为肺阳气不足而生寒，津气不布，凝结不散之证，肺失温养故肺叶萎弱。病在寒凝津聚，故采用温肺寒与益肺气并举，俾肺寒得除，气足而布达有力，则肺叶自得温养矣。

(2)选方用药思路：甘草干姜汤或生姜甘草汤加减。甘草干姜汤：甘辛合用，辛以散寒，甘以滋养，为温肺复气之剂。用治肺寒久咳，痰稀而有白沫者。炙甘草温润肺脾，润燥化痰，为主药；干姜温肺脾之气，使气能化津，水谷归于正化，则吐沫自止。生姜甘草汤：补肺助脾，益气生津，适用于虚寒肺痿，咳唾涎沫，生姜辛化寒饮，温宣滞气，能使胃中津液及时灌注于肺，为主药；人参、甘草、大枣补肺脾之气而生津液，为辅药。

上述两方，皆用于阳虚肺痿。前者润养与散寒并用，适用于肺中寒冷偏重者；后者补脾助肺，益气生津，适用于肺脾气虚为著者。对心口泛泛欲吐的虚寒肺痿，后方尤合。

(3)根据兼证加减：脾气虚弱，纳少神疲，加健脾益气之白术、茯苓，兼化痰湿；肺虚失约，唾沫多而尿频者，加敛气摄涎之益智仁、银杏肉等；肾虚而不能纳气者，加收敛肺气之钟乳石、五味子，另吞服蛤蚧粉(每次2g，一日2次)，摄纳肾气。

(4)根据变证转方：若虚寒肺痿，痰涎壅盛，咳逆上气，不能平卧，本虚标实明显，当采用急则治标之法，暂予《千金方》"治肺痿吐涎沫法"，用桂枝去芍药加皂荚汤，温肺补中，开壅涤涎。沈明宗《金匮要略编注二十四卷》中说："用桂枝汤嫌芍药敛收，故去之，加皂荚利涎通窍，不令涎沫壅遏肺气而致喘痿，桂枝调和营卫，俾营卫宣行，则肺气振，而涎沫止矣。"

第三节　肺炎

一、概念

肺炎是由病原微生物(如细菌、病毒、真菌、支原体、衣原体、立克次体、寄生虫等)或其他因素(如放射线、化学、免疫损伤、过敏及药物等)引起的肺实质炎症，包括终末气道、肺泡腔及肺间质等在内。中医认为本病是由风热之邪引起的一种以肺系病变为中心的外感疾病，是肺热与风温病的合称。临床以发热、咳嗽、胸痛等为主要临床表现。中医称之为"风温肺热病"，也可归属于"咳嗽"、"喘证"等病证范畴。肺炎可发生于任何年龄阶段，幼儿、老年患者多见。抗生素发明以前，曾对人类健康构成严重威胁。随着抗生素的普遍使用和预防手段的进步，肺炎发病率、死亡率曾有所下降，但近几年来总的病死率反而有所上升，仍是一种常见病、多发病。据WHO统计全球人口死因顺序，急性呼吸道感染仅次于心血管疾病高居第2位。在我国每年的肺炎患病人数约有250万，每年死亡人数约 12.5 万.居各种死亡原因的第五位。细菌性肺炎仍是最常见的肺炎，约占肺炎的 80%。

二、病因病机

(一)中医学认识

本病多由于劳倦过度，或寒温失调，起居不慎，卫外功能减弱，暴感外邪，病邪犯肺而发。

1.邪犯肺卫

肺居上焦，为五脏之华盖，上连咽喉，开窍于鼻，外合皮毛，而主卫表。风热之邪侵袭人体，从口鼻而入，首犯肺卫。邪犯肺卫，外而邪正相争，表现为发热恶寒；内而肺气不清，失于宣肃，则咳嗽、咯痰。病势不解，则卫表之邪入里而达气分，或寒郁化热，或邪热郁肺。肺热郁蒸，见高热烦渴、咳喘胸痛、咯痰带血；热邪蒸迫津液外泄，热盛伤津，而见面赤汗出，烦渴思饮等症，但病变重点始终在肺。

2.痰热壅肺

素体热盛，或外邪入里化热，热邪炽盛，灼津炼液成痰，痰热壅肺，肺气不清。

3.热闭心神

由于失治误治，或正不胜邪，热毒炽盛，热扰心神，烦躁不安，热闭心神，则神昏谵语，或昏愦不知。如不及时救治，进一步发展则病势凶险。邪热闭阻于内，阳气不达，故身体灼热而四肢厥冷，热深则厥亦深。邪热太壮，正气不支，或邪正剧争，正气溃败，骤然外脱，则阴津失其内守，阳气不能固托，终则阴阳不能维系，形成阴竭阳脱之危象。

因肺在上焦，上通于鼻，外合皮毛，主一身之表，而风为阳邪，其性轻扬，具有升散和疏泄的特点，所以风温之邪侵袭人体，多从口鼻而入，先犯上焦肺卫。"肺主气属卫"，风热犯肺，外则卫气郁闭，皮毛开合不利，内则肺气不宣，肃降失职。以致产生发热恶寒、咳嗽等肺卫失宣的证候，这是本病初起的基本特点，即所谓"温邪上受，首先犯肺"发病规律的具体体现。如邪势不甚，且得及时清解，则其病即可终止向前发展，及早获得痊愈。否则邪不外解，势必向里传变，由卫分而渐次传入气分、营分，甚则血分，此为顺传。若由卫分直接传至心包或营血，称之为"逆传心包"。邪入气分，其病位尚有上焦、中焦、下焦之分。邪在上焦气分者，多表现为邪热壅阻肺气或热邪郁聚胸膈；传入中焦气分者则病在阳明胃肠，而为阳明无形热邪亢盛或为有形实邪结聚，亦可因肺热下移大肠而成肠热下利。阳明气分邪热不解，除可内陷营血外，还可深入下焦，劫灼真阴，下竭肝肾，而致证候由实转虚。

另外，风邪与温邪俱属阳邪，两者结合为患，则势必阳热偏胜。热易伤津耗液，变化最为迅速，所以风温病过程中多具有热象偏重、易化燥伤阴和传变迅速等由于"两阳相劫"所造成的病机特点，这亦是与一般风寒外感的区别所在。表现在临床证候上，初起即发热重、恶寒轻，口渴，苔薄白而舌边尖红，脉浮且数，津伤显著者，还可见唇干鼻燥，舌上少津等清窍干燥证象。病程中，表邪传变入里则更多阴液损伤表现，后期尤易导致肝肾阴伤的病机变化。

总之，风温肺热病属外感病，病位在肺，与心、肝、肾关系密切。病分虚、实两类，以实者居多。外邪内侵，邪郁于肺，化热、生痰、酿毒，三者互结于肺，发为本病。治疗得当，邪退正复，可见热病恢复期阴虚内扰之低热、手足心热或口干舌燥之证候。若风温热邪，久羁不解，易深入下焦，下竭肝肾，导致真阴欲竭，气阴两伤。

(二)西医学认识

1.病因及发病机制

(1)细菌性肺炎

①肺炎链球菌肺炎：革兰氏阳性双球菌，现已知有86个血清型，成人致病菌多属1~9型及12型，以第3型毒力最强。肺炎球菌在干燥痰中能存活数月，但阳光直射1小时，或加热至52℃，10分钟即可杀死，对石炭酸等消毒剂亦很敏感。当人体免疫功能正常时，为一种正常菌群，当机体受寒、疲劳、醉酒及病毒感染后，呼吸道防御功能受损，咽部大量肺炎球菌的分泌物被吸入到下呼吸道，并在肺泡内繁殖而导致肺炎。除肺炎表现外，少数可发生菌血症或感染性休克。

②葡萄球菌肺炎：革兰氏阳性球菌，有金黄色葡萄球菌(简称金葡菌)和表皮葡萄球菌两类。主要通过呼吸道感染引起肺炎，其次为血行播散性感染。其致病物质主要是毒素与酶，具有溶血、坏死、杀伤白细胞及血管痉挛的作用，其中金葡菌为阳性是化脓性感染的主要原因。

③克雷伯杆菌肺炎：可分为80多个血清型，引起肺炎者以1~6型为多。多为院内感染，贮存在粪便、感染的泌尿道、口腔中的克雷伯杆菌分泌物经吸入而引起肺炎。常通过医务人员的手传播。老年、住院、慢性肺部疾病、抗生素(特别针对革兰氏阳性球菌的药物)大量使用者多见，机体免疫功能下降、严重疾病、创伤性检查、治疗和手术等均可成为易感因素。

④军团菌肺炎：多经空气传播，由呼吸道入肺，产生炎症反应。还可随淋巴管进入血循环引起全身感染。中老年、慢性疾病、恶性肿瘤和接受免疫抑制剂治疗者易复发。

(2)病毒性肺炎：包括腺病毒、呼吸道合胞病毒、流感病毒、副流感病毒、鼻病毒、冠状病毒、麻疹病毒、巨细胞病毒、单纯疱疹病毒等，约占呼吸道感染的90%。主要通过飞沫与直接接触传播，或血行播散，传播迅速、传播面广，可两种以上病毒同时感染，常继发细菌感染。病毒性肺炎吸入性感染，常有气管-支气管炎，可累及肺间质及肺泡。

(3)肺炎支原体肺炎：肺炎支原体是可以在无细胞培养基上生长的微生物，介于细菌与病毒之间。经口、鼻分泌物在空气中传播引起呼吸道感染。感染以儿童及青年人居多，传染性不强，平均潜伏期2~4周，痊愈后带菌时间长，流行表现为间歇性发病，流行可持续数月至一两年。

(4)肺炎衣原体肺炎：人是肺炎衣原体的宿主，感染方式可能通过呼吸道分泌物传播。5岁以下儿童极少患病，8岁以上儿童和青年易被感染，尤其是人群聚集处(学校、兵营)易于流行。

(5)真菌性肺炎：真菌多在土壤中生长，孢子飞扬于空气中，包括曲菌、奴卡菌、隐球菌、荚膜组织胞浆菌等。这些真菌都可能被吸入肺部引起肺真菌感染。有些口腔寄生真菌，当机体免疫力下降时可经呼吸道吸入引起肺部感染，如念珠菌、放线菌等。颈部、膈下病灶中的真菌感染亦可直接蔓延，或循淋巴、血液到肺部，此类均为继发性肺部真菌感染。

(6)非感染性肺炎

①放射性肺炎：放射线可损伤肺组织，接受剂量愈大(超过20Gy)放射性肺炎程度愈严重，可发展为肺广泛纤维化，甚至发生呼吸衰竭或急性呼吸窘迫综合征。

②吸入性肺炎：主要为吸入胃内容物，由于胃酸的刺激，产生急性肺部炎症反应，吸入液的分布范围越广泛，肺组织损害越严重。

2. 病理

由于入侵的病原体在下呼吸道繁殖，可引起肺泡毛细血管充血、水肿，肺泡内纤维蛋白渗出和细胞浸润，气体交换出现不同程度的障碍。由于引起肺炎的病因不同，引起的病理变化也不尽相同。

(1) 细菌性肺炎

①肺炎链球菌肺炎：细菌在肺泡内繁殖，引起细胞水肿、渗出，常呈大叶性或肺段性分布。病程可分为四期：早期为充血水肿期，细菌侵入肺泡后引起毛细血管充血、扩张、水肿和浆液性渗出；继而为红色肝样变期，肺泡内有大量中性粒细胞、吞噬细胞及红细胞的渗出；进而为灰色肝样变期，肺泡内充满大量白细胞纤维蛋白渗出；最后为消散期，肺泡内纤维蛋白性渗出物被白细胞破坏时释放出的溶纤维蛋白酶所溶解，再经血液吸收，肺泡重新充气。实际上四个病理阶段并无绝对分界，由于抗生素的广泛使用，典型的病理分期已不多见。病变消散后肺组织可完全恢复正常，极个别患者肺泡内纤维蛋白吸收不完全，形成机化性肺炎。

②葡萄球菌肺炎：肺组织坏死、化脓，形成单个或多发性脓肿，炎症和脓肿消散后，可形成肺大泡或囊状气肿。

③克雷伯杆菌肺炎：细菌在肺泡内生长繁殖，破坏细胞壁，引起组织坏死、液化，形成脓腔、空洞。累及胸膜、心包时，可引起渗出性和脓性积液，易于机化，导致胸膜粘连、增厚。

④军团菌肺炎：主要侵犯肺泡和细支气管，发生化脓性支气管炎，也可形成融合性大叶实变。呈多灶性，渗出物中含有大量纤维蛋白，肺泡间隙炎性细胞渗出，以中性多核细胞与巨噬细胞为主，损伤肺泡，可致肺纤维化。

(2) 病毒性肺炎：病毒侵入细支气管上皮引起细支气管炎，侵入肺间质、肺泡引起肺炎。肺泡间隔有大量单核细胞浸润，肺泡水肿，内含纤维蛋白、单核细胞。肺泡细胞和巨噬细胞内可见病毒包涵体，细支气管内有渗出物。病毒性肺炎多为局灶性或广泛弥漫性，偶呈肺实变，病变吸收后可留有纤维化，甚至结节性钙化。

(3) 肺炎支原体肺炎：首先发生化脓性细支气管炎，继而发生间质性肺炎，常累及呼吸道黏膜。肺泡壁与间隔有中性粒细胞、单核细胞及浆细胞浸润，支气管黏膜充血，上皮细胞肿胀，胞浆空泡形成，有坏死和脱落。胸膜可有纤维蛋白渗出和少量渗液。支气管黏膜细胞坏死和脱落，肺泡内存积有以单核细胞为主的渗出液，并可发生灶性肺不张。

(4) 肺炎衣原体肺炎：基本病理变化是一种化脓性细支气管炎，继而发生支气管肺炎或间质性肺炎。

(5) 真菌性肺炎：肺部病理改变可有过敏反应、化脓性炎症反应或形成慢性肉芽肿。

(6) 非感染性肺炎

①放射性肺炎：肺血管特别是毛细血管损伤，充血、水肿及细胞浸润，淋巴管扩张和透明膜形成。急性变化有可能自行消散，但常引起肺结缔组织增生、纤维化和玻璃样变。慢性期肺泡广泛纤维化，肺脏收缩、毛细血管内膜增厚、硬化、管腔狭窄或阻塞而导致肺循环阻力增高和肺动脉高压。胸膜也可因炎症和纤维化而增厚。

②吸入性肺炎：吸入物刺激支气管引起管壁强烈痉挛，随后产生支气管上皮的急性炎症反应和支气管周围炎性浸润。引起肺泡上皮细胞破坏、变性，并累及毛细血管壁，使血管壁通透性增加，液体渗出，引起水肿及出血性肺炎。由于肺泡毛细血管膜的破坏，形成间质性肺水肿，肺泡内水肿吸收后，可形成肺纤维化。

三、诊断及鉴别诊断

(一)诊断

1. 诊断要点

根据病史、症状和体征，结合 X 线检查和痰液、血液检查，不难做出明确诊断。病原菌检测是确诊各型肺炎的主要依据。

(1)细菌性肺炎

①肺炎链球菌肺炎：好发于冬季和初春，青壮年男性多见。常因受寒、醉酒、疲劳、精神刺激、病毒感染、全身麻醉而诱发，多有数日上呼吸道感染史或痈疖等皮肤感染史。

起病急，寒战，高热，数小时内体温可达 39℃以上，下午或傍晚达高峰，或呈稽留热，约持续 1 周。伴颜面潮红，头痛，全身肌肉酸痛，疲乏，口干和纳差，唇周有疱疹。年老体弱者可无发热或发热不高。咳嗽轻重不等，开始为干咳，继而咳少量白色泡沫痰，痰渐黏稠，或黄绿色，或痰带血丝，或全口血痰，血液往往和痰液混合，呈铁锈色。消散期为淡色稀薄痰，且量稍多。病情加重，见呼吸困难，呼吸浅快，紫绀。如炎症波及胸膜表现为患侧胸部刺痛，咳嗽或深吸气时加剧，患侧卧位则减轻。若炎症波及膈面胸膜，疼痛可放射至同侧下胸部、腹部或肩胛部，类似急腹症。其他可见胃纳锐减、恶心、呕吐、腹痛或腹泻等消化道症状。严重者在短期内出现周围循环衰竭、血压下降、急性呼吸窘迫综合征及感染中毒表现，称为休克型肺炎或中毒性肺炎。

患者呈急性病容，口角或鼻周可出现单纯性疱疹，严重者可见气急、紫绀。早期肺部体征无明显异常，仅有呼吸幅度减小、轻度叩浊、呼吸音减低，病变累及胸膜时可有胸膜摩擦音。肺实变时有叩浊、语颤增强和支气管呼吸音等典型体征。消散期可闻及湿啰音。伴有胸腔积液时，叩诊呈实音，听诊呼吸音明显减弱，语颤亦减弱。重症患者可伴肠胀气，上腹部压痛。有败血症者，皮肤和黏膜可有出血点，巩膜黄染，累及脑膜时可出现颈抵抗。心率增快，有时心律不齐。

②葡萄球菌肺炎：常发生于免疫功能已经受损的病人，如糖尿病、血液病、艾滋病、肝病、营养不良等。

院外感染起病较急，寒战，高热，胸痛，咳嗽，脓痰，痰带血丝或呈粉红色乳状，进行性呼吸困难，紫绀。常伴有明显的全身毒血症症状，病情较肺炎链球菌肺炎更严重。病情危重者早期即可出现循环衰竭。院内感染起病稍缓慢，亦有高热、脓痰。经血行播散引起的金葡菌肺炎则往往以原发感染灶的表现及毒血症状为主，常可没有呼吸系统症状。可形成单个或多发性肺脓肿，有时穿破胸膜，并发气胸或脓胸。重者还伴发化脓性心包炎、脑膜炎等，也可经血行感染发生神经系统、骨髓、关节、皮肤及肝、肾等处脓肿。

③克雷伯杆菌肺炎：多继发于年老体弱或慢性肺部疾病，上叶病变多见。起病突然，部分患者发病前有上呼吸道感染症状，临床表现类似肺炎球菌肺炎，如寒战、发热、咳嗽、咯痰、呼吸困难、紫绀等，但症状较重，痰液无臭，黏稠，痰量中等，以血液和痰液混合成砖红色为特征性改变，但临床少见。也有病人咳铁锈色痰或痰带血丝，或伴明显咯血，

有些有恶心、呕吐等消化道症状，少数早期即发生虚脱。慢性患者少见，表现为咳嗽、咯痰、衰竭，病情反复，病程久。病变累及胸膜和心包常引起渗出性或脓性积液，并能引起败血症，严重者可有全身衰竭、休克，病死率高。

急性病容，发热，多数病人体温波动于 39℃ 以上，常有呼吸困难甚至紫绀。肺部可有典型的肺实变体征，有时仅有叩诊浊音、呼吸音减低和湿啰音。

④军团菌肺炎：好发于秋季，常伴有全身性疾病、慢性疾病、身体衰弱、恶性肿瘤和接受免疫抑制治疗者患此病的危险性很高。感染多来自被污染的供水系统、空调、雾化器和淋浴喷头等，可与其他致病微生物混合感染，造成"难治性肺炎"。

发病初期患者仅有全身不适、肌痛、头痛、多汗、倦怠、无力等流感样症状，可自愈。也有发病 12～48 小时后出现高热，体温可达 39℃ 以上，或不规则稽留热型，寒战，咳嗽，少量黏痰，或脓痰、血痰，部分患者有胸痛，呼吸困难。早期约半数患者以腹痛、腹泻、呕吐、水样便等消化道症状为主，神经、精神症状不常见，病情发展可致呼吸衰竭、休克，或急性肾功能衰竭，早期多系统受累是本病的特点。

急性病容，呼吸急促，重者发绀。体温上升与脉搏不成比例，心率相对徐缓。发病 2～3 天后，大部分病人肺内出现干湿啰音，少数出现肺内实变体征，肝、脾及淋巴结可肿大。

(2)病毒性肺炎：多发于冬春季节，可散发或暴发流行。好发于婴幼儿、老年人、免疫力差者。初起见咽干、咽痛、鼻塞、流涕、发热、头痛及全身酸痛等上呼吸道感染症状，随即出现咳嗽，多为阵发性干咳，或有少量白色黏痰，伴胸痛、气喘、持续发热等。重症病毒性肺炎好发于小儿或老年患者，表现为呼吸困难、紫绀、嗜睡、精神萎靡，甚至发生休克、心肺功能衰竭等并发症。

一般病毒性肺炎肺部体征多不明显，或有病变部位浊音，呼吸音减弱，散在干湿性啰音。重症者呼吸浅速，心率增快，肺部叩诊过清音，听诊喘鸣音，紫绀，三凹征明显。危重者肺部体征反而消失，甚至发生休克。

(3)肺炎支原体肺炎：常于秋季发病，儿童和青年人居多。肺炎支原体可引起包括肺炎在内的咽炎、支气管炎等呼吸道感染，起病较缓，多数患者出现咽干、咽痛、咳嗽、发热、纳差、乏力、肌痛等上呼吸道感染症状。发热无定型，低热或高热，一般在 38℃ 左右，偶可达 39℃，可有畏寒，但无寒战。咳嗽为本病的突出症状，常为持久的阵发性刺激性呛咳，无痰或偶有少量黏痰或脓性痰，可有痰中带血丝。伴有恶心、呕吐等消化道症状，儿童可并发鼓膜炎或中耳炎。

咽部充血，耳鼓膜充血，有时颈淋巴结肿大，偶见斑丘疹、红斑，肺部一般无明显异常体征，呼吸音可减弱，偶可闻及干性或湿性啰音，少数病例可出现胸腔积液。有时全病程可无任何阳性体征。

(4)肺炎衣原体肺炎：临床症状较轻或无症状，多表现为咽痛、发热、咳嗽(干咳为主)，以及胸痛、头痛、不适和疲劳，也可引起鼻窦炎、中耳炎等，病情恢复较慢，可持续数月。阳性体征少或无，也可听到受累肺叶啰音。

(5)真菌性肺炎

①肺放线菌病：肺放线菌病多由口腔卫生不良或误吸含有放线菌颗粒的分泌物而发病。起病缓慢，早期可有低热或不规则发热，咳嗽较轻，黏液或脓性痰，有时带血，痰中有时可找到由菌丝缠结成的"硫磺颗粒"。并发脓毒血症时可见高热、剧咳、大量脓性痰，

且痰带血丝或大量咯血，周身无力。累及胸膜可有剧烈胸痛，侵及胸壁可造成胸壁脓肿或瘘管，纵隔受累可出现呼吸或吞咽困难，其他邻近器官受侵袭时，可出现各种相应的症状。

查体可见贫血、消瘦，偶有杵状指（趾），也可有肺脓肿及胸腔积液体征。

②肺念珠菌病：白色念珠菌主要存在于正常人的口腔、上呼吸道、阴道、肠黏膜上，一般不致病。当人体抵抗力下降、营养不良、长期应用抗生素或免疫抑制剂时，则在慢性肺系疾病基础上继发感染而发病。临床上有支气管炎、肺炎两种类型。支气管炎型有类似慢性支气管炎的症状，全身状况良好，一般无发热、轻微咳嗽、咯白黏痰或少量黏液脓液痰，口腔、咽部及支气管黏膜上被覆散在点状白膜。肺炎型临床表现较多，可有高热、畏寒、咳嗽、憋气、咯血、乏力、胸痛。典型者咯白色粥样痰，也可呈乳酪块状，并有酵母臭味，或口腔及痰中有甜酒样芳香味是其特征性表现。

支气管炎型除偶闻肺部啰音外，可无特殊体征。

(6)非感染性肺炎

①放射性肺炎：轻者常无症状，常见刺激性干咳、气急和胸痛。伴感染时可有低热，体温一般在38℃左右，可同时有食管炎症状。严重者可因广泛肺纤维化而出现进行性呼吸困难、紫绀，甚至呼吸衰竭。

放射部位皮肤萎缩和硬结，出现色素沉着。继发感染时肺部可听到干、湿啰音和胸膜摩擦音。重症者可见端坐呼吸，紫绀，呼吸音减低，亦可闻爆裂音。伴发肺源性心脏病时可出现右心衰竭的体征。

②吸入性肺炎：多见于醉酒、麻醉、气管插管、气管切开及昏迷的病人。初期有呛咳、气急。昏迷病人无此表现，吸入后逐渐出现呼吸困难、紫绀、咳淡红色浆液性泡沫状痰，并发细菌感染时咳大量脓性痰。

急性期双肺可听到较多湿啰音，伴哮鸣音，有时可见局限性肺实变体征。

2.分类

(1)病原学分类：可分为细菌性肺炎、非典型病原体肺炎、病毒性肺炎、真菌性肺炎、其他病原体所致肺炎。

(2)解剖学分类：可分为大叶性(肺泡性)肺炎、小叶性(支气管)肺炎、间质性肺炎。

为了更有利于临床选用适当的抗菌药物治疗，现多按病因分类，主要有感染性和理化因素以及变态反应性肺炎。临床所见多为感染性肺炎，其中以细菌感染最为常见。感染性肺炎按获得方式又可分为社区获得性肺炎(院外肺炎)与医院内获得性肺炎。亦可将几种分类根据具体情况结合起来考虑。

(二)鉴别诊断

1.肺结核

急性肺结核肺炎临床表现与肺炎球菌肺炎相似，X线亦有肺实变。但肺结核有潮热、盗汗、消瘦、乏力等结核中毒症状，痰中可找到结核杆菌。X线显示病灶多在肺尖或锁骨上下，密度不均匀，久不消散，可形成空洞和肺内播散。而肺炎球菌肺炎经青霉素治疗后，体温多能很快恢复正常，肺内炎症吸收较快。

2.急性肺脓肿

早期临床表现与肺炎球菌肺炎相似。随病程进展，以咳出大量脓臭痰为肺脓肿的特征。X线显示脓腔及液平面，不难鉴别。

3.肺癌

少数周围型肺癌的 X 线影像与肺炎相似，但通常无显著急性感染中毒症状，周围血中白细胞计数不高，若痰中发现癌细胞则可确诊。肺癌可伴发阻塞性肺炎，经抗生素治疗后炎症消退，肿瘤阴影渐趋明显，或可见肺门淋巴结肿大，肺不张。X 线体层、CT 检查、纤维支气管镜、反复痰脱落细胞学检查等有辅助意义。

4.其他

肺炎伴剧烈胸痛时，应与渗出性胸膜炎、肺梗死相鉴别。肺梗死常有静脉血栓形成的基础，咯血较多见，发病前无上呼吸道感染史，很少出现口角疱疹。相关的体征和 X 线影像有助诊断。另外，下叶肺炎可能出现腹部症状，应通过 X 线、B 超等与急性胆囊炎、膈下脓肿、阑尾炎等相鉴别。

(三)实验室及其他检查

1.周围血常规检查

大多数细菌性肺炎，白细胞总数可增高，达$(10\sim30)\times10^9$/L。中性粒细胞百分比增加，多在 80%以上，并有核左移或细胞内出现毒性颗粒。重症感染、年老体弱、酗酒、免疫低下者的白细胞计数常不增高，但中性粒细胞百分比仍高。肺炎支原体感染时，周围血白细胞总数正常，部分可偏低或稍高，以淋巴细胞相对增加为主，也可中性粒细胞或单核细胞增加。血沉常增快，常伴轻度贫血、网织红细胞增多。病毒性肺炎白细胞计数可正常，亦有稍高或偏低，中性粒细胞增多，血沉一般正常。霉菌性肺炎可有中性粒细胞偏高。克雷伯杆菌肺炎可有贫血表现。

2.病原体检查

(1)痰涂片：细菌性感染在抗菌药物使用前作血培养，20%可呈阳性。通过革兰氏染色还可鉴别阳性球菌和阴性杆菌。病毒性感染时，痰涂片以单核细胞为主，分泌细胞中可见有包涵体。军团菌肺炎痰检可见多核白细胞，普通染色及培养找不到军团杆菌。霉菌感染时痰涂片见有霉菌孢子和菌丝。放线菌肺炎者的痰中查到"硫磺颗粒"，可作为可靠的诊断依据。

(2)培养：可做痰、呼吸道分泌物及血培养，以鉴别和分离出致病菌株。有时需用特殊培养才能获得菌株，如厌氧菌、真菌、支原体、立克次体以及军团杆菌等。病毒性肺炎痰培养常无致病菌生长，需作病毒分离。

3. X 线检查

(1)肺炎链球菌肺炎：早期仅见肺纹理增粗或受累的肺段、肺叶稍模糊，实变期可见大叶、肺段或亚肺段分布的均匀密度增高影，实变阴影中可见支气管气道征。近年，由于抗生素的广泛应用，以肺段性病变多见，典型大叶实变少见。消散期肺部可见散在的大小不一的片状阴影，继而变成索条状阴影，最后完全消散。或有片块区域吸收较早，呈现蜂窝状、大泡状、多发或巨型"假空洞"征。少数可见胸膜炎、气胸、脓胸等改变。肋膈角可有少量胸腔积液征。

(2)葡萄球菌肺炎：此型肺炎的 X 线表现具有特征性，片状阴影伴有空洞及液平。以肺段或肺叶实变为主，伴有肺脓肿、肺气囊、脓胸及脓气胸等。

(3)克雷伯杆菌肺炎：X 线显示肺大叶实变好发于右肺上叶、双肺下叶，有多发性蜂窝状肺脓肿形成。叶间裂弧形下坠。

(4)军团菌肺炎：早期为单侧斑片状肺泡内浸润，继而有肺叶实变，可迅速发展至多肺叶、段，下叶多见，单侧或双侧，可伴少量胸腔积液。病变吸收较慢，治疗有效时 X 线表现仍呈进展状态。严重者出现肺内空洞及脓胸。

(5)病毒性肺炎：X 线检查可见肺纹理增多，小片状或广泛浸润，病情严重者可见双肺下叶弥漫性密度均匀的小结节状浸润影，边缘模糊，大叶实变及胸腔积液少见。

(6)肺炎支原体肺炎：肺部多种形态的浸润影，早期呈细网状，以后融合成片状影，近肺门较深，下肺野多见，也有时浸润广泛，有实变。

(7)肺炎衣原体肺炎：X 线表现多样化，多发生在下叶，早期为间质性肺炎，肺纹理增强呈网织状，后发展为斑点状或片状均匀的模糊阴影，近肺门较深。相对症状、体征而言，X 线表现异常明显。

(8)真菌性肺炎：肺放线菌病 X 线可见双侧中、下肺内不规则的斑片影，其中有小透光区。肺念珠菌病可见双肺中、下野纹理增重，条索影伴大小、形状不等结节状影，亦可融合成大片肺炎阴影，边缘模糊，形态多变，还可有多发性脓肿或形成空洞，少数病例伴胸膜改变。

(9)非感染性肺炎：放射性肺炎急性期在照射的肺叶上出现弥漫性模糊阴影，边缘不整齐，类似支气管炎或肺水肿。病变的范围与胸廓表面照射范围一致。后期发展为纤维化，病变成条索状或团块状收缩或局限性肺不张。纵隔胸膜和心包有大量粘连，纵隔向患侧移位，横膈升高，一侧胸廓收缩。吸入性肺炎 X 线检查见两肺散在不规则片状模糊影，右肺多见。发生肺水肿，表现为自肺门向肺叶扩散的大片状阴影，以两肺中内带明显。继发感染可出现有厚壁空洞的肺脓疡征象。

四、辨证论治

(一)辨证纲目

中医认为本病为人体正虚之时，感受外邪，邪袭肺卫，顺传肺胃，逆传心包，变生诸证。邪在卫分、气分，病位多在上焦肺经。邪在营分、血分，病位多在上焦心包或涉及肝肾二脏。本病初期，多以实证为主，或邪实正虚；后期多以正虚为主，或正虚邪恋，或虚实夹杂。

1.邪犯肺卫

发病初起，咳嗽咯痰不爽，痰色白或黏稠色黄，发热重，恶寒轻，无汗或少汗，口微渴，头痛，鼻塞，舌边尖红，苔薄白或微黄，脉浮数。

2.痰热壅肺

咳嗽，咳痰黄稠或咳铁锈色痰，呼吸气促，高热不退，胸膈痞满，按之疼痛，口渴烦躁，小便黄赤，大便干燥，舌红苔黄，脉洪数或滑数。

3.热闭心神

咳嗽气促，痰声漉漉，烦躁，神昏谵语，高热不退，甚则四肢厥冷，舌红绛，苔黄而干.脉细滑数。

4.阴竭阳脱

高热骤降，大汗肢冷，颜面苍白，呼吸急迫，四肢厥冷，唇甲青紫，神志恍惚，舌青紫，脉微欲绝。

5.正虚邪恋

干咳少痰，咳嗽声低，气短神疲，身热，手足心热，自汗或盗汗，心胸烦闷，口渴欲饮或虚烦不眠，舌红，苔薄黄，脉细数。

(二)审因论治

治疗时基本上是按风温辨治。风邪与温邪俱为阳邪，"两阳相劫，必伤阴液"，故治疗时当以"宣肺透邪，顾护阴液"为原则。而肺为多气少血之脏，故把住气分关是治疗关键。初起邪在肺卫，治以辛凉解表、疏风泄热；邪热入里，痰壅于肺，治以清热化痰、宣肺解毒；热陷心包，合以清心开窍；正气暴脱，当益气固脱；后期邪热伤阴，治以滋养阴液为主。

1. 邪犯肺卫

疏风清热，宣肺止咳。三拗汤或桑菊饮加减。麻黄 3 g，杏仁 10 g，生甘草 10 g，生姜 3 片，桑叶 10 g，菊花 15 g，连翘 15 g，薄荷 10 g，桔梗 20 g，芦根 10 g。

本方疏风清热，宣肺止咳，适用于邪犯肺卫证。头痛剧烈，加蔓荆子清利头目；咳痰浓稠，加黄芩、鱼腥草清肺泄热；咽痛、声嘶，加射干、蝉衣；发热甚，加银花、石膏、知母；口渴咽干者，加沙参、花粉。

2. 痰热壅肺

清热化痰，宽胸止咳。麻杏石甘汤合千金苇茎汤加减。麻黄 3 g，杏仁 10 g，石膏 5 g，甘草 10 g，苇茎 60 g，薏苡仁 30 g，冬瓜子 20 g，桃仁 10 g。

本方清热化痰，适用于痰热壅肺证。若痰热盛，可加鱼腥草、瓜蒌、黄芩等清肺化痰；胸痛甚者，加郁金、延胡索活络止痛；咳痰带血者，加白茅根、侧柏叶凉血止血。

3. 热闭心神

清热解毒，化痰开窍。清营汤加减。水牛角 30 g，生地黄 15 g，元参 10 g，竹叶 3 g，麦冬 20 g，丹参 10 g，金银花 30 g，连翘 10 g，苏子 10 g，莱菔子 10 g，白芥子 10 g，海浮石 20 g。

本方清热解毒，化痰开窍，适用于热闭心神者。若见烦躁、谵语，可加服紫雪丹，以加强清热熄风之功；抽搐者，加钩藤、全蝎、炒地龙熄风止痉；便秘者加紫雪散、大黄粉冲服。

4. 阴竭阳脱

益气养阴，回阳固脱。生脉散合参附汤加减。阴竭者，生脉散加味，药用西洋参、麦冬、五味子、山茱萸各 10 g，煅龙骨、煅牡蛎各 30 g，浓煎频服；生脉注射液或参麦针 40 ml，加 200 ml 液体中，静脉点滴，1 日 1 次。阳脱者，参附汤加味，药用人参、附子、麦冬、五味子各 10 g，煅龙骨、煅牡蛎各 30 g，浓煎频服；参附注射液 50 ml，加人 500 ml 液体中，静点，1 日 2～3 次。

5. 正虚邪恋

益气养阴，润肺化痰。竹叶石膏汤加减。竹叶 6 g，石膏 50 g，半夏 10 g，麦冬 20 g，人参 6 g，炙甘草 6 g，粳米 10 g，桑白皮 10 g，地骨皮 10 g，炙杷叶 10 g。

本方益气养阴，润肺化痰，适用于肺炎后期正虚邪恋者。可随症加玄参、生地以增养阴清虚热之功，或加入杏仁、瓜蒌皮以加强化痰止咳之功。

五、古方今用

(一)清气化痰丸(《医方考》)

组成：黄芩 10g，瓜蒌 12g，半夏 10g，胆南星 8g，陈皮 10g，杏仁 10g，枳实 10g，茯苓 10g。

制法：日 1 剂，水煎 2 次，取汁约 200 ml。

服法：每次 100ml，每日 2 次口服。

方解：方中胆南星、黄芩、瓜蒌清热化痰；治痰当理气，枳实、陈皮降逆顺气，开闭消痞，消痰散结，理气和胃；脾为生痰之源，肺为贮痰之器，故以茯苓健脾渗湿，杏仁宣肺下气，半夏燥湿化痰。诸药合用，共奏清热理气化痰之功，气顺火降，热清痰消。

(二)三子养亲汤(《韩氏医通》)

组成：白芥子 6 g，苏子 9 g，莱菔子 9 g。

制法：上 3 味，各洗净，微炒击碎。每剂不过 9 g，布包，煮作汤饮，不宜煎熬太过。

服法：日 1 剂，温服。

方解：方中白芥子温肺利气，快膈消痰；紫苏子降气行痰，使气降则痰不逆；莱菔子消食导滞，使气行则痰行。三者合用，痰化、食消、气顺。紫苏子长于降气，气逆不降者以此为主；白芥子长于畅膈，胁痛痰多者以此为主；莱菔子长于消食导滞，食少脘痞者以此为主。三者皆为行气祛痰药，又能在治痰中各展其长，为治痰湿蕴肺证的要方。

(三)泻白散(《小儿药证直诀》)

组成：地骨皮 15 g，桑白皮(炒)15 g，甘草(炙)3 g。

制法：上药锉散，入粳米一撮，水二小盏。

服法：煎七分，食前服。

方解：本方治证为肺有伏火郁热。方中桑白皮主入肺经，清泻肺热，下气平喘，又能利水祛痰，为君药；地骨皮甘寒入肺，清虚热，生津液，可助君药泻肺中伏火，且有养阴之功，君臣相合，清泻肺火，以复肺气之肃降。甘草、粳米能润肺养胃，以扶肺气，共为佐使。四药合用，共奏泻肺清热，止咳平喘之功。肺炎之肺热阴伤，痰咳喘嗽，最为对症。

临床上运用泻白散治疗肺炎，应着眼于痰热津伤明显者，此时阴液不足，卫外不固，易致外邪犯肺，肺失肃降。病之初起，由于痰热内蕴，伤津耗液，症见寒战发热，时起时伏，咳嗽气急，痰黏而稠，口干唇燥，舌红、苔薄黄腻，脉细数或细滑数。可取泻白散为主合千金苇茎汤、增液汤加减。病之后期痰热渐清，肺胃阴伤，症见低热不退，咳嗽少痰，纳食减少，神疲乏力，消瘦，五心烦热，舌红苔少或绛，脉细或细数。治拟清肺养胃，取沙参麦冬汤加减。

(四)大青龙汤(《伤寒论》)

组成：麻黄(去节)12 g，桂枝 6 g，甘草(炙)6 g，杏仁(去皮尖)6 g，石膏(如鸡子大碎)18 g，生姜 9 g，大枣 12 枚。

制法：上七味，以水九升，先煮麻黄，减二升，去上沫，纳诸药，取三升，去滓。

服法：温服一升，取微似汗，汗出多者，温粉扑之。一服汗者，停后服。若复服，汗多亡阳，遂虚，恶风烦躁，不得眠也。

方解：本方由麻黄汤倍用麻黄、甘草，减轻杏仁用量，再加石膏、生姜、大枣组成。方用麻黄、桂枝、生姜辛温发汗，倍用麻黄，则发汗之力尤峻，开腠之功甚著。三药合用，开表启闭以散风寒，兼能使内郁之热随汗而泄。倍用甘草，并与大枣、生姜相配，补脾胃，益阴血，以资汗源。加石膏清解里热，并透达郁热。减杏仁之量，是因无喘逆见症，用之与麻黄相合，宣降肺气，肺气宣畅，腠理疏通，有利于表邪外出。七药同用，一则寒温并用，表里同治；二则发中寓补，则汗出有源，汗勿伤正。适用肺炎属外寒里热，或外寒里热夹饮者。

六、中成药治疗

(一)复方鱼腥草片

组成：鱼腥草、黄芩、板蓝根、连翘、金银花。

适应证：肺炎咳嗽。抗菌，抗病毒，镇咳解痉。

用法：口服，每次 4 片，每日 3 次。

(二)鱼腥草注射液

组成：鱼腥草。

适应证：肺炎初期。

用法：肌注，一日 2～3 次；或用 20～100 ml 加入 5%葡萄糖注射液 250～500 ml 中静滴，一日 2 次。

(三)双黄连粉注射液

组成：双花、黄芩、连翘。

适应证：肺炎发热。

用法：按 60 mg/kg 剂量，临用前先用适量注射用水稀释，再加入生理盐水或 5%葡萄糖注射液 500 ml 中静滴，每日 1 次。

(四)炎琥宁冻干粉针

组成：穿心莲。

适应证：肺炎发热。抗炎，解热。

用法：临用前加灭菌注射用水适量溶解。成人静脉滴注 1 日 160～240 mg，稀释后分两次滴注；肌肉注射 1 次 40～80 mg，每日 1～2 次。小儿用量酌减或遵医嘱。

七、其他疗法

(一)针刺疗法

1.体针疗法

主穴可取鱼际、大椎、曲池、肺俞、膈俞，配穴取尺泽、内庭、列缺、合谷、足三里，直刺 5～7 分，捻转泻法，肺俞、膈俞均针向横突斜刺，进针 1.5 寸，捻转泻法，令针感向前胸放散，每日 1 次。高热者用针刺放血，取大椎、十宣穴。

2.耳针疗法

可取肾上腺、肺、皮质下、膈、神门等穴为主穴，留针 20～30 分钟，或耳尖放血。咳嗽配支气管、交感，喘促者配内分泌、胸，每日 1 次。

3.穴位注射

取穴选肺俞、大椎、厥阴俞、曲池、丰隆等穴，药物选用青霉素或链霉素。药物过敏试验阴性后按水针操作常规，得气后每穴各注 0.5 ml，每日 1～2 次。亦可使用其他可供肌肉注射的抗生素或抗菌中草药注射液。

4.刺血疗法

取穴肺俞、厥阴俞。用三棱针点刺上穴，在点刺处拔罐，一次放血不超过 5ml，每天 1～2 次，使用此法一般不超过 3 天。

(二)穴位贴敷疗法

用白芥子膏贴肺俞穴，或用栀子、桃仁、明矾为面，用醋调之，贴肺俞穴。亦可用犀羚散贴敷治之。

(三)雾化吸入疗法

临床多通过超声雾化器将中药药液和液体充分混合成雾化微粒，吸入肺内，以控制炎症和感染。常用药物有：双黄连注射液 0.6～1.2 g 加入生理盐水 20 ml，雾化吸入，每日 2 次。鱼腥草注射液 8 ml 加入生理盐水 20 ml，雾化吸入，每日 2 次。复方黄芩注射液 10 ml 加生理盐水 20 ml，雾化吸入每日 2 次。临床亦可采用双黄连气雾剂 6～12 ml/d，每间隔 1 小时重复吸入，每次吸入 10～15 下。

(四)推拿按摩法

取穴：八卦、肝经、肺经、掌小横纹、天河水。

手法：运法、清法、揉法。

操作：患儿坐位或卧位，持患儿左手治疗，首取运八卦 10～20 分钟，继同时清肝、肺经 10 分钟，揉掌小横纹 5 分钟，清天河水 10 分钟，手法的速率以 150～180 次份钟，每日治疗 1 次，7～10 次为 1 疗程，部分重症患儿可适当延长治疗时间。本法适用于小儿肺炎喘嗽。

(五)刮痧疗法

取胸、背部脊椎两侧和肩胛区，用硬币蘸植物油或白酒，刮至皮肤充血，用于发热神昏者。

(六)灌肠疗法

麻黄、知母各 10 g，石膏 50 g，杏仁、甘草各 10 g。上药水煎后，待药温至 30℃，灌肠，每次 40 ml，每日 2～4 次，可用于小儿重症肺炎热盛者。麻杏石甘汤灌肠液：麻黄 10 g，石膏 50 g，杏仁 5 g，甘草 5 g。水煎取汁灌肠，药温 30℃左右，每日 1～3 次。临床还可根据辨证分别选用麻杏苡甘汤、射干麻黄汤、沙参麦冬汤等保留灌肠。尤其适用中药口服困难者。

(七)单验方疗法

1.银翘解表汤

银花 24 g，连翘 30 g，薄荷 6 g，荆芥 10 g，桔梗 12 g，百部 15 g，牛蒡子 12 g，柴胡 12 g，前胡 12 g，甘草 10 g。水煎服，日 1 剂，适用于肺炎初期，肺卫受邪者。

2.验方

鱼腥草、鸭跖草、半枝莲、野荞麦根各 30 g，虎杖根 15 g，煎服。可用于风温的卫分、气分阶段。

八、现代名家经验

(一)董建华诊治经验

董建华治疗温热病，重视宣畅气机，遣方用药以轻灵活泼见长。

(1)宣通上焦，轻可去实：所谓实，指上焦气机为邪热壅闭而周行壅滞，失其清虚灵动之机，为无形之气机壅实。当予轻苦微辛具流动之品，轻灵平淡之方，拨动气机，透泄无形之邪。切忌重药杂投，使无病之地反先遭克伐。董建华拟定的辛凉Ⅰ号(桑叶、菊花、桔梗、连翘、杏仁、甘草、薄荷、芦根、金银花、荆芥、牛蒡子)用治大叶性肺炎，证属卫分或卫气合并的患者，获得较好疗效。

（2）辛开苦降，分消走泄：温热之邪流连三焦气分，或夹湿邪、痰浊阻滞，气机升降不利则寒热起伏，胸脘痞闷。治当以辛开发于上，以苦泄热于下，以上下分消，宣通三焦，祛除温热痰湿之邪，常用小陷胸汤加枳实汤。

（3）行气通腑，攻积导滞：温热病热结胃腑，得攻下而解者十居六七。通腑之法，旨在承其胃降之气，通其郁闭，和治气机，冀顽邪蕴毒因势下泄，周身之气机自然流布，故无须拘于有无结粪。但也不得以"温病下不嫌早"之说而妄用下法。温病误下，初期可使表邪内陷，后期或为伤阴，或致暴脱。因此，攻下必须适其法时，得其法，合其量。不宜失下，也不可妄下，当察病之缓急，度邪之轻重，量人之虚实，慎重而为之。温病之下，灵活多变，临床中常用的有宣肺通腑的宣白承气汤；开胸通肠的陷胸承气汤；脏腑同治的白虎承气汤、导赤承气汤；攻补兼施的增液承气汤、新加黄龙汤等。

董建华强调温热病应用寒凉不可寒遏冰伏，以防凝滞气机，郁闭邪气。主要体现在：苦寒必须适时，用之不可过早；清气不可寒滞，注意宣展气机；通腑攻下不可太过，以防徒伤胃气、胃阴；苦寒之剂稍佐温通，振奋阳气，鼓动气机，令寒药不致呆顿而奏捷效。

（二）谢羞仁诊治经验

急性肺炎为临床常见的热性病，以发热、咳嗽、咯痰、胸痛为主症，属于祖国医学"风温"、"咳嗽"等病的范畴。谢昌仁在多年的临床实践中体会到：按温病卫气营血不同阶段，根据致病因素和发病季节的差异，机体反应和病理变化的不同，而同病异治，采用各种不同的治疗法则与方药，才能提高中医药治疗急性肺炎的疗效。

（1）风温初起，邪犯肺卫，治宜疏表宣肺。风温为阳邪，风温袭于表卫则卫气阻郁，卫气通于肺，肺合皮毛，故风温病毒外受，肺卫首当其冲。出现起病急骤、发热、微恶风寒、咳嗽微喘、痰白或黄、胸闷或痛、口干微渴、舌边尖红、苔薄白、脉浮数。多见于肺炎早期。治宜辛凉疏表、宣肺化痰为原则，用银翘散化裁，取其清宣肺卫之功。

（2）风寒外束，肺失宣降，宜治以温散。肺炎早期以风温（热）之邪，外袭肺卫者多见，但亦有少数患者表现为恶寒重而发热不甚，无汗身楚，咳嗽痰白而稀，胸闷或痛，舌苔薄白，脉浮等主症。中医辨证则为外感风寒，内舍于肺，郁阻气道，肺气失其宣降。治宜温散之品以疏风散寒，宣降肺气。方选杏苏散、荆防败毒散等加减。忌投寒凉之剂。

（3）风温夹湿，病及肝胃，治当清肺疏利。江南之地，潮湿多雨，或因患者素体湿重，以致风温之疾在临床中每多夹湿，常伴有胃肠道或肝胆系症候群，出现风温夹湿证，症见发热恶寒、咳嗽胸痛，胸闷呕恶，脘痞腹胀，饮食不馨，便溏或结，舌质红、苔白腻或白滑，脉滑数或濡数，巩膜、皮肤或见黄染等，在肺炎早、中期均可出现。治宜清热利湿并用。叶天士认为："挟湿加芦根、滑石之流，或透风于热外，或渗湿于热下，不与热相搏，势必孤矣。"临床中对风温夹湿者，喜在银翘散或麻杏石甘汤、苇茎汤等方基础上选加藿香、鸡苏散、淡竹叶、薏苡仁、冬瓜仁、茵陈、茯苓、泽泻等药。

（4）热入气分，痰热伏肺，亟应清肺泄热。外邪顺传气分，热壅肺气，蒸液为痰，痰热郁阻于肺，气机不利，肺络受损则可出现高热不退、烦渴多饮、面赤咳嗽、胸痛气喘、咯痰黄稠或铁锈色痰，或带血丝，舌红质干苔黄，脉滑数或洪大等症。此证可见于各种肺炎的极期。应亟用清肺泄热、宣肺化痰法治疗。此证不解，其传变有二：一是顺传于胃；一是逆传心包。临床常用麻杏石甘汤合千金苇茎汤治疗。热盛者加金银花、连翘、炒黄芩；

胸痛者加赤芍、郁金；烦躁者加栀子、豆豉；气喘者加桑皮、葶苈子；痰中带血者加白茅根、黛蛤散；便秘者去麻黄加全瓜蒌、浙贝母；口干舌红阴伤甚者加沙参、麦冬、石斛。

(5)肺经热盛，下迫大肠，法宜上下同治。肺与大肠相表里，肺经热盛，可下迫大肠而成湿热下利。症见高热、咳嗽气促、胸痛咯痰黄稠，兼见腹痛、泻下黄臭稀粪、小便短赤、苔黄，脉濡数等症。此则既要清肺化痰，又要清化大肠湿热。临床常以葛根芩连汤合苇茎汤加味治疗。

(6)肺热传胃，腑气不通，治用清热攻下。邪入气分热蕴肺气，最易从阳明经证传入阳明腑证而致里结。根据肺与大肠相表里的关系，肺经邪热可通过清胃通腑而得以下泻。通腑攻下方药(如大黄)，不仅具有泻下作用，还能清热泻火解毒。近代药理研究也证实大黄等药对肺炎球菌有明显的抑菌作用。临证中凡见风温传入气分，高热不退，大便秘结，数日不解，舌红、苔黄燥或黄厚，脉洪数者，均应运用清热通腑法治疗。常用宣白承气汤化裁，或以麻杏石甘汤加大黄、瓜蒌等药。药后常能泻下恶臭积粪，高热随便通而得以下降，症情向愈。

(7)热盛阴伤，正不胜邪，清肺养阴并投。风温阳邪，最易伤津耗液，热邪久留，阴液必然被烁，阴伤则正难胜邪，往往出现身热稽留不退、汗出而热不解、咳嗽胸痛、舌质红少津、苔黄、脉细数。多见于各种肺炎的末期。此时徒投苦寒泄热之剂而不滋养阴液，则热恋难退，必须清肺养阴并投，顾护阴津，防止阴津失固、热邪内陷出现逆传之症，可选用沙参麦冬汤或青蒿鳖甲汤加清肺化痰之品。

(8)气虚卫弱，御邪力薄，治宜扶正祛邪。慢性久病、产后、年老体弱的患者易患肺炎，多因体虚表卫不固，卫外力薄，御邪力差所致。对此从整体观念出发，注意扶正，根据邪正盛衰的情况，掌握扶正与祛邪的分寸，以提高机体的防卫功能，有利于病原菌的清除及炎症的吸收。可仿玉屏风散或补中益气汤、六君子汤等化裁。

第四章　肾系病证

第一节　水肿

水肿是体内水液潴留，泛滥肌肤，引起眼睑、头面、四肢、腹背甚至全身浮肿的病证，严重者还可伴有胸水、腹水等。多因外邪侵袭、饮食起居失常、久病劳倦内伤等导致。肺不通调，脾失转输，肾失开合，致膀胱气化无权，三焦水道失畅，水液停聚，泛溢肌肤是本病的基本病理。主要包括现代医学中急、慢性肾小球肾炎，肾病综合征，多种继发陛肾小球疾病，如糖尿病肾病、系统性红斑狼疮性肾病等。临床医生应注意询问病史，结合全面细致的体格检查，了解水肿的诱发因素、初起部位、病程长短、病势缓急、皮肤颜色及水肿有无凹陷等内容。临床应注意区分心源性浮肿、肝源性浮肿及内分泌性浮肿等其他非肾脏原因引起的浮肿。

一、诊断与鉴别思路

(一)水肿的诊断

水肿初起，大都从眼睑开始，继则延及头面、四肢以及全身。亦有从下肢开始，然后及于全身者。如病势严重，可兼见腹满胸闷，气喘不能平卧等证。

(二)病证鉴别

本病当与鼓胀鉴别鼓胀往往先见腹部胀大，继则下肢或全身浮肿，皮色苍黄，腹皮青筋暴露；而水肿则以头面或下肢先肿，继及全身，一般皮色不变，腹皮亦无青筋暴露。

二、探求病因

1.风邪外袭，肺失通调

风邪外袭，内舍于肺，肺失宣降，水道不通，以致风遏水阻，风水相搏，流溢肌肤，发为水肿。

2.湿毒浸淫，内归脾肺

肌肤因痈疡疮毒，未能清解消透，疮毒内归脾肺，导致水液代谢受阻，溢于肌肤，亦成水肿。

3.水湿浸渍，脾气受困

久居湿地，或冒雨涉水，水湿之气内侵，或平素饮食不节，多食生冷，均可使脾为湿困，失其健运，水湿不运，泛于肌肤，而成水肿。

4.湿热内盛，三焦壅滞

湿热久羁或湿郁化热，中焦脾胃失其升清降浊之能，三焦为之壅滞，水道不通而成水肿。

5.饮食劳倦，伤及脾胃

饮食不节，劳倦太过，脾气亏虚，运化失司，水湿停聚不行，横溢肌肤，而成水肿。

6.房劳过度，内伤肾元

生育不节，房劳过度，肾精亏耗，肾气内伐，不能化气行水，使膀胱气化失常，开合不利，水液内停，形成水肿。

上述各种病因有单一发病者.亦有兼杂为病者，临床宜加分辨。

三、病机分析

水肿根本病机在于气化功能障碍，与肺脾肾关系最为密切。水肿初起，实证居多，多由风、湿、湿毒之邪侵犯人体而致脏腑气机宣化失司；久病则见肺、脾、肾亏虚，并多与风、湿、痰、瘀夹杂，成本虚标实之证。

1.本虚是指肺脾肾虚　因肺主一身之气，主宣发、肃降，有宣布津液、通调水道、下输膀胱的作用；脾主运化，有输化水湿，布散水精的功能；肾主开合，有蒸化水液、通利小便之责。若肺失宣降，脾失转输，肾失开合，体内水津代谢失常，必致水湿内停，泛溢肌肤，形成水肿。肺脾肾三脏相互联系，相互影响：如肾虚水泛，逆于肺，则肺气不降，失其通调水道之职，使肾气更虚而加重水肿。若脾虚不能制水，水湿壅盛，必损其阳，久则导致肾阳亦衰；反之肾阳衰不能温养脾土，脾肾俱虚，亦可使病情加重。

2.标实为风、湿、痰、瘀风、湿、痰、瘀既是水肿病的病理产物，也是常见的病理因素，在水肿的发生、发展变化中起重要作用。风分为外风、内风。外风侵袭，内舍于肺，肺失宣降，水道不通，风遏水阻，风水相搏，流溢肌肤，发为水肿。若素有本虚则外风更易侵袭。且风为百病之长，多夹湿、夹寒、夹热。内风是指水肿证中的风阳上扰，肝阳上亢之证。湿邪可因久居湿地，或冒雨涉水等致湿气自外侵袭于内，又可因脾肾两虚，脾失健运，湿气内生。湿气内停，上可扰肺，中可阻遏中焦，下可壅遏膀胱之气，致肺失宣降，脾失转输，膀胱开合不利，三焦通利失职，而成水湿泛滥之变。湿邪久停可从阳化热或从阴化寒，而成湿热、寒湿，或伤阳气，损伤脾肾之阳。湿邪久留又可聚而成痰，成为水肿证的又一病理因素。痰湿内停、肺脾肾俱虚，久则血脉不利，可致瘀血内生，而成血不利则为水之变证。

四、根据症状特点辨证

(一)辨证要点

1.分别阴水、阳水可从病程、病势、浮肿部位、皮肤颜色、凹陷性及病证特点鉴别。阳水病程短，病势急，浮肿部位以头面部明显，皮肤颜色光亮而薄，按之凹陷易复，临床证见表、热、实证；阴水病程长，病势缓，浮肿以下肢为甚，皮肤颜色灰黄、灰滞，按之凹陷难复，临床证见里、虚、寒证。阳水属实，阴水属本虚标实。

2.明确标实性质　风、痰、湿、瘀证可以单独出现，亦可兼见于各种证型中，临床应根据各标实的特点加以鉴别。①风邪致病特点：面部浮肿，腰膝酸痛、关节疼痛，尿中泡沫多，久病者，病情反复遇外感而发作，此为外风为病特点。若出现眩晕、目赤、头痛，查体血压增高症状则为内风致病的表现。②湿邪致病特点：湿性黏腻重着，湿邪为病缠绵难愈，与水肿证病程长、反复难愈特点相似，因此认为湿邪贯穿于水肿证的整个病程中。辨证时应区别湿热、湿毒、水湿证。③痰邪致病特点：水肿久治不消，胸腹痞满，恶心眩晕，咳唾多量痰涎，舌苔垢腻，脉滑。④血瘀证特点：水肿久治不愈，面色黧黑或晦黯，肌肤甲错或肢体麻木，舌质紫黯或有瘀点、瘀斑，舌底静脉隐青或有瘀血丝，脉细涩。

(二)常见证候

1.风寒束肺，风水相搏证

恶寒发热，且恶寒重，咳嗽气短，面部浮肿，或有全身水肿，皮色光泽，舌质淡，苔薄白，脉象浮紧或沉细。

2.风热犯肺，水邪内停证

发热而不恶寒，或热重寒轻，咽喉疼痛，口干口渴，头面浮肿，尿少赤涩，舌质红，苔薄黄，脉象浮数或细数。

3.热毒内归，湿热蕴结证

皮肤疮毒未愈，或已结痂，面部或全身水肿，口干口苦，尿少色赤，甚则血尿，舌质红，苔薄黄或黄腻，脉象滑数或细数。

4.脾运不健，水湿浸渍证

全身水肿按之没指，小便短少，身体困重，胸闷，纳呆，泛恶，苔白腻，脉沉缓，起病缓慢，病程长。

5.脾肾阳虚、水湿内阻

水肿较甚，以下肢腰背为主或伴有腹水，胸水，小便不利，面色㿠白，形寒肢冷，食少纳呆，大便溏薄，舌淡胖，苔薄白，脉沉细。

6.肺肾气虚，水湿内蕴证

面色萎黄、颜面浮肿或肢体浮肿，疲倦乏力，少气懒言，易感冒，腰脊酸痛，舌淡脉弱。

7.肝肾阴虚，水湿内停证

肢体浮肿伴目睛干涩或视物模糊，头晕耳鸣，五心烦热或手足心热或口干咽燥，腰脊酸痛，舌红苔少，脉细。

五、拟定治疗原则

1.重视湿邪的治疗

湿邪贯穿于水肿的整个病程中，在外可与风邪、热毒夹杂，而成风湿、湿毒之证；在内可以水湿、湿热、湿瘀的形式存在；或与肺、脾、肾虚并存，而成本虚标实之证。根据证情应选用不同治法，如疏风利湿、清热解毒利湿、渗湿利水、清热利湿、渗湿化瘀、健脾渗湿、补肾利湿、润肺利水等。

2.重视肺脾肾三脏功能的调理

无论是外邪侵袭，还是肺、脾、肾亏虚，均可致气化功能失常，因此，肺、脾、肾调治在水肿治疗中十分重要。治肺有宣肺、清肺、降肺之不同。外感而兼肺卫证者宜宣肺；肺经热盛者宜清肺；水气上逆，肺气不利者宜降肺气。治脾需分清湿邪困脾、脾虚湿盛之不同而分别采用化湿醒脾，健脾化湿治法。治肾多重于补气、养阴、温阳，需根据气阴亏虚之侧重采取不同治法。此外，肝主疏泄，调畅气机，遇有气滞而气化功能失司者当疏肝理气，于化湿同时加理气之品。如肾阴亏虚累及于肝致阴不敛阳、肝阳上亢者当滋阴潜阳，肝肾共补。

3.久病重视祛痰化瘀

痰、瘀为水肿的病理产物，也是导致水肿迁延不愈的病因。唐容川《血证论》就有"瘀血化水，亦发水肿，是血病而兼水也"的论断。现代中医证型与肾脏病理的关系研究也表明，临床辨证痰、瘀内积的病人，肾脏病理多有增生性病变，如系膜基质增生，基底膜增厚的表现。化痰有清化热痰、温化寒痰之不同。

六、分证论治

1.风寒束肺，风水相搏证

(1)治法：散寒祛湿，宣肺利水。

本证是肺之布达、通调为风寒之邪受阻，致水之上源壅闭，故用疏风宣肺以促肺之宣降、水道通调之恢复，俾通调正常则水自下趋，尿自外排，水肿自消矣，正如《内经》所谓"其在皮者，汗而发之"及后世"提壶揭盖"之谓。

(2)选方用药思路：可选用麻黄加术汤或麻黄杏仁薏苡甘草汤合五苓散加减治疗。前两方均由麻黄汤加减而来，适用于风寒夹湿证，其中麻黄加术汤发汗之力强，麻黄杏仁薏苡甘草汤渗湿之功甚。五苓散重在渗湿利水，兼有健脾化气之力，与前两方合用可达散寒解表，祛湿利水之功。常用药物：麻黄、桂枝、白术、杏仁、薏苡仁、茯苓、泽泻等。

(3)根据兼症加减：若见咳嗽气逆，痰气不利，可加泻肺平喘的桑白皮、紫苏子；若咳喘较甚，加降气平喘的葶苈子、白芥子；若汗出恶风，卫阳已虚者可用固表利水消肿的防己黄芪汤加减；若尿中泡沫多，尿蛋白较多者可加祛风的蝉蜕、僵蚕等。

(4)根据变证转方：若水气凌心，症见高度水肿，腹胀满，小便短少，胸闷气急不能平卧，咳喘等，则用温阳泻肺利水之真武汤合葶苈大枣泻肺汤加减。

2.风热犯肺，水邪内停证

(1)治法：疏风清热，利水消肿。

本证同为上焦不得布达通调，唯壅阻之邪为风热，故拟疏散风热，待风热之邪得散，而肺之通调水道功能得复而水肿自消。

(2)选方用药思路：可选用越婢加术汤或银翘散加减。前方疏风清热，兼能除湿，适用于急性肾炎初起，风水搏击，起病急骤者；后方解表清热之力强，适用于水肿而表热之证重者。常用药物：麻黄、石膏、白术、生姜、大枣、甘草、金银花、连翘、竹叶、荆芥等。

(3)根据兼症加减：若咽喉肿痛甚者可加清热利咽的玄参、板蓝根、桔梗等；若水肿甚可加浮萍、泽泻、茯苓以助宣肺利水；若热重尿少，尿检红细胞较多，可加清热利尿的鲜茅根、大、小蓟等。

(4)根据变证转方：若肝阳上亢，症见头晕头痛，恶心呕吐，甚则惊厥，面浮肢肿，小便短少等，则用平肝潜阳之羚角钩藤汤加减。

3.热毒内归，湿热蕴结证

(1)治法：宣肺解毒，利湿消肿。

本证为热毒内归，影响脾之运化，湿浊内生，湿热蕴结。病性属实，当清热解毒、清利湿热祛邪泻实，配合宣肃肺气、理脾除湿之法。

(2)选方用药思路：可选用麻黄连翘赤小豆汤合五味消毒饮。前方解表泻肺，清热利湿；后方清热解毒，消肿散痈，两方合用，共达利湿消肿，清热解毒之功。主要药物有麻黄、连翘、杏仁、桑白皮、金银花、野菊花、蒲公英等。

(3)根据兼症加减：若脓毒甚者，当重用清热解毒的蒲公英、紫花地丁；若湿盛而糜烂者加清热渗湿的苦参、土茯苓；若风盛而痒者，加祛风止痒的白鲜皮、地肤子；若血热而红肿，加凉血活血的丹皮、赤芍；大便不通，加通下里实的大黄、芒硝。

(4)根据变证转方：若热毒内陷，症见神志昏迷，高热谵语，可用安宫牛黄丸灌服。

4.脾运不健，水湿浸渍证

(1)治法：健脾化湿，利水消肿。

本证为脾失健运，水湿浸渍。证属因虚致实，当扶正祛邪、调理脏腑功能；"虚者补其不足，实者泻其有余"，予健脾益气法补虚扶正，利水渗湿法祛邪泻实。

(2)选方用药思路：五皮饮合胃苓汤。两方合用具有健脾化湿，利水消肿之功，适用于水湿之邪，浸渍肌肤，肢体浮肿不退之证。主要药物有桑白皮、大腹皮、茯苓皮、苍术、厚朴、泽泻等。

(3)根据兼症加减：若脾虚甚者，宜加补气健脾的白术、黄芪；若脾虚湿困，加化湿健脾的苍术、藿香、佩兰；水肿明显者加用车前子等；若腰以上肿甚兼有风邪者，加散风除湿的防风、羌活；腰以下肿甚，小便短少者，可加入祛下部水湿的独活、川断等。

(4)根据变证转方：若湿郁日久化热，证见遍体浮肿，皮肤绷急光亮，胸脘痞闷，烦热口渴，小便短赤，或大便干结，苔黄腻，脉沉数或濡数者，宜清利三焦湿热，方选疏凿饮子；若湿热而兼有表证者，可选清利湿热解表作用的藿朴夏苓汤。

5.脾肾阳虚，水湿内阻证

(1)治法：健脾温肾，利水渗湿。

本证为脾肾阳虚，水湿内阻。以温补脾肾之阳"补其不足"而扶其正，温肾、健脾二者相辅相成，火生土，温肾可温脾，而健脾可以后天充养先天；以利水渗湿"泻其有余"而祛其邪，邪去正安，有助脾肾功能恢复。

(2)选方用药思路：实脾饮或附子理中汤或济生肾气丸加减。实脾饮偏于温暖脾肾，行气利水；附子理中汤偏于温阳祛寒，益气健脾，而利水之力弱；济生肾气丸偏于温补肾阳，兼有利水消肿之功。常用药物：炮附子、干姜、桂枝、白术、茯苓、泽泻、厚朴、木香、草果、槟榔、木瓜、山药、山茱萸、牛膝、生姜、甘草、大枣等。

(3)根据兼症加减：如气虚甚者，加健脾补气的黄芪、人参；若水肿小便不利，加行水利小便的车前子、泽泻、桂枝；若肾阳虚甚，证见形寒肢冷、大便溏薄明显者，加温补肾阳的肉桂、仙灵脾；伴有胸水而咳逆上气，不能平卧者，可加用葶苈大枣泻肺汤，泻肺行水，下气平喘；若伴腹水者，可加利水的五皮饮。

(4)根据变证转方：若虚阳外越，症见两颧潮红，额汗出，四肢厥冷等，则用回阳救逆之四逆汤加减。

6.肺肾气虚，水湿内蕴证

(1)治法：补肺益肾，利水消肿。

本证为肺肾气虚，水湿内蕴，证属因虚致实，治当以扶正祛邪、调理脏腑功能为原则；"虚者补其不足"，以补肺益肾法治肺肾之气虚而固其本，"实者泻其有余"，以利水渗湿法治水湿之内蕴而图其标。

(2)选方用药思路：可选用无比山药丸合补肺汤加减。无比山药丸偏于补益肾气，方中具补益肾精，温肾助阳之品；补肺汤侧重于补肺固表。两方合用加减治疗，共达肺肾同补，金水相生之功。常用药物：山药、肉苁蓉、熟地、山茱萸、茯神、菟丝子、五味子、赤石脂、巴戟天、泽泻、杜仲、牛膝、人参、黄芪等。

(3)根据兼症加减：若肾气不足加用补益肾气的桑寄生等。若尿蛋白持久难消者，可加补肾固摄的覆盆子、金樱子、益智仁。

(4)根据变证转方：若正虚水邪上犯，症见咳喘，张口抬肩，不得平卧等，则用益气固脱，镇摄肾气之参附汤合黑锡丹加蛤蚧。

7.肝肾阴虚，水湿内停证

(1)治法：滋补肝肾，利水渗湿。

本证肝肾阴虚，水湿内停，滋阴常易助湿，利湿常致伤阴，治疗两难。唯以滋、利并投，方不至掣肘，故一以滋补肝肾扶其正；一以利水渗湿祛其邪。

(2)选方用药思路：方选杞菊地黄丸或猪苓汤合二至丸加减。前方滋补有余而淡渗不足，故需增入甘淡渗利之品；后二方相配一以淡渗，一以滋养，较为合拍。常用山萸肉、山药、熟地、女贞子、墨旱莲、猪苓、丹皮、茯苓、泽泻、枸杞子、菊花等。

(3)根据兼症加减：水肿明显加利水渗湿的车前子、白茅根等；肝阴虚甚加滋养肝阴的当归、芍药；头部胀痛，表现为肝阳上亢而有热者，可加清肝经之热的山栀、黄芩。肝肾阴虚，肝阳上亢，出现面色潮红，头晕头痛，步履无力，或肢体微颤之症，可选镇肝熄风汤加减；肾阴虚，证见腰酸遗精，口干咽燥，五心烦热，舌红，脉细弱等，当滋补肾阴兼利水湿，选左归丸加泽泻、茯苓、冬葵子等；若肺阴不足见咽部黯红、隐痛日久者可选滋养肺阴的麦冬、玄参等。

(4)根据变证转方：若阴虚血热妄行，症见鼻腔、牙龈、皮肤等出血，则可用清热凉血止血之犀角地黄汤加减。

第二节　淋证

淋证是指小便频数短涩，淋沥刺痛，欲出未尽，小腹拘急，或痛引腰腹为主要临床表现的一类病证。包括西医学中的泌尿系统急慢性感染，结石，结核，急慢性前列腺炎，前列腺肥大，化脓性膀胱炎、乳糜尿以及尿道综合征等多种疾病，凡表现有淋证特点者，均可参照本节辨证论治。本病多由外感湿热，饮食不节，情志郁怒，年老久病等，导致湿热蕴结下焦，膀胱气化不利所致，本病日久可见湿热伤正，脾肾两虚，膀胱气化无权。病史采集主要通过问、触、叩等实现。医师临证时应注意询问病史，结合全面细致的体格检查，了解尿路刺激症状形成的原因，既往病史及伴随症状，并判断分析：①是否为病理性尿路刺激症状；②是感染性还是非感染性；③若是非感染性，其原因是什么?注意排除内分泌系统疾病、神经系统疾病、产科和其他原因所致的淋证表现。

一、中医诊断与鉴别

(一)淋证的诊断

小便频数短涩，滴沥刺痛，欲出未尽，小腹拘急，或痛引腰腹，为诸淋之基本特征，是诊断淋证的主要依据。除上述共同症状外，各种淋证又有其不同的特殊表现。

热淋：起病多急，或伴发热，小便赤热，尿时灼痛。

血淋：尿血而痛。

气淋：脘腹满闷胀痛，小便涩滞，尿后余沥不尽。

石淋：小便窘急卒出，尿道刺痛，痛引少腹，尿出砂石而痛止。

膏淋：小便涩痛，尿如膏脂或米泔水。

劳淋：久淋，遇劳倦、房事即加重或诱发，小便涩痛不显，余沥不尽，腰痛缠绵，痛坠及尻。

病久或反复发作后，常伴有低热、腰痛、小腹坠胀、疲劳等症。

(二)病证鉴别

1.癃闭

癃闭以排尿困难、小便量少甚至点滴全无为特征，其小便量少、排尿困难与淋证相似，但淋证尿频而疼痛，且每日排尿总量多为正常，癃闭则无尿痛，每日排出尿量低于正常。严重时，小便闭塞，无尿排出。

2.尿血

血淋和尿血都以小便出血、尿色红赤，甚至溺出纯血为共有的症状，其鉴别要点是尿痛的有无，尿血多无疼痛之感，虽亦间有轻微的胀痛或热痛，但终不如血淋的小便滴沥而疼痛难忍。故一般以痛者为血淋，不痛者为尿血。

3.尿浊

淋证的小便浑浊需与尿浊鉴别，尿浊虽然小便浑浊，白如泔浆，与膏淋相似。但排尿时无疼痛滞涩感，与淋证不同。

二、探求病因

1.外感湿热

下阴不洁，污秽之邪从下入侵，热蕴膀胱，由腑及脏。

2.饮食不节

饮酒过度或偏嗜肥厚辛辣之品，脾失健运，酿湿生热，湿热下注。

3.情志郁怒

郁怒伤肝，肝失疏泄，气滞膀胱或气郁化火，气火互结，膀胱不利为淋。

4.劳欲体虚

老年脏气亏虚或久病、多育、劳欲无制，肾气虚衰，或淋久不愈，反复发作，耗伤正气，脾肾两虚，而致膀胱气化不利。

三、病机分析

1.本病病位在膀胱，但与肾密切相关。肾与膀胱有脏腑表里关系.其经络相互络属，共主水道，司决渎，在病理情况下可以相互影响。一般而言，虚者在。肾，肾虚气化不及膀胱则小便数，湿热病邪，多在膀胱，膀胱有热，气化不利故小便涩痛不畅。

2.初起为湿热蕴结下焦，膀胱气化不利，以致尿频急涩痛。由于湿与热导致不同的病理变化，临床上乃有六淋之异：热结膀胱，小便灼热刺痛则为热淋；热熬尿液，日积月累，聚砂成石则为石淋；湿热阻肾，肾失分清泌浊，清浊相混，尿白混浊则为膏淋；湿热内盛，热伤血络，血随尿出则为血淋；气滞气火郁于膀胱则为气淋。淋久湿热伤正，由肾及脾，每致脾肾两虚。淋证经久不愈，湿热邪恋膀胱，每易有腑及脏，伤及于肾，继则由肾及脾，或因中焦湿热下注，终致脾肾两虚，气失固摄，转为虚证。如：肾阴亏虚，虚火灼络或气虚阳衰，统摄失常，血不归经则为血淋；脾气下陷，肾元失固，精微脂液下泄，尿如脂膏而为膏淋；肾虚脾弱，膀胱气化无权，少腹坠胀，尿有余沥为气淋；小便淋沥，遇劳即发则为劳淋。

3.病理性质初起多实，病久转虚，每见虚实夹杂证。淋证初起，多属实证，若能及时治疗，湿热清除，自可趋向痊愈。如病延日久，湿热每易耗伤气阴，严重者，气虚及阳，或阴伤及阳，而为阴阳两虚或肾阳虚衰。在由实转虚的过程中，或受邪发作之时，常见虚实夹杂情况。如阴虚夹湿热，气虚夹水湿，亦可见到阳虚夹湿热者。

四、根据症状特点辨证

(一)辨证要点

1.首辨六淋主症

除小便频涩、滴沥刺痛，小腹拘急引痛的共同症状外，各具特征。以小便灼热刺痛者为热淋；尿中夹血或夹血丝、血块者为血淋；尿中有细小砂石排出者为石淋；尿液浑浊乳白或夹凝块，或伴血液、血块者为膏淋；少腹坠胀，尿出不畅，或尿有余沥者为气淋；小便淋沥不尽，遇劳而发者为劳淋。

2.次辨淋证虚实

从病程、症状、脉象等方面辨别。如果病程较短，主要表现为小便涩痛不利，苔黄舌红，脉实数为实证系湿热蕴结，膀胱气化不利所致；病程长，主要表现为小便频急，痛涩不甚，苔薄舌淡，脉细数为虚证系脾肾两虚，膀胱气化无权。

3.分清标本虚实主次

在淋证虚实转化过程中，每多虚实夹杂，如由实转虚的初期多为实多虚少，以后渐为虚多实少；虚证兼感新邪，一般多为本虚标实证，但亦可暂时出现以标实为主者。

4.最后注意六淋互见

各种淋证除自身的虚实转化外，六淋往往互见。如石、膏、血淋可兼见热淋症状；热、石、膏淋可伴血淋；劳淋因复感、疲劳、情志而发作时，可见血淋、热淋、气淋(实)证候；诸淋日久可见劳淋、气淋特征：

(二)常见证候

1.热淋

小便短数，灼热刺痛，溺色黄赤，少腹拘急胀痛，或有寒热、口苦、呕恶，或有腰痛拒按，或有大便秘结，苔黄腻，脉濡数。

2.石淋

尿道窘迫疼痛，少腹拘急，尿中时夹砂石，小便艰涩，或排尿时突然中断，或腰腹绞痛难忍，尿中带血，舌红，苔薄黄，脉弦或带数。若病久砂石不去，可伴见面色少华，精神萎顿，少气乏力，舌淡边有齿痕，脉细而弱，或腰腹隐痛，手足心热，舌红少苔，脉细带数。

3.气淋

实证，小便涩滞，淋沥不宣，少腹满痛，苔薄白，脉多沉弦；虚证少腹坠胀，尿有余沥，面色少华，舌质淡，脉虚细无力。

4.血淋

实证，小便热涩刺痛，尿色深红，或挟有血块，疼痛满急加剧，或见心烦，苔黄，脉滑数；虚证，尿色淡红，尿痛涩滞不显著，腰酸膝软，神疲乏力，舌淡红，脉细数。

5.膏淋

实证，小便混浊如米泔水，置之沉淀如絮状，上有浮油如脂，或夹有凝块，或混有血液，尿道热涩疼痛，舌红，苔黄腻，脉濡数；虚证，病久不已，反复发作，淋出如脂，涩痛反见减轻，但形体日渐消瘦，头昏无力，腰酸膝软，舌淡，苔腻，脉细弱无力。

6.劳淋

小便不甚赤涩。但淋沥不已，时作时止，遇劳即发，腰酸膝软，神疲乏力，舌质淡，脉虚弱。

五、拟定治疗原则

1.分虚实

实证治予清热利湿通淋；虚证宜培补脾肾。

2.治当先标后本或标本兼顾

虚实夹杂时，治标治本应有侧重。一般标急者，先予治标，标证缓减转予治本；若标邪不著，则兼顾治疗。

3.根据六淋的不同，配用止血、排石、行气、活血、泄浊等法。

4.正确理解淋证忌汗、忌补

①淋证忌汗：《伤寒论》中提到"淋家不可发汗，发汗必便血。"此指淋证因湿热蕴结膀胱，灼伤津液，故不可发汗。若发汗则愈耗营阴，热伤血络而致动血。一般淋证的发热，多因湿热郁蒸，少阳枢机失和而致恶寒发热，故当以和解清热为法，无需发汗解表。若兼外感而见表证时，又当治标，用疏邪解表法，但应注意不能辛温太过，以免伤阴。②淋证忌补：《丹溪心法·淋》中说："最不可用补气之药。气得补而愈胀，血得补而愈涩，热得补而愈盛。"丹溪认为淋证皆属于热，因此提出淋证忌补之说。临床所见，对初起湿热偏盛者固当忌补，但病久脾肾亏虚，湿热不甚，则又不在此禁忌之列。

六、分证论治

1.热淋

(1)治法：清热利湿通淋。

本证的主要病机为湿热蕴结下焦，膀胱气化失司。其病性为实证，应当祛邪为主要原则，具体治法应清热利湿通淋。

(2)选方用药思路：可选用清热泻火，利水通淋，治疗湿热下注，膀胱气化不利之淋证的八正散加减。常用清热利湿通淋的药物为车前子、瞿麦、萹蓄、滑石、草薢、大黄、山栀等。

(3)根据兼症加减：若大便秘结、腹胀者，可重用生大黄，并加用行气通腑的枳实。若伴见寒热、口苦呕恶者，可合用和解少阳的小柴胡汤。若湿热伤阴者去大黄，加养阴清热的生地、知母、白茅根。

2.石淋

(1)治法：清热利湿，通淋排石。

本证的主要病机为湿热蕴结下焦，尿液煎熬成石，膀胱气化失司。其病性为实证，故以祛邪为要。因湿热、砂石从小便排出，则膀胱气化实施，小便方能通畅，故治宜清热利湿，通淋排石。

(2)选方用药思路：可选用清热利湿，排石通淋，用于石淋，尿下砂石者的石苇散加减治疗。常用清热利湿，通淋排石的药物为金钱草、海金沙、石韦、瞿麦、滑石、虎杖等。

(3)根据兼症加减：若腰腹绞痛，可加缓急止痛的赤白芍、甘草、元胡。若尿中带血，可加凉血止血的小蓟、生地、藕节。若兼有发热，可加清热泻火的蒲公英、黄柏、大黄。

(4)根据变证转方：若石淋日久，证见虚实夹杂，当标本兼顾，气血亏虚者，宜二神散合八珍汤；阴液耗伤者，宜六味地黄丸合石韦散。

3.气淋

(1)实证

①治法：利气疏导。

本证的主要病机为气机郁结，膀胱气化不利。其病性为实证，仍以祛邪为主，故宜理气疏导，通淋利尿。

②选方用药思路：可选用疏利气机，柔肝养血，治肝气郁滞，膀胱气化不利之淋证的沉香散加减。常用理气疏导，通淋利尿的药物为沉香、陈皮、当归、白芍、石韦、滑石、冬葵子等。

③根据兼症加减：若少腹胀满，上及于胁者，加疏调厥阴少阴之气的川楝子、小茴香、广郁金。兼有瘀滞者，加活血化瘀行水的红花、赤芍、益母草。

(2)虚证

①治法：补中益气。

本证的主要病机为中气亏损，气虚下陷，气失摄纳，病为虚证，以扶正为要，治当补中益气。

②选方用药思路：可选用补中益气汤加减。常用补益中气的药物为黄芪、白术、陈皮、党参、柴胡、升麻、当归、炙甘草等。

③根据兼症加减：若兼有肾虚，加补益肾气的杜仲、川断、菟丝子。

4.血淋

(1)实证

①治法：清热通淋，凉血止血。

本证的主要病机为湿热下注膀胱，热甚灼络，迫血妄行。其病属实，以攻邪为主，治宜清热通淋，凉血止血。

②选方用药思路：可选用清热利水通淋，凉血止血，善治下焦热结，心火移热于小肠而致尿血、尿痛的小蓟饮子和导赤散加减。常用清热利水通淋，凉血止血的药物为小蓟、生地、丹皮、藕节、蒲黄、山栀、竹叶、滑石、车前子、甘草梢等。

③根据兼症加减：若血多夹块，尿痛不利，瘀血内阻者，加虎杖并吞服化瘀通淋止血的参三七、琥珀粉。兼有阴伤，加养阴止血的阿胶、墨旱莲。

(2)虚证

①治法：滋阴清热，补虚止血。

本证的主要病机为肾阴亏虚，阴虚火旺，灼伤脉络，病性属虚，治当扶正为主，宜滋阴清热，补虚止血。

②选方用药思路：可选用知柏地黄丸加减。本方滋养肾阴，降火泄热，善治阴虚火旺之尿血。常用药物为知母、黄柏、生地、山萸肉、山药、泽泻、茯苓、丹皮等。

③根据兼症加减：若兼有肝郁胁痛腹胀者，加柔肝疏肝的白芍、柴胡。

④根据变证转方：若尿痛消失，尿血转淡，神疲，劳则加重，苔薄白，舌质淡，脉细，气不摄血者，用归脾汤加阿胶、侧柏炭益气摄血。

5.膏淋

(1)实证

①治法：清热利湿，分清泄浊。

本证的主要病机为湿热下注，阻滞络脉，脂汁外溢。其病性属实，治当祛邪为主要原则，具体治宜清热利湿，分清泄浊。

②选方用药思路：可选用程氏萆薢分清饮加减。本方清热利湿，分清泄浊，用于湿热下注的膏淋、尿浊。常用药物为萆薢、石菖蒲、石韦、黄柏、车前子、茯苓、白术、莲子心、丹参等。

③根据兼症加减：若小腹胀，尿涩不畅，加疏利膀胱的台乌药、青皮。伴有血尿加凉血止血的大小蓟、白茅根。小便黄赤，热痛明显，加清心泄热的通草、竹叶。兼肝火者，配泻肝清火，导热下行的龙胆草、山栀。病久湿热伤阴，加滋养肾阴的牛地、麦冬、知母。

(2)虚证

①治法：补虚固涩。

本证的主要病机是久病肾气亏虚，下元不固，脂液外溢，病性属虚，治当扶正固本为要，故用补虚同涩之法。

②选方用药思路：可选用膏淋汤加减，补脾益肾固涩，用于脾肾两虚，气不固摄之膏淋。常用药物为党参、山药、地黄、芡实、龙骨、牡蛎、白芍等。

③根据兼症加减：伴有血尿者，加藕节炭，侧柏炭。夹瘀者，配服参三七、琥珀粉。

④根据变证转方：若脾。肾两虚，中气下陷，肾失固涩者，可用补中益气汤合七味都气丸，益气升陷，滋肾固涩。

6.劳淋

(1)治法：健脾益肾。

本证的主要病机是湿热留恋，脾肾两虚，膀胱气化无权。其病性为虚，其治扶正为要，其法健脾益肾。

(2)选方用药思路：可选用无比山药丸加减。本方健脾益肾，治脾肾亏虚所致遗精，遗尿，尿频，腰腿无力等症。常用药物为山药、茯苓、泽泻、熟地、山萸肉、巴戟天、菟丝子、杜仲、牛膝、五味子、肉苁蓉等。

(3)根据兼症加减：若中气下陷，小腹坠胀，尿滴而下，加补气升清的升麻、柴胡、党参、黄芪。肾阴虚，舌红、苔少加滋养肾阴的生地、龟甲。阴虚火旺，面红，烦热，尿黄赤或伴有灼热不适者，可配合滋阴降火的知柏地黄丸。低热者，加清虚热的青蒿、鳖甲。肾阳虚，加温补肾阳的附子、肉桂、鹿角片等。

第三节　癃闭

癃闭是以小便量少，点滴而出，甚则闭塞不通为主症的病证。其中小便不利，点滴而短少，病势较缓者称为癃；小便闭塞，点滴不通，病势较急者称为闭。两者合称癃闭。癃闭涵括的疾病范围较广，如急重脊髓炎出现的尿潴留、肾功能衰竭、心因性女性尿道综合征、炎症类疾患(如尿道炎、膀胱炎等)、尿道结石、尿道损伤、尿道狭窄、尿道肿瘤、老年人前列腺增生症等。癃闭与肾、膀胱气化失司关系密切。临床主要通过问、触、叩等方面作病史采集。内科医师应注意询问病史结合全面细致的体格检查，了解癃闭形成的原因，既往病史及伴随症状，并判断分析：①是否存在排尿困难；②排尿困难的原因是什么；即明确引起排尿困难的具体疾病；③是良性还是恶性疾病。注意排除中枢神经系统或周围神经系统疾病、外科、妇产科和其他原因所致的排尿困难。

一、中医诊断与鉴别

(一)癃闭的诊断

癃闭的临床特点是小便排出困难。轻则小便量少，点滴而出；甚者可以闭塞不通，点滴不出。其中小便不利，点滴而短少，病势较缓者称为癃；小便闭塞，点滴不通，病势较急者称为闭。两者合称为癃闭。临床常见于男性老年患者，多因前列腺增生所致。但临床其他患病人群表现为癃闭现象者，则可能病出多源，应认真加以辨别，正确诊断。

在诊断癃闭时，应首先判断膀胱中有无尿液。常见的癃闭为膀胱充盈但小便排出困难，或排出不畅；部分病人小便量少，点滴而下，是由于膀胱中尿少，或无尿可排，应注意区分。此外，在诊断癃闭时，还应分清小便排出困难、无力、尿线变细、滴沥不爽，与小便窘迫、小腹胀急、短赤、灼热，甚至尿痛等的不同。

(二)病证鉴别

1.热淋

热淋以小便灼热、刺痛为特征，也常表现小便量少、点滴而下等症。但热淋之小便量少是因尿痛所致。因痛而恐惧排尿，人为控制饮水量而致小便量少。热淋多为骤发，平素无小便排出困难病史，治愈后也无小便排出不畅的后遗病证。

2.石淋

石淋是因为尿中有砂石夹杂，导致小便排出不畅及疼痛的病证。其小便不畅或为砂石所阻，或为因痛而少饮水所致。石淋的小便不畅往往间隙而作，并与尿石间关系密切。一旦尿石排出则癃闭自除。

二、探求病因

1.痰瘀互结

前列腺增生所致癃闭的实质为：由于前列腺组织的增生，部分组织突入膀胱或尿道内，致尿道前列腺段变窄、延长、弯曲，形成尿道源性的排尿不畅。增生的前列腺组织属有形之邪，邪居正位，淤阻尿道，则小便不利由生。老年男性罹生斯疾者，多体形肥胖，痰湿内重；耄耋之年，脉络硬化，血行不利，瘀血易成。痰瘀互结，聚而有块，其病滋生。

2.肾气不济

痰瘀互结，壅塞尿道，体有所察。故初期肾气尝着激励之施，努力相责，小便次频而泄。然久而未果，痰瘀互结之势日盛，肾气久亦无力鼓动，便日见亏耗。

3.中气不足

膀胱者，储尿、逼尿之器。小便之畅泄，虽与肾气密切相关，然诸气源皆出于中气。况膀胱之成，亦为肌生，脾主肌肉。前列腺增生初期，膀胱代偿功能加强，膀胱壁肌肉增厚；一旦失去代偿，则膀胱壁因过度拉伸而变薄、无力。因此，中气不足是癃闭后期的主要病理特征，其不仅表现在小便排泄无力，且常见尿末固摄不能，因致小便滴沥而下，余沥不尽。

4.湿热内生

湿热内生虽不是癃闭的主要病因，但却是疾病中后期产生各种变证的病理基础。癃闭之生，一则小便不畅，排尿费力；与此同时，膀胱内积尿过多，也是癃闭的一大病理特点。小水之积，聚而未得外泄，则畜而变浓，蕴而生热。湿热内生，扰于膀胱，一则易生热淋之疾；二则净府失职，亦可以煎熬成石。因此，湿热既生，则尿频、尿急、尿痛、尿血诸疾均易发生。

三、病机分析

1.病位在下焦，与肺、脾、肾、膀胱等脏器有关　癃闭之疾，以小便不畅为主要表现，故病在下焦无疑。然小水之成及排泄之司则与肾、脾、膀胱等脏器密切相关。肾主水，与膀胱互为表里。小水畅泄，除水道畅通外，与肾的气化作用密不可分；脾为水谷之源，所饮之水均由脾胃而入，并在脾的转输之下，分清泌浊，清者为身体所用，浊者泄于体外；此外，膀胱逼尿之能实亦为脾气强弱之征，因脾主肌肉之故。膀胱者，贮尿之器，约则小便得储，不约则小便失禁，然所司之职均需得肾气之化方行；膀胱不洁则湿热易生，或煎熬成石，石驻水阻亦易发于本证。此外，因肺乃水之上源，热闭肺窍，或肺气肃降不力，其窍若塞，则小水亦为之不通。三焦主水之代谢，下焦如渎，三焦决渎失司则亦可发为癃闭。

2.初期多实、中后期则多虚实夹杂　癃闭之疾，多始患于七八之时，痰瘀初结，其势尚缓，其病亦轻。而七八之男，身体尚健，五脏未虚，故病以实为主；恙延而久，其苦亦甚，劳其躯体；复因年事渐高，身体渐弱，故其痰瘀之实未去，正气虚弱之证日显。因此，癃闭之疾，初则多实，中后期则多虚实夹杂。

3.湿热、生石乃兼症之源　癃闭之疾以小便不畅为主，除尿频、尿细、滴沥不爽外，并无疼痛、出血等所苦。然病之后期，尿频、尿急、尿痛、血尿等苦常多相伴。究其所生，并非癃闭所必然，当属湿热、结石所为。盖因癃闭日久，尿道日细、残尿渐多，解而未尽，则蕴湿生热，或煎熬成石，湿热相扰，或结石相磨则热淋、石淋之疾遂生。

四、根据症状特点辨征

(一)辨证要点

1.辨年龄

癃闭之疾多见于老年男性患者，一般发病年龄在 50 岁以上，病情多随年龄增大而加重。若发病年龄较轻应排除其他病证。

2.辨缓急

癃闭之疾，临床首当辨其轻重缓急。同为癃闭之象，非前列腺增生而表现以癃闭为主者，发病多急且重，如急性肾功能衰竭。而前列腺增生所致癃闭者，多渐进而轻。亦有因感冒、憋尿等原因而突致尿闭(急性尿潴留)者。

3.辨昼夜异同

因于前列腺增生者，临床多表现为昼轻夜重。若无昼轻夜重特征者，应注意其他病证的可能。

4.辨膀胱残余尿量

因于前列腺增生者，中后期多可见膀胱中残余尿量增多特征。若尿少而癃或闭者，膀胱中并无残尿现象，则应考虑急性肾功能衰竭的可能，抑或是休克等其他病症的表现。

5.辨兼夹病证

前列腺增生所致癃闭多表现为排尿困难，甚则点滴难下。而较少出现尿痛、血尿等症状。若在疾病过程中出现球痛、血尿等多表明出现了感染、结行等并发症。

6.辨虚实

前列腺增生所致癃闭初期多实证.以小便不畅，夜尿增多为特征；随着年龄的增加以及病程的延长，肾气不济、脾气虚弱等虚损现象会相继出现。临床则以虚实夹杂证为主。

(二)常见证候

癃闭的辨证首先应辨明是否专属前列增生所敛，其次是分清目前处于何种病理阶段。对患者的局部及整体状况要有比较清醒的认识和了解。然后再对患者的临床症状与体征进行辨证分型、论治。

1.痰瘀痹阻证

证见排尿欠爽，夜尿增多，尿线变细、分又，甚则中断。前列腺增生，质地柔软，中央沟变浅，舌淡苔薄腻，脉滑数。

2.肾气不济证

证见小便欠爽，排限费力，夜尿频数，解时等待，甚或解时中断，伴小腹坠胀不适感，腰骶酸楚，前列腺增生明显，质地柔软，中央沟变浅甚或消失，舌淡苔薄白，脉沉细。

3.脾气虚弱证

证见小便不畅，排尿费力，夜尿明显增多，终末余沥不尽，小腹及肛门坠胀不适，大便次数增加，需努责方行，便后肛坠尤甚，前列腺增生明显，质地柔软，中央沟变浅，甚或消失，肛门松弛，舌淡边有齿印、苔薄，脉缓。

4.阴虚火旺证

证见小便次频、量少排尿不爽，尿色深黄，会阴部或尿道有不适感，口干欲饮，饮不解渴，大便秘结，前列腺增生多不显著，质地偏韧，偶或扪及结节，或前列腺有压痛，中央沟变浅，舌红苔薄少，脉细数。

5.膀胱湿热证

证见排尿不爽，尿频急、量少，偶或疼痛，尿色深黄，尿道有灼热感，口干苦，大便秘结，前列腺增生，质地柔软软，扪及结节，舌红苔薄黄微腻，脉骨数。

五、拟定治疗原则

癃闭之疾，古人虽多有论及，但不出属癃属闭之辨，抑或从肺、从脾、从肾论治之争。及其原因主要在于仅从癃闭的现象入手，而未对形成癃闭的原因及疾病所属加以区分。因此，在癃闭名下，囊括了以癃闭症状为特征的许多疾病。不同的疾病有不同的预后与转归，以不变而应万变显然是困难的，这也是论治难精，疗效难高的原因所在。

由于本章所论及的癃闭仅限于前列腺增生范畴，因此，其矛盾的症结在于尿道梗阻日甚与排尿能力日弱并存。故其总的治疗原则亦不外以下两个方面：一是针对前列腺增生本身，从痰从瘀论治，解决或尽可能地减缓日益加剧的尿道梗阻问题；二是在尿道梗阻无法得到根本解决的情况下，尽可能地益肾健脾，提高机体的排尿能力。而清热利湿，通淋化石则是预防、减轻或消除并发病症的应对措施。

六、分证论治

1.痰瘀痹阻证

(1)治法：化痰行瘀，散结消癃。

本证为痰瘀互结，阻痹下焦，膀胱气化不利，病机特点为病理产物内生，病性属邪实，"实则泻之"，故以祛除实邪为治则，以化痰、行瘀为其祛邪之法；又因痰瘀为"结"，其化痰之品宜选择化痰软坚类，化瘀药宜选择活血行气类，并酌加利小便之品，以达气化之目的。

(2)选方用药思路：宜选用消瘰丸加味，本方功可化痰行瘀，软坚散结。常用药物为玄参、生牡蛎、浙贝母、海藻、昆布、桃仁、赤芍、泽泻、车前子等。

(3)根据兼症加减：尿液不清者，为湿浊不清，气机不利，加萆薢、石菖蒲、乌药；小腹坠胀者，为气滞较重，加理气的制香附、枳壳、青皮；腰骶酸楚者，兼肾虚腰府失养，加菟丝子、续断补肾壮腰，羌活祛湿定痛；小便余沥不爽者，加益智仁、山药、乌药。

(4)根据变证转方：如疾病日久，前列腺增生明显，质地变韧，或见结节者，则化痰行瘀应侧重于活血化瘀、散结消癥。可选用大黄䗪虫丸或代抵当汤一类化裁。

痰瘀痹阻证是癃闭的基本证型，贯彻于整个疾病发展过程之中。因此，临床中无论是辨为何种证型，从治病求本的角度来看，化痰行瘀治则应是贯彻始终的治法，需在辨证基础上灵活把握。

2.肾气不济证

(1)治法：暖胞益肾，化气利水。

本证为肾之阳气虚弱，膀胱气化无权，"阳气虚者，温之以气"，应以益气温阳为其扶正之法，并选择温肾之元阳的益气药。因肾与膀胱相表里，肾之阳气充足，则膀胱得以温煦，故曰"暖胞益肾"；同时根据病机，在补肾益气的同时，配伍化气利水之品。

(2)选方用药思路：可选济生肾气丸加减治疗。济生。肾气丸不仅可以益肾，利水，主要还在于可以增强其气化作用。常用药物为熟地、山茱萸、山药、茯苓、泽泻、丹皮、车前子、牛膝、肉桂、制附子等。

(3)根据兼症加减：小便清长、余沥不爽者，加益智仁、乌药；腰骶酸楚者，为肾虚腰府失养，加续断、杜仲补肾壮腰；小腹遇冷不舒者，为寒凝气滞，加炒桂枝、沉香以温中散寒理气；若病延而久，肾气虚亏而累及肾阳不足时，则应加重温肾助阳之品，合附子理中汤加减。

(4)根据变证转方：形神萎顿，腰脊酸痛，为精血俱亏，病及督脉多见老年人，治宜香茸丸；若肾阳衰惫，命门火衰，导致三焦气化无权，浊阴内蕴，小便量少，甚至无尿，呕吐，烦躁，神昏者，治宜千金温脾汤合吴茱萸汤，以温补脾肾之阳，和胃降逆。

3.脾气虚弱证

(1)治法：健脾益气，补中升提。

本证为脾气虚弱，清气不升，浊阴不降而小便不利，其证属虚，当以扶正为其治则，并以健脾益气之法"补其不足"，并配伍升提之品，使清气得升，所谓"欲降先升"之谓，清气得升而浊阴自降，小便自利。

(2)选方用药思路：宜选用补中益气汤加减。该方为补中升提的代表方，常用药为炙黄芪、党参、白术、炙升麻、柴胡、当归、陈皮、甘草、桂枝等。

(3)根据兼症加减：大便秘结，先干后溏，数日一行，缘于脾虚者，重用白术，加火麻仁、郁李仁；口干、尿黄赤、舌偏红者，加山药、葛根；脾虚日甚，肛门坠胀甚或脱肛者，则宜合四神汤加减。

(4)根据变证转方：如气虚及阴，脾阴不足，清气不升，气阴两虚，证见舌红苔少者，可改用参苓白术散加减。

4.阴虚火旺证

(1)治法：滋阴降火，益肾化气。

本证为下焦阴虚火旺，膀胱气化不利，病性为本虚标实，病机特点为阴阳失调，应以扶正祛邪，调理阴阳为治则；本虚为下焦阴液亏虚，"阴虚则内热"，内热为本证之标实，故以滋补肾阴"补其不足"而扶其本，以清泻虚火"泻其有余"而治其标，并配伍化气利水使小便得行。

(2)选方用药思路：可选用知柏地黄汤加减。本方可滋阴降火，常用药物为知母、黄柏、生地黄、泽泻、茯苓、丹皮、赤白芍、车前子、天花粉、石韦、碧玉散等。

(3)根据兼症加减：有尿频、尿急、尿痛者，加虎杖、连翘；见血尿者，加茜草、女贞子、旱莲草；牙龈肿痛、齿衄者，加白茅根、鲜芦根、生石膏。

(4)根据变证转方：阴虚火旺日久，煎熬尿液成石而为血淋者，宜用排石冲剂治疗。

5.膀胱湿热证

(1)治法：清热利湿，通窍利尿。

本证为湿热下注膀胱，气化不利，病属邪实，"实则泻之"，应以祛邪为治则，"热者清之"，"湿者分利之"，以清利湿热为祛邪之法，并根据湿、热之孰轻孰重而决定清热与利湿的主次。湿热去，则气机畅通，小便自行。

(2)选方用药思路：宜选用八正散加减。本方是清热利尿的代表方。常用药物为瞿麦、山栀、车前子、篇蓄、石韦、大黄、六一散等。

(3)根据兼症加减：兼见血尿者，加茜草、仙鹤草；终末尿痛甚者，加虎杖、赤白芍；如尿频、尿急、尿痛明显，或见尿道分泌物者，则宜合人清热解毒，通淋利湿之方，如合入五神汤治疗。

(4)根据变证转方：若因湿热蕴结三焦，气化不利，小便量极少或者无尿，面色晦黯，胸闷烦躁，恶心呕吐，口中有尿臭，甚者神昏谵语，宜用黄连温胆汤加车前子、通草、制大黄等，以降浊和胃，清热利湿。

第二篇　中医外科

第一章　瘿

第一节　概述

颈前喉结两侧肿大的一类疾病，统称为瘿，见于《肘后备急方》。其特征为颈前喉结两侧漫肿或结块，皮色不变，逐渐增大，常随吞咽而上下移动，多不破溃，病程缠绵，相当于甲状腺疾病。我国云贵高原、黄土高原及部分山区较为多见。

祖国医学早在晋唐时期就有关于用含碘药物和动物甲状腺口服治疗本病的经验，如《肘后备急方》载有海藻酒，《备急千金要方》记述了口服羊靥、猪靥治疗本病。《诸病源候论》谓"瘿者，由忧恚气结所生"、"诸山水黑土中出泉流者，不可久居，常食令人作瘿病，动气增患"，《太平圣惠方》谓："夫瘿者，由气结所生出，亦由饮沙水，随气入于脉，搏于颈下而为之也。"明确地指出了本病与地区、水质、情绪有关。

在古代文献中，主要依据瘿的临床表现以及配合五脏所属而为瘿命名，如《外科正宗》薛立斋云："筋骨呈露曰筋瘿，赤脉交结曰血瘿，皮色不变曰肉瘿，随忧喜消长曰气瘿，坚硬不可移曰石瘿，此瘿之五名也。"此外《诸病源候论》、《备急千金要方》等书还提出一些瘿病名称，归纳如下：气瘿、忧瘿、痨瘿，其见症相同，皆因七情所伤，瘿块随喜怒消长，质软不痛，皮宽不急。土瘿、泥瘿、水瘿，证同气瘿，多于水土因素有关。

瘿病与颈部经脉关系：瘿病病位，在于颈前喉结两侧。颈前为任脉所生，任脉起于少腹中极穴之下，沿腹和胸部正中线直上，抵达咽喉，再上至颏部，经面部而入两目。颈前又有督脉之分支，任督两脉皆系于肝肾，且肝肾之经脉，皆循喉咙。所以颈前部位，与任、督、肝、肾经脉都有一定的联系，故气瘿的成因，除因长期饮食沙水(缺碘之水)外，情志不畅，肝气郁结，亦为发病原因之一。瘿病有时伴有月经紊乱，双手震颤，突眼，心悸等症，亦与冲任不调，肝木失养，肾阴不足等有关，所以在瘿病辨证过程中，结合颈前经络所属，对指导治疗有一定的意义。

一、病因病机

瘿的发病机理，总的来说，不外乎正气不足，外邪入侵，由于正气不足，以致外邪乘虚侵入结聚于经络、脏腑，导致气滞血瘀，痰凝等病理变化，从而逐渐发展成瘿病。

(一)气滞

气为人体生理功能的主要表现，是维持人体生命活动的物质基础，在正常情况下，气与血相辅而行，循环全身，流行不息，如因饮食过偏(长期饮用沙水)或情志忧郁，皆可影响气的正常运行，造成气的功能失调，形成气滞、气郁的病理现象，长期气滞、气郁，积久聚而成形，则导致肿块发生，如蕴结于颈部喉结两侧而为气瘿。

(二)血瘀

气为血帅，气行则血行。血的阻滞凝结，除了因某种病邪引起外，多由气滞不畅所致，故血瘀多由于气滞，凝滞日久，则形成癥结肿块，如发生于颈部的石瘿。

(三)痰瘿

痰是人体中一种病理性的产物，因为外邪所侵，或情志内伤，以及体质衰弱等，多能使气机阻滞，津液积聚为痰。《丹溪心法》说："痰之为物，随气升降，无处不到。""凡人身上、中、下有块者多是痰"。故瘿的发生与痰凝有一定的内在联系，如痰壅于喉结两侧为肉瘿。

总之，瘿的形成是多种因素造成的，除上述外，还有湿聚、心火妄动、肝肾不足等。但主要原因在于正气不足，外邪入侵，以致气滞、血瘀、痰凝互相交结，而成瘿病。

二、检查方法

检查瘿病时，令病人端坐，双手放于两膝，显露颈部，检查者坐于病人对面，观察颈部轮廓，两侧是否对称，有无肿块隆起，并注意其位置、大小、形态、邻近血管是否充盈，如有肿块让病人作吞咽动作，是否能随吞咽动作而上下移动。进一步扪诊检查，检查者可坐于病人对面也可立于病人后面，用双手进行检查，一般先健康部位，后肿块部位，顺序进行，然后作肿块重点检查，要注意其位置、数目(单个，多个)、硬度(软、硬)、光滑度(光滑、高低不平)、活动度(可移动，固定)、有无压痛、边缘境界是否清楚等，如感到肿块随吞咽动作上下移动，这是瘿病肿块的特点，在扪诊时还应注意有无震颤、气管有无移动、颈部淋巴结是否增大等。检查瘿的另一方法是，检查者面对病人，让病人头部略微低下，使颈部肌肉和筋膜松弛，检查者用一手的拇指将病人甲状软骨推向检查之侧，使检查的甲状腺突出，另一手的手指按放在检查侧的胸锁乳突肌前后，这样，整个甲状腺的侧叶就能掌握在检查者的手中，对甲状腺的大小、形状、质地等，能够作出更为精确的判断。

三、辨证论治

有关瘿的治疗，早在晋代《肘后备急方》中首先应用海藻酒，《备急千金要方》也应用海藻药物治瘿，唐、宋以后又有新增方药如《普济方》的猪靥散、羊靥丸，但总的不外两大类：即植物类的含碘药物如海藻、昆布、海带、黄药子等；动物类含甲状腺的组织如羊靥、猪靥等，这与现代医学对某些甲状腺疾患治疗的观点是一致的。由此可见，祖国医学对瘿的治疗，早已积累了丰富的经验，现就对瘿病治疗的常用治法归纳如下：

1. 理气解郁法

此法适用于瘿病发病因素与精神、情绪等有关者，颈前结块漫肿棉软，或坚硬如石，伴有胸胁胀满，气郁不舒，舌苔薄白，脉弦滑等，常用逍遥散化裁，常用药物如柴胡，川楝子、延胡索、香附、陈皮、青皮、郁金、瓜蒌、川贝、枳壳等。

2. 活血祛瘀法

此法适用于瘿块色紫坚硬，或肿块表面青筋盘曲，痛有定处，舌质紫暗或有瘀斑，脉涩，宜用桃红四物汤化裁，常用药物如桃仁、红花、赤芍、丹参、三棱、莪术、乳香、没药等。

3. 化痰软坚法

适用于瘿块位于皮里膜外，不红不热，按之坚实或有囊性感，舌苔白腻，脉滑，宜海藻玉壶汤主之，常用药物有海藻、昆布、海带、夏枯草、生牡蛎、半夏、贝母、黄药子等。

此外，对于瘿病尚有清热化痰、补益肝肾、调摄冲任等法，在临床应用时须结合辨证和实际病情，灵活化裁。

第二节 肉瘿

瘿病肿块较局限而柔韧者，称为肉瘿，见于《三因极一病证方论》，其特征为颈前结喉一侧或双侧结块，柔韧而圆，按之随吞咽动作上下移动，发展缓慢，多见于青年及中年人，女多于男。

一、病因病机

本病多由忧思郁怒，肝旺侮土，致使脾失运化不能化生精气，致痰湿内生，蕴结颈前而成，盖颈前乃任脉所主，亦属督脉的分支，任督二脉皆系于肝肾，因气郁痰凝，循经脉而留注于结喉部位，逐致气血壅遏，日久成形，发为肉瘿。

二、临床表现

本病初起 在颈前喉结两侧或一侧有一个或多个球形肿块，表面光滑，增长较慢，皮宽不紧，色泽如常，触之柔韧，无痛，亦不破溃，能随吞咽而上下活动，多无全身症状，肿块增大如压迫气管时，可有呼吸困难，胸闷多汗，烦躁心悸等症，女性可见月经紊乱，肝阳上亢者尚有手指震颤，消食善饥，脱发便溏，消瘦无力等甲状腺机能亢进征象，少数病例亦可恶变为癌。

三、辨证论治

1. 内治法

宜理气解郁，化痰软坚，用海藻玉壶汤加减，如肝阳上亢，化火伤阴，兼见头昏头疼，眼球突出，急躁多怒，消食善饥，手指震颤，月经不调，舌红苔黄脉数等症，治宜平肝清火，散结消瘿，可用丹栀逍遥散加夏枯草、条芩、黄药子、龙骨、牡蛎、郁金等；如舌淡红，苔薄白，脉细数等阴虚较著者，宜养阴益气，软坚散结，可用生脉散合海藻玉壶汤化裁；对于瘿块较硬者，应加赤芍、露蜂房、蛇六谷等味，亦可选用小金片、芋艿丸等。

2. 外治法

(1) 外敷：阳和解凝膏掺黑退消。

(2) 针刺：取定喘穴，隔日针刺 1 次。

(3) 手术：应用中药治疗三个月后，肿块无明显缩小，或伴有甲状腺机能亢进，或肿块较坚硬的，均宜施行手术治疗。

第三节 石瘿

瘿病肿块坚硬如石者，称为石瘿，见于《备急千金要方》。为颈部之恶性肿瘤，其特征为颈中两侧有肿块，坚硬如石，高低不平，于深部组织粘连固定，不能随吞咽而上下移动，多见于中年以上患者。

一、病因病机

由于七情内伤，肝脾气逆，以致气郁、湿痰、瘀血凝滞而成。亦可由肉瘿日久转化而来。

二、临床表现

多见于中老年人，女多于男，或既往有肉瘿病史，颈前多年存在之肿块，突然迅速增大，质地坚硬如石，表面高低不平，吞咽时肿块移动甚少或粘连固定，伴有疼痛，可波及耳后、枕部或肩部，声间逐渐嘶哑，严重者呼吸、吞咽均感困难，并在早期出现颈部淋巴结肿大。

三、辨证论治

1. 内治法

宜祛痰解郁，活血软坚，用海藻玉壶汤加三棱、莪术、山慈姑、黄药子、石见穿等，或服散肿溃坚汤加减。

2. 外治法

以手术为主，宜早期切除之。

第四节　气瘿

瘿病肿块柔软并随喜怒消长称为气瘿，见于《诸病源候论》："气瘿之状，颈下皮宽，内结突出，腘腘然亦渐大，气结所致也。"常见于离海较远的高原地区，我国云贵高原和黄土高原及宁夏诸地居民最为多见。

一、病因病机

《诸病源候论》说："瘿者，由忧恚气结所生，亦曰饮沙水，沙随气入于脉，搏颈下而成之。"因此本病的原因一是忧恚，二为水土，主要是忧思太过，肝脾失调，气逆痰凝而成，亦与水土及饮食缺碘有关。

二、临床表现

本病好发于青年女性，尤以怀孕期及哺乳期妇女更为多见，在流行地区亦好发于学龄儿童。初起　时一般全身症状不显著，颈部呈弥漫性增大，肿物边界不清，皮色如常，无痛，按之柔软，瘿肿过大时常垂于颈前，局部有沉重感，如压迫气管则有活动时呼吸困难，甚至静卧时闻哮鸣；如压迫颈部静脉，则可见颈部、胸前表浅静脉明显扩张；如压迫喉返神经，则发音嘶哑，肿物常随吞咽而上下移动，并在部分病例可扪及数个大小不等之结节。

三、鉴别诊断

甲状腺舌骨囊肿：为先天性疾患，较多见于儿童，常在5岁前出现，但少数亦可在中年以后表现出来，该囊肿位于颈部正中线，舌骨下方，边界清楚，直径为1～2cm，不随吞咽活动，亦不与皮肤粘连，如有感染则可先有少量黏液排出，并形成瘘管。

四、辨证论治

宜理气解郁，消肿散结，用四海舒郁丸加柴胡、青皮、贝母。若瘿块较大，病程较长者，用海藻玉壶汤；若脾气亏虚，四肢困乏，食减体瘦，气短脉弱，则加党参、黄芪、白术、茯苓、砂仁等味；久病及肾，肾阳不振者，症见行动迟缓，倦怠畏寒，神情呆滞，舌淡，脉沉细缓，宜加鹿角胶、巴戟天、枸杞子、肉桂等。此外，对于轻症早期，可多食含碘食物，并采用针灸治疗，根据病情取穴肩髃、曲池、内关、足三里、定喘等，针刺或艾灸，隔日1次。

第五节　瘿痈

颈前结喉两侧炎症性肿块性疾患，称为瘿痈。其特征为颈中两侧结块，皮色不变，微有灼热，多不化脓，疼痛常牵引至耳后，或见发热、头痛等症。

一、病因病机

多因肝郁胃热，挟痰蕴结，或风温火毒之邪上壅于颈部以致气血凝滞而成。

二、临床表现

发病前多有感冒、咽痛等病史，或突然发病，恶寒高热，结喉部微有灼热，肿块境界清楚，皮色不变，按之疼痛，并放射至耳后、枕部，活动或吞咽加剧，严重者有声嘶、气促、吞咽困难等，常伴有口渴、咽干、苔黄、脉浮数等风温风热上感之症，本病一般多能消散吸收，较少化脓。

三、辨证论治

1.内治法

有恶风头痛发热等表证者宜疏风清热化痰，用牛蒡解肌汤；表解后宜疏肝清热，化痰消肿，用柴胡清肝汤加减；若气促声嘶，吞咽疼痛加桔梗、射干、玄参；口苦咽干加石斛、生地、麦冬；肿块较硬日久不消，加赤芍、丹参、昆布、海藻。

2.外治法

初起宜用箍围药，如金黄散，四黄散、双柏散，水蜜调敷，每日 1～2 次，遇有化脓者，宜切开引流。

第二章　瘤

第一节　概述

体表局限性肿块，软硬不一，痛或不痛，病程漫长者，称为瘤，乃是瘀血、痰饮、浊气停留于体表组织而产生的赘生物。《诸病源候论》说："瘤者，皮肉中忽肿起，如梅李大，渐长大，不痛不痒，又不结强，言留结不散，谓之为瘤。"大多是体表良性肿物，少数属恶性肿瘤范畴。

瘤的分类，《三因方》分为骨瘤、脂瘤、气瘤、肉瘤、脓瘤、血瘤六种，明《薛氏医案·外科枢要》、《外科正宗》等书，按瘤所在组织(皮、肉、筋、骨)配合五脏，分为气瘤、血瘤、筋瘤、骨瘤五种，以后文献均以此分类。

此外，还有不能归于五脏所属的肿瘤，如胎瘤、胶瘤、发瘤、担肩瘤、红丝瘤等。

一、病因病机

瘤的病因较为复杂，属先天者，如《医宗金鉴》谓："红丝瘤……此患由先天肾中伏火。精有血丝，以气相搏，生子故有此瘤。"或因遗传，胎儿发育异常，或因孕妇胞宫积热，更兼胎中瘀血凝滞，以致婴儿出生有各种瘤症，如《医钞类编》谓胎瘤"由胎前孕母积热，以致胎热更兼血瘀滞结而成"；属后天者乃风寒湿热之邪，伤于五脏，传于六腑，壅滞经络，留于腠理，血积气滞，日久渐生；或愤怒抑郁，气滞不畅，气血不行，邪火痰气，随气凝滞各有所感而成；或病后体弱，气虚不能升发清阳而致气机不运，痰浊内阻，或局部负重，脉络不通，痰凝气滞日久生瘤。故薛己认为"夫瘤者留也，随气凝滞，皆因脏腑受伤，气血乖违"而致。

关于瘤的病理，《外科正宗》作了简要的归纳："夫人生瘿瘤之症，非阴阳正气结肿，乃五脏瘀血、浊气、痰滞而成。"

二、临床表现

掌握瘤的临床特点，首先应了解皮、脉、肉、筋、骨等人体组织名称的定义，皮肤、骨骼、血脉比较明确，肉则包括肌肉及皮下脂肪，筋，根据筋瘤"青筋垒垒"的特点，明显是指浅表静脉。其次应了解每种瘤的主要特征：如气瘤自皮肤肿起，按之浮软而有弹性；血瘤自衄脉肿起，赤缕红丝，颜色紫红；肉瘤自肌肉肿起，柔软如绵，其形如馒；筋瘤自筋肿起，垒垒青筋，盘曲如蚯蚓；骨瘤自骨肿起，坚硬如石，推之不移，包括了多种骨组织肿瘤。这是在临床辨证中应该了解的。

三、辨证论治

(一)内治法

瘤的治疗以内消为主，间亦采用外治。内消法归纳起来可分为行气散结、破瘀消肿、化痰软坚三大法。长期攻消不愈，均应补益扶正，包括益气血、健脾胃、补肾气等。

1. 行气散结法

气聚则肿，气滞则瘀，气结则易生痰，故行气是治疗瘤的重要方法，常用药物如陈皮、青皮、木香、香附子、沉香、乳香、乌药等。

2.散瘀消肿法

气滞不散，痰凝不化，痰气相凝，络脉受阻，久则络阻血瘀，形成瘤病，故对瘤之难以消散者，多用散瘀消肿法，常用药物如三棱、莪术、穿山甲（代）（炙）、没药、赤芍、地鳖虫等。

3.化痰散结法

气滞则瘀，气结则易生痰，痰瘀相搏，则瘤症生矣，故化痰散结也是消瘤的要法，常用药物如天南星、半夏、白介子、僵蚕、昆布、海藻等。由于瘤内源于五脏，引起气结、痰凝、血瘀的原因不尽相同，因此在辨证施治时，要针对病变脏腑的不同特性，区分不同的病因，选方用药，三法虽然名有偏重，但又都是互相联系的，我们在借鉴古代处方的基础上，应灵活运用。

（二）外治法

1.可选用阳和解凝膏掺桂麝散、太乙膏掺红灵丹等，直接敷贴于病体上；对于瘤体较小或手术复发者，亦可用腐溃疗法，先以刀或针刺破瘤体，排出内容物，用白降丹或三品一条枪等腐蚀药物纳入创口，腐蚀瘤壁及残存内容物，再以生肌散、生肌玉红膏收口。

2.手术治疗，一般来说，对瘤的治疗，以手术摘除比较理想，但对于多发性及不宜手术切除的肿瘤，药物内服外治仍有实用价值。近代通过长期观察，证实药物内服外治对某些肿瘤在改善症状方面有一定作用，也有使肿瘤消散的报道。

第二节　肉瘤

瘤之内容为脂肪组织或肌肉者称为肉瘤，因其肿块软如棉，肿似馒，如肉之隆起故名，见于《疡科选粹》谓："若自肌肉隆起，按之实软名曰肉瘤。"《外科正宗》描述其特点是"软若棉，肿似馒，皮色不变，不紧不宽"。

一、病因病机

脾主肌肉而主思虑，若忧思过度而伤脾，则土气不行，痰湿内生，气血凝滞，逆于肉里而成肉瘤。

二、临床表现

瘤自肌肉肿起，大小不一，数目不等，呈半球形突出体表，按之可压扁，推之可移，质软如棉，皮色如常，亦无疼痛，好发于肩背等处，在长至一定程度后，多可停止生长。

三、辨证论治

治疗：小的肉瘤不需处理，较大的肉瘤以手术为主，多发性者可采用药物治疗。

1.内治

宜健脾益气，化痰散结，用归脾汤。

2.外治

外敷消瘤二反膏，瘤体大者手术摘除。

第三节　筋瘤

筋脉曲张结聚成团者称为筋瘤，首见于《灵枢·刺节真邪篇》，又名石瘤。《外科正宗》谓："筋瘤者，坚而色紫，垒垒青筋，盘结甚者结若蚯蚓。"根据上述特点，应属浅表静脉病变，临床上主要见于严重的下肢静脉曲张患者。

一、病因病机

肝主筋而内藏相火，若肝火亢盛，血涸筋挛，筋脉失养则易发为筋瘤；或由于筋脉薄弱，加之长期站立工作，经常负重或妊娠等而致血壅于下，络脉受阻，筋脉扩张，交错盘曲而成；或因劳累，涉水淋雨，寒湿侵袭，筋挛血瘀所致。

二、临床表现

初起可见筋脉迂曲增粗，如豆如粟，后渐增大成团，青筋盘曲状如蚯蚓，色呈青紫而按之柔软，染毒后而变硬结，患肢多有沉重感，如碰破瘤体，有大量瘀血流出，须经压迫或结扎后方能止血，筋瘤日久，皮肤萎缩，局部颜色褐黑，甚至并发湿疮或臁疮。

三、辨证论治

1. 内治

宜清肝解郁，养血活血，疏通筋脉为主，若火旺血燥而筋挛者，可用清肝芦荟丸；血虚寒凝者，用当归四逆汤；阴虚血滞者可用六味地黄丸合桃红四物汤。

2. 外治

轻证可用弹力绷带包扎，长期使用可使瘤体缩小或停止发展，严重病例须行手术治疗。

第四节 气瘤

体表生瘤，因其大小变化不定，宛如气在瘤中称为气瘤，见于《医宗金鉴》，谓："软而不坚，皮色如常，随喜怒消长，无寒无热者名气瘤。"其特点是肿块浮浅柔软而有弹性，与西医所谓生于皮下之海绵状血管瘤，多发性神经纤维瘤颇为相似。

一、病因病机

肺主气，由于劳倦过度，肺气受损，卫气失固，腠理不密，外为寒邪所搏，气结而成；或忧思不解，痰浊内停而生。

二、临床表现

瘤自皮肤肿起，生长缓慢，以躯干部较为多见，亦常见于面部及四肢，瘤体大小不一，小者如豆粒，大者如鸡卵，甚者其大如拳，软而不坚悬于皮外，以手压之则有凹陷，放手后又恢复原状，皮肤色泽正常，或呈淡红色、淡褐色，不痛不痒，亦无全身症状，瘤的数目少则只有几个，多的可成十上百，遍布体表，且呈念珠状排列。

三、辨证论治

1. 内治法

因瘤呈多发性，故宜内治为主，争取消散。宜宣肺调气，解郁散结，方用通气散坚丸或十全流气饮。

2. 外治法

局部敷消瘤二反膏。如瘤生于面部，有损面容，或生长过大而妨碍肢体活动者可行手术切除。如单个瘤体顶大蒂小，亦可用丝线作双套结从根部扎之，使其坏死脱落。

第五节　脂瘤

因瘤之内容物如脂粉故称脂瘤，又名粉瘤，是皮脂腺中皮脂凝积扩张而形成的肿瘤，如因感染化脓，则又称之为脓瘤。《医宗金鉴》谓："软而不坚，皮色淡红者，名脂瘤。"《外科真诠》谓："先用线针于瘤头上刺一分深，用手捻之，若是白浆，便是粉瘤。"

一、病因病机

本病多因痰湿凝结，郁于肌肤而成。《景岳全书·外科铃》谓："盖此以腠理津沫，偶有所滞，积而不散，则积以成瘤，是亦粉刺之属，但有浅深耳，深者在皮里渐大成瘤也。"指出津液所滞，是痰湿凝结，形成肿块的原因。

二、临床表现

脂瘤遍体可生，好发于头面、耳后、背部，初生如豆，圆形，位于皮肤表层内，日久渐大，质地柔软，界限分明，不痒不痛，瘤体与表面皮肤粘连紧密，但与深部组织不粘连，推之可移，常为孤立一个，少数亦可连接 2～3 枚，有的瘤体中央有一毛孔，微带黑色，挤之有粉头，粉自孔而出，且有臭气，是为脂瘤一大特征，继发感染时，出现红肿热痛，并可形成脓肿。

三、辨证论治

一般不须内治，较小的瘤体可用生南星、大黄等为末以白玉花根汁外敷；或用力针刺破瘤壁，挤出脂粉，用三品一条枪或白降丹嵌入创口，腐去残余内容及囊壁，再用生肌散收口。亦可用手术将脂瘤摘除。

第六节　骨瘤

瘤体自骨而生，坚硬如石者，称为骨瘤，见于《疡科选粹》谓："若自骨肿起，按之坚硬，名曰骨瘤。"《外科证治全书》又称为附骨瘤，根据以上特点，凡骨组织良性、恶性肿瘤，均属于本病范畴。

一、病因病机

肾主骨，由于恣欲伤骨，肾气不足，寒湿挟痰蕴阻骨骼以致瘀血凝滞而成；或因先天亏损，骨骼空虚，偶有所伤，气血瘀结所致。

二、临床表现

骨瘤有良性、恶性之分。良性者，病体坚硬，自骨而生，局部肿块推之不移，痛或不痛，皮肤色泽如常，发展缓慢，到一定年龄多能停止生长，故《洞天奥旨》谓："骨瘤亦不必治，终身大小如杏也。"即指此种良性骨瘤而言。少数患者可于病后若干时日瘤体突然增大，症状加剧而转为恶性。

恶性骨瘤以肱骨上段、股骨下段最为常见，初起　多感患处疼痛，夜间尤甚，肿块增大迅速，坚硬高突，边界不清，有的可见骨瘤表面皮肤青筋显露(静脉曲张)，周围肌肉日渐萎缩，后期病人除局部畸形、剧痛、功能障碍外，还伴有逐渐加重的全身症状：如寒热，神疲乏力，厌食等。正如《外科正宗》谓："其患坚硬如石，形色或紫或不紫，推之不移，坚贴于骨，形体日渐衰瘦，气血不荣，皮肤枯槁，甚者寒热交作，饮食无味，举动艰辛，脚膝无力。"

三、辨证论治

良性骨瘤可不必治疗，如有碍功能者应予手术摘除。

1. 内治法

恶性者应辨证施治。早期以攻邪为主，宜滋肾调元，软坚散肿，用调元肾气丸、六军丸、琥珀黑龙丹等，阴虚者配合六味地黄丸、痰热瘀阻者，选用大黄䗪虫丸、蟾酥丸；后期气血两虚者，应以扶正为主，佐以祛邪，用归脾汤或八珍汤加减。

2. 外治法

局部用黑退消掺于阳和解凝膏上贴之，恶性骨瘤或良性骨瘤突然增大者，应尽早手术治疗。

第七节　血瘤

体表络脉扩张，丛集交错而成瘤状者称为血瘤，始见于《肘后方》。《薛己医案·外科枢要》谓："其肌肉肿起，久而现赤缕或面俱赤，名曰血瘤。"《医宗金鉴·外科心法要诀》中所载的红丝瘤"瘤皮色红，中含血丝"与血瘤同是一种疾病。相当于西医的皮肤血管瘤。

一、病因病机

由于心主血脉，心火妄动则血行失常，以致经脉扩张，纵横丛集而发为本病。或由先天遗传而得，如《医宗金鉴·外科心法要诀》谓红丝瘤"此患由先天肾中伏火，精有血丝，与气相传生子故有此疾"。

二、临床表现

本病可见于全身各处，但以面部、四肢、躯干较为常见，瘤体多呈暗红色，络脉扩张而交叉显露，皮肤隐隐如红丝缠绕，小如豆粒，大则如拳，软硬间杂或如海绵，压之可褪色，界限分明，间或有轻微疼痛不适。常在出生后即被发现，随年龄长大而增大，长至某种程度后即停止发展，可因外伤擦破而流血不止或破伤感染而形成慢性溃疡。

三、辨证论治

1. 内治法

宜凉血活血，清心安神，用芩连二母丸或活血散瘀汤。

2. 外治法

近年来用消痔灵注射液治疗本病，获得较好的效果。方法是将消痔灵注射液与1%普鲁卡因按1:1混合，以细针头注入至瘤体高起为止，退针至皮肤处再注入少量药液，以减少针孔渗血，外盖消毒纱布。每次用药液3～6ml，1周后，如瘤体尚未发硬萎缩，可再用消痔灵液2份，1%普鲁卡因1份，如前法进行注射，小的血瘤经2～3次注射即可痊愈。

第三章　中医骨科

第一节　关节脱位

一、上肢关节脱位

(一)肩关节脱位

肩关节脱位指肱骨头脱离了关节盂，致功能丧失。公元前四百余年以前，古希腊 Hippocrates 就对肩关节脱位的创伤解剖、类型和有关复发性肩脱位的一些问题作过详细的叙述，并介绍了手牵足蹬复位法。我国唐代《理伤续断方》最早记载了靠背椅整复法整复肩关节脱位。

1. 机能解剖

肩关节脱位又称肩肱关节脱位，占全身四大关节的第二位，是临床上常见的关节脱位之一。

肩关节容易发生脱位是由其解剖结构特点及其生理功能所决定的。肩关节由肩胛骨的关节盂与肱骨头构成，是球窝关节。肱骨头大，呈半球形，关节盂小而浅，约为肱骨头关节面的 1/3，因此该关节的骨性结构不牢固。肩关节囊松大薄弱，前方尤其明显，这种结构特点为增加肩关节活动度提供了有利条件，但对关节的稳定却不利。肩关节的稳定主要通过肌肉的协调平衡作用来维持，一旦肩部的主要肌肉受损伤，肩部的肌肉失去了平衡协调和稳定肩关节的作用，从而使不稳定的关节更不稳定。但从功能角度看，以上结构特点使肩关节具有全身各关节中活动范围最大的功能。能使上臂前屈、后伸、上举、内收、外展及内外旋转等各方向活动。

2. 创伤病理

(1)肩关节前脱位

虽然直接作用于肩外侧或肩后侧的外力都可造成肩关节前脱位，但间接暴力是造成肩关节前脱位的主要原因，患肩处于外展外旋位跌倒，肩前下方关节囊处于相对紧张状态，肱骨头顶于关节囊前下方，此时地面的反作用力由下而上传递至肱骨头，当外力作用超过关节囊的强度时，肱骨头可冲破关节囊的束缚，发生常见的喙突下脱位。外展的作用力越大，越倾向于发生盂下脱位，但往往因胸大肌和肩胛下肌的牵拉而滑至肩前部，转为喙突下脱位。当脱位同时伴有一侧方应力作用时，可使肱骨头向内侧移位形成锁骨下脱位。

肩关节前脱位的主要病理改变是关节囊撕裂和肱骨头移位。关节囊破裂口多在关节盂的前下缘，由于肩袖、肩胛下肌腱及肱二头肌长腱与关节囊紧密相连，这些肌腱可能与关节囊同时损伤，有时肱二头肌腱从结节间沟滑至肱骨头后侧，妨碍肱骨头的复位。肩关节前脱位伴肱骨大结节撕脱性骨折较常见，约占 30%～40%，被撕脱的大结节一般移位较少，往往随脱位的整复而复位，少数暴力大时可伴有肱骨外科颈骨折，伴有肱骨头后侧凹陷性骨折者，虽经整复关节复位，但肱骨头有向前的倾向性，易发生再脱位。

(2)陈旧性肩关节前脱位

肩关节脱位后，因未作处理或处理不当，超过三周以上脱位仍存在者称为陈旧性脱位。其病理改变在新鲜脱位病理损伤的基础上又有一些新的变化。

关节内、关节周围血肿肌化，大量疤痕组织充填于关节内，并与关节囊、肩袖、肱骨头紧密粘连，将肱骨头固定于脱位后的位置。

关节囊的破裂口被疤痕组织封闭，阻碍肱骨头的回纳。

关节周围肌肉发生废用性萎缩。关节囊韧带和肌肉挛缩与疤痕组织粘连，阻碍肱骨头回纳。

原有合并大结节骨折者，大结节可发生畸形愈合，骨折周围大量骨痂形成及关节周围骨化。

肱骨头长期失用，可发生脱钙、骨质疏松、退行性改变。

(3) 习惯性肩关节前脱位

习惯性肩关节前脱位是指患者在原始脱位复位后一段时间内，在遭受轻微外力下即可引起肩关节脱位复发，此后每受到同样的外力，同一体位时即出现脱位。随着脱位次数的增多，关节越来越不稳定，严重者乘车扶手、穿衣、投弹等动作时，肱骨头就可能滑出关节盂而发生肩关节脱位。其主要病理改变为关节囊前壁撕破，关节盂或盂缘撕脱及肱骨头后侧凹陷性骨折。多见于青年人。

(4) 肩关节后脱位

肩关节后脱位极为少见，约占肩关节脱位的 1.5%～3.8%，由于肌肉及骨结构的保护作用，直接暴力很少造成肩关节后脱位，多由间接暴力所致，跌倒时手掌着地，上臂内旋，传达暴力可使肱骨头向后滑出。

肩关节后脱位的病理改变是关节囊后壁撕裂和关节盂后缘撕脱，有时伴有关节盂后缘撕脱骨折及肱骨头内侧压缩性骨折，肱骨头移位于关节盂后，停留在肩峰下或肩胛冈下。

3. 诊断

一般症状：外伤后，肩部筋肉受损，血离经脉，肩部出现疼痛、肿胀、功能障碍，若合并骨折，局部肿胀更明显，疼痛更甚，肩及上臂出现瘀斑，若合并肱骨大结节骨折或肱骨外科颈骨折时可触及骨擦音。患者身体向患侧倾斜，常以健手扶持患肢前臂，头倾向于患侧以减轻肩部疼痛。

特殊体征：

(1) 畸形：肩关节脱位后，由于肱骨头移位，患肩失去正常圆隆的外表，与健侧不对称，肩峰突出，呈方肩畸形。

(2) 弹性固定：肩关节脱位后，患肢常保持在外展 30° 左右的特殊位置上，远端肢体被动活动时有弹性阻力，除去外力后又回到原来特殊位置上。

(3) 关节盂空虚：肩关节完全脱位后，由于肱骨头完全脱离了关节盂造成肩峰下关节盂空虚。

4. 诊断分型

肩关节脱位好发于 20～50 岁之间的男性成年人，根据脱位的时间长短和脱位次数可分为新鲜性、陈旧性和习惯性脱位；根据脱位的肱骨头所在位置可分为前脱位和后脱位，其中前脱位又可分为喙突下、盂下、锁骨下脱位，以喙突下脱位最多见。后脱位极少见。

根据病史、临床症状及特殊体征，诊断多无困难。

前脱位，肩关节脱位后均出现患肩肿胀疼痛、畏动、功能障碍。

(1)有外伤史，伤后肩关节处于轻度外展位，上臂不能靠近体侧，且活动受限，形成弹性固定。

(2)肩部侧面扁平，形成方肩畸形，肩三角消失。

(3)在喙突下、腋下或锁骨下可触及肱骨头而肩峰下空虚。

(4)直尺试验阳性。即直尺可直接按在肩峰与肱骨外上髁之间。

(5)杜加征阳性：即如将伤侧手掌放在健侧肩部，伤侧肘关节不能紧贴胸壁或将伤侧肘贴胸壁手掌不能放在健侧肩部。

后脱位，肩关节处于外展内旋位，外展活动受限，可见患者后侧隆起，在肩关节后方可触及肱骨头而前方空虚。

X线检查对诊断肩关节脱位是必要的，它不但可以诊断脱位的类型，而且可以明确是否伴有骨折，为治疗的选择提供依据。一般拍摄肩关节正位及穿胸侧位X线片。

肩关节脱位的合并症

(1)肱骨大结节骨折。

(2)冈上肌肌腱断裂。

(3)肱二头肌长腱滑脱。

(4)血管、神经损伤。

(5)肱骨外科颈骨折。

(6)肱骨头压缩性骨折。

5.治法

新鲜肩关节脱位或合并肱骨大结节撕脱骨折者一般宜用手法整复。合并有肱骨外科颈骨折者也先宜手法整复，若失败者才考虑手术切开复位内固定。陈旧性脱位宜先手法复位，失败者应予以手术切开复位。习惯性脱位者也先手法复位，但若脱位发生频繁，影响日常生活工作者可考虑手术治疗。

(1)整复方法：整复一般不需麻醉。

1)新鲜肩关节脱位

①手牵足蹬法：此法西医之祖，希波克拉底氏公元前4世纪首先应用。西医称为"希氏复位法"。中国明代《普济方·折伤门》也有介绍，此法临床上最常用，其具体方法是：令患者仰卧于床上，腋窝内垫以棉花(也可不用)，术者立于患侧床边，两手握住患侧腕部，并用足(右侧脱位用右足，左侧脱位用左足)抵于腋窝内，在患肩外展外旋位拔伸牵引，感觉肱骨头弹性固定已解除，徐徐将患肢内收内旋，充分利用足为支点的杠杆作用，将肱骨头撬入关节盂内，当有入臼声时复位即告成功，若阻力较大，多考虑为肱二头肌长腱阻挡所致，可将患肢多次内外旋转，使肱骨头绕过肱二头肌腱，再整复，一般都可成功。

②拔伸托入法：清代医家胡廷光在《伤科汇纂》中引《陈氏秘传》载："肩髆骨出臼，如左手出者，医者以右手又病人左手，如右手出者，医者以左手又病人右手，却以手撑推其腋，用手略带伸其手，如骨向上，以手托上。"此法患者取坐位，一助手立于肩后，双手斜形环抱患者，另一助手分别推患肢肘、腕部，在患肢外展外旋位拔伸牵引，术者立于患肩外，两拇指按于肩峰，其余四指自腋窝内托肱骨头向外上方，同时第二助手将患肢内收内旋，当有入臼声时，复位即告成功。

③牵引复位法：患者仰卧，用布带绕过胸部，一助手向健侧牵引，第二助手用布带绕过腋下向上牵引，第三助手握患肢腕部，于外展外旋位牵引，并徐徐内收内旋患肢，若有入臼声，则复位即告成功。

④椅背复位法：唐代《理伤续断方》介绍的方法。

⑤拉颈膝顶法：清代《伤科汇纂•髃骨》介绍的方法。

⑥拔伸回旋法：患者取坐位，术者位于患侧，以右肩关节前脱位为例，术者右手握肘部，左手握腕部，将肘关节屈曲，先沿上臂外展外旋位拔伸牵引，在外旋牵引下，徐徐内收内旋肘部，使肘尖贴近胸臂，患肢手掌搭于对侧肩上，并可闻及入臼声，复位即告成功。此法适宜于肌力较弱者或习惯性脱位者。

2)陈旧性肩关节脱位

治疗陈旧性肩关节脱位应以恢复肩关节功能为首要，故应根据病人具体情况区别对待，若患者年老体弱，骨质疏松，脱位时间超过2个月者，只要肩部活动功能得到明显改善，应考虑功能治疗，因为显然脱位未纠正，但功能结果有时比切开复位者要好，也无闭合复位造成骨折或血管神经损伤之虞。闭合复位虽可获得较满意疗效，但应严格选择适应证，一般青壮年脱位在一个月以内，又无神经血管损伤者可首选。复位前先肩外展外旋位牵引1~2周，配合手法理筋，松解粘连，松解充分后可采用下列方法整复。

①卧位杠杆整复法：在全麻下，患者取仰卧，第一助手用宽布带套住患者胸部向健侧牵引，第二助手扶住竖立于手术台旁的木棍，第三助手牵引患肢外展，术者环抱肱骨近端向外，三助手协调用力，令第三助手徐徐内收患肢，利用杠杆为支点，使肱骨头复位。

②坐位杠杆整复法：在臂丛麻醉下，患者取坐位，两助手分别立于患者前后侧，用一圆木置于患侧腋下，两助手用肘部抬住圆木两端，向上抬高，术者立于患者前外侧，两手握住患肢，用力向下拔伸，同时援摆上臂，当肱骨头松动后，内收内旋患肢，利用圆木为支点迫使肱骨头复位。

③若闭合复位失败者，可考虑行切开复位。经肩峰至肱骨头以两根克氏针交叉固定。

脱位整复成功时，患肩肿痛减轻，活动明显改善，"方肩"畸形消失，肩部恢复丰满外形，弹性固定已解除。腋窝下、喙突下、锁骨下扪不到肱骨头，搭肩试验阴性，直尺试验阴性，X线表现：肱骨头与关节盂的关系正常。

(2)固定方法：检查复位满意后，一般采用胸壁绷带固定。将患侧上臂保持在内收内旋位屈肘90°，用绷带将上臂固定在胸壁，前臂用三角巾悬吊于胸前3周，限制肩外展外旋活动。若合并肱骨外科颈骨折者，整复后用超肩关节四合一夹板外固定。

(3)功能锻炼：早期宜鼓励患者练习腕、肘、手指活动，1周后拆除上臂及胸壁固定，仅三角巾悬吊，鼓励患者作肩前屈、后伸活动，2~3周解除外固定后，逐渐作肩关节各方向活动，防止创伤性肩周炎发生。

(二)肘关节脱位

肘关节脱位占全身各大关节脱位的第一位，约占各大关节脱位的一半。多发生于青壮年，儿童及老年人少见。

肘关节由肱桡关节、肱尺关节及尺桡上关节组成。由一个关节囊所包绕，关节囊的前后壁薄弱而松弛，两侧的纤维层增厚形成桡侧副韧带和尺侧副韧带，关节囊纤维层的环形纤维形成一坚强的环状韧带，包绕桡骨头。肘关节虽然由三个关节组成，但从整体上来说，以肱尺连接部为主，与肱桡部、上尺桡部协调运动来完成，使肘关节屈伸活动自如。肘部的三点骨性标志是：肱骨内、外上髁、尺骨鹰嘴突。伸肘时这三点在一直线上，屈肘时，这三点成一等边三角形，称为肘后三角。它是判断肘关节脱位的重要标志。

我国历代伤科文献对肘关节脱位皆有论述。《伤科补要·曲䏚骱》说："肘骨者，胳膊中节上下支骨交接处也，俗名鹅鼻骨，上接臑骨，其骱名曲䏚。"《伤科汇纂·肘骨》引（《陈氏秘传》："两手肘骨出于臼者，先服保命丹，后用药洗软筋骨。令患人仰卧，医者居其侧……托其肘撑后，又用两手指托其骨内，却试其曲肱，使屈伸两手，合掌并齐，方好摊膏贴之。"《伤科大成》："臂骱落出者，以上一手抬住其弯，下一手拿住其脉踝，令其手伸直，拔下遂曲其上，后抬其弯，捏平凑合其扰，内有响声，使其手曲转，搭着肩膊，骱可合缝矣。贴损伤膏，多以布每头钉带四根，裹扎臂骨，复以竹帘照患处大小为度，围紧布外，使骨缝无参差走脱之患，以引经药煎汤和吉利散。"

肘关节脱位按脱位的方向一般可分为：后脱位、前脱位、侧方脱位、暴裂型脱位及骨折脱位五种类型，临床上以后脱位最多见，其他类型脱位少见。按发病的时间至整复的时间可分为新鲜脱位与陈旧性脱位。

1. 创伤病理

（1）肘关节后脱位

肘关节后脱位多为传达暴力及杠杆作用力所造成。患者跌仆时肘关节伸直前臂旋后位，传达暴力使肘关节过度后伸，以至于鹰嘴尖端急骤撞击肱骨下端的鹰嘴窝，起到杠杆作用，使尺桡骨上端同时被推向后外方而导致典型的肘关节后脱位。此时前关节囊及肱前肌均撕裂，后关节囊及肱骨下端后侧骨膜可在骨膜下剥离。

（2）肘关节前脱位

单纯肘关节前脱位较罕见，多为肘部旋转暴力所致，跌倒时手撑地，在前臂固定的情况下，身体沿上肢纵轴旋转，以致产生肘侧方脱位，外力继续作用，则可导致尺桡骨完全脱到肘前方。由于引起脱位的暴力多较剧烈，故软组织损伤也较重。关节囊及侧副韧带多完全损伤或撕裂，合并神经血管损伤的机会也增多。

（3）肘关节侧方脱位

肘关节侧方脱位又可分为内侧脱位和外侧脱位两种，外侧脱位是肘外翻应力所致，内侧脱位是肘内翻应力所致。患者跌倒后，引起肘关节后脱位的同时，由于暴力作用方向不同，可沿尺侧或桡侧向上传达，出现肘内翻或肘外翻，引起肘关节的尺、桡侧副韧带撕脱或断裂，但环状韧带仍保持完整。一般与脱位方向相对侧的韧带和关节囊损伤严重，而脱位侧的损伤反而较轻，骨端向桡侧严重移位者，可引起尺神经牵拉伤。

（4）肘关节暴裂型脱位

此种肘关节脱位极少发生，此种脱位后，肱骨下端位于尺桡骨中间，并有广泛的软组织损伤。除有关节囊及侧副韧带撕裂外，前臂骨间膜及环状韧带也都完全撕裂。可分为前后型与内外型两种，前后型脱位受伤时由于前臂过度旋前，脱位以肱骨滑车纵形劈开上尺桡关节，造成环状韧带和骨间膜断裂，桡骨头移位于肱骨下端的前方，尺骨鹰嘴则位于肱骨下端的后方，形成典型的肘关节前后型脱位。肘关节内外型脱位，由于暴力因素致使环状韧带撕裂，使尺桡骨上端分别移位于肘关节内、外侧，造成肘关节内外侧型脱位。

（5）肘关节骨折脱位

指肘关节脱位时，由于撞击或肌肉韧带牵拉作用，合并有肘部或邻近部位的骨折。如肘关节前脱位合并尺骨鹰嘴骨折，肘关节后脱位合并冠状突骨折，肘关节后脱位合并桡骨头骨折，肘关节外侧脱位合并肱骨内上髁撕脱骨折，肘关节后脱位合并肱骨外髁背侧缘骨折。

肘关节脱位时，肱三头肌肌腱和肱前肌肌腱被撕脱剥离，骨膜、韧带、关节囊均被撕裂，以至于肘窝部形成血肿，该血肿容易出现纤维化，以至骨化，引起骨化性肌炎，成为影响复位的最大障碍，并影响复位后的肘关节活动功能。移位严重的肘关节脱位可能损伤血管与神经，应予以注意。

2.诊断

(1)一般症状

1)有明显外伤史。

2)伤后肘部肿胀，疼痛活动功能障碍，弹性固定，靴状畸形，肘后三角关系失常。

3)患侧前臂较健侧缩短(后脱位)或增长(前脱位)。

(2)X 线检查

肘关节正、侧位 X 线照片，可明确脱位的类型及有无并发骨折。

(3)体征

1)肘关节后脱位

①弹性固定，肘关节弹性固定于 150°～160° 左右的半屈曲位，呈靴状畸形。

②肘窝前饱满，前后径增宽。肘后鹰嘴突异常后突，肘后上方空虚、凹陷。

③肘后三角三点骨性标志关系发生改变。与健侧对比，前臂的掌侧明显缩短。

2)肘关节前脱位

①肘关节弹性固定于伸直位，屈曲受限。

②肘后部空虚，肘前可触及尺骨鹰嘴。

③肘后三角关系异常，与健侧对比，前臂掌侧较明显增长。

3)肘关节侧方脱位

①肘关节呈肘内翻或肘外翻畸形。

②肘关节出现内收、外展异常活动，肘部的左右径增宽。

③肘后三角关系改变。

4)肘关节暴裂型脱位

①若尺桡骨上端分别移位于肱骨下端内外侧，肘关节左右径明显增宽；若尺桡骨上端移位于肱骨下端的前后侧，则肘关节前后径明显增宽。

②肘后三角关系改变。

5)肘关节骨折脱位

肘关节肿胀更甚，若合并肱骨内髁骨折时，局部压痛明显，可触及肱骨内上髁有异常活动及骨擦音；若合并肱骨外髁后缘骨折时，肱骨外髁伴随着尺桡骨上端一齐向外、后侧移位，合并尺骨鹰嘴骨折时，肘后可触及尺骨鹰嘴骨折片。

6)肘关节脱位的并发症

肘关节脱位的并发症较多，早期与后期的并发症不同。

早期并发症有：①肱骨内或外上髁撕脱骨折；②尺骨鹰嘴突骨折；③桡骨头或桡骨颈

骨折；④肘关节内、外侧副韧带断裂；⑤桡神经或尺神经牵拉伤；⑥尺骨冠状突骨折；⑦肱动、静脉压迫性损伤。

后期并发症有：①侧副韧带钙化；②损伤性骨化性肌炎；③创伤性关节炎；④肘关节僵硬。

3. 鉴别诊断

肘关节后脱位需与肱骨髁上骨折相鉴别。前者多见于青壮年，后者好发于 10 岁左右儿童；前者肘后三角关系异常，而后者肘后三角关系不变；前者有弹性固定，而后者则无，但有骨擦音及异常活动。

4. 治疗

新鲜肘关节脱位一般采用手法复位，且一般不需麻醉。陈旧性脱位也应力争手法复位，若失败者，可考虑采用手术治疗，合并骨折者同时整复。

(1)手法复位

1)新鲜肘关节脱位

①屈肘法：清代钱秀昌在《伤科补要·曲瞅骺》中记载："其骺若出，一手捏住骺头，一手拿其脉窝，先令直拔下，骺内有声响，将手曲转，搭着肩头，肘骨合缝，其骺上矣。"即令患者坐位，助手于患者背侧，双手推其上臂，术者立于患者前面，以双手握住腕部，置前臂于旋后位，与助手相对拔伸牵引，术者以一手握腕部保持牵引，另一手的拇指抵住肱骨下端向后挤按，其余四指于鹰嘴处向前端提，并徐徐将肘关节屈曲，若有入臼声，则复位即告成功。

患者也可取卧位，患肢靠床边，术者一手按其上臂下段，另一手握住患肢前臂顺势拔伸牵引，徐徐屈曲肘关节，有入臼声，则复位即告成功。

②坐位法：患者取坐位，术者立于患者前面，一手握其前臂，一手握腕部，同时一足踏于凳上，以膝顶住患肘窝内，先顺势拔伸牵引，徐徐屈曲肘关节，有入臼声，则复位即告成功。

2)肘关节前脱位

复位前要判明尺桡骨脱位的途径，也就是要判断出是由肘内侧脱出还是由肘外侧脱出至肘前的。原则上应顺原路复回，患者取坐位或卧位，一助手握上臂，另一助手握腕部，顺势拔伸牵引，术者一手握肘部，另一手握前臂上段，使前臂内旋，同时将前臂向后拉，并绕肱骨下端转动，顺原路回绕至肘后，听到入臼声，则复位即告成功。

3)肘关节侧方脱位

由术者一人即可完成，两手握住肘关节，以两拇指和其他手指使肱骨下端和尺桡骨上端向相对方向移位，听到入臼声，复位即告成功。

4)肘关节暴裂型脱位

前后脱位者，在助手牵引下，先将前臂旋后，整复桡骨脱位，再整复尺骨脱位。内外侧脱位者，先助手相对牵引，牵开后，术者用两手掌直接对挤尺桡骨上端，内外侧移位纠正后，屈曲肘关节，复位即告成功。往往在拔伸牵引时复位即告成功。

5)肘关节骨折脱位

若合并肱骨内、外上髁骨折者，一般情况下肘关节脱位整复后，肱骨内、外上髁骨块也随之复位。若有机械阻力感，多为骨折块移位于关节腔内所致，需将肘关节再脱位，而后重新复位，再复位时，注意将关节间隙挤紧，将骨折块挤出关节腔。若合并尺骨鹰嘴骨折者，一助手牵引上臂，另一助手握其腕部，拔伸牵引，术者一手置于尺桡骨上端掌侧向下向后推压，一手拉肱骨下端向前，有入臼声，则复位即告成功。复位整复后按鹰嘴骨折处理。

6）肘关节陈旧性脱位

肘关节脱位超过 3 周者，由于血肿机化及疤痕组织形成，关节间隙充满肉芽组织，关节周围组织广泛性粘连、挛缩，给复位带来很大困难。一般脱位时间越长，整复越困难。若成年人脱位在 3 个月以内，无合并骨折或血管神经损伤，无骨化性肌炎的单纯性后脱位患者，采用手法整复，可获得较满意的结果。

在充分麻醉下，先用轻柔手法做关节屈伸活动及内外侧摇摆活动，松解粘连，待将关节周围疤痕组织松解后，即可施行手法复位。可采用拔伸屈肘法整复。

7）复位后检查

肘关节外形恢复正常，与健侧对比相似，肘关节屈伸活动动能恢复正常，患侧手可触及同侧肩部，肘后三角关系正常，摄肘关节正、侧位 X 线照片，可以证实复位是否成功。

（2）固定方法

新鲜肘关节后脱位复位后，肘关节屈曲 90～135°，三角巾悬吊或 "∞" 字绷带固定 3 周；肘关节前脱位复位后，肘关节 0°～20° 位固定 1 周，再屈曲 90° 位固定 2 周；肘关节侧方脱位及暴裂型脱位复位后，用 "∞" 字绷带或石膏托将肘关节固定在屈曲 90° 位 3 周，合并骨折者复位后，小夹板加压垫或石膏托固定，时间按骨折固定需要决定。

（3）功能锻炼

肘关节损伤后，血肿极易纤维化或骨化，产生肘关节僵硬或骨化性肌炎，所以脱位整复后，患者应尽早主动锻炼肘关节活动，以利加快局部血液循环，血肿吸收，防止后期并发症的产生。固定期间，可作肩、腕及掌指关节活动，解除外固定后，努力进行肘关节主动功能活动，禁止肘关节的粗暴被动活动，以免增加损伤，加大血肿，产生骨化性肌炎。

5. 临床体会

（1）肘关节脱位复位的关键是桡骨头脱位的复位，因此，在牵引下术者拇指触摸桡骨头，当桡骨头拉到肘横纹，即旋前使桡骨头复位，然后屈肘，复位即成功。

（2）肘关节脱位牵引达不到目的，主要是鹰嘴后脱位后侧方移位，卡在肱骨内外嵴。在这种情况下，往往牵引不下来，可先纠正鹰嘴的侧方移位，使鹰嘴位于鹰嘴窝的轴线上，这样就可很顺利的牵下。

（3）若陈旧性脱位时间长，关节囊韧带粘连，手法整复切忌暴力，特别是屈肘时鹰嘴如不到位不要免强，以免造成鹰嘴骨折。手法复位不成功，可考虑手术切开复位。如时间超过 3 个月，关节软骨已变性剥脱者，可行关节切除或成型术，若中年以上患者，屈肘肌良好的情况下，可行人工关节置换术。

（4）肘关节是最易发骨化性肌炎的部位，特别是合并骨折的脱位，血肿大，早期应抽吸血肿，外敷消肿药，避免骨化性肌炎。

（三）小儿桡骨头半脱位

小儿桡骨头半脱位又称牵拉肘，多见于 4 岁以下的幼儿，是临床中颇常见的肘部损伤之一。男孩多于女孩。左侧多于右侧。

1. 创伤病理

多为间接暴力所致，当幼儿肘关节处于伸直位，腕部受到纵向牵拉所致。如穿衣或行走时跌倒，幼儿的前臂在旋前位被成人用力向上提拉，即可造成桡骨小头半脱位。对桡骨小头半脱位的病理改变有几种认识，但多数认为幼儿桡骨头发育尚不完全，头和颈直径几乎相等，有时头甚至还小于颈，环状韧带松弛。当肘关节在伸直位，突然受到牵拉，肱桡关节间隙加大，关节内负压骤然增加，关节囊和环状韧带被吸入肱桡关节间隙，桡骨头被环状韧带卡住，不能回归原位，形成桡骨小头半脱位。

2. 诊断

(1) 患儿的患肢有纵向被牵拉外伤史。

(2) 伤后患儿哭闹，伤肢不肯活动，更拒绝别人触动。

(3) 患肢出现耸肩，肘关节呈半屈曲或伸直，前臂旋前位，不能旋后，不能屈肘，不能抬举，取物时肘关节不能自由活动。桡骨头处有压痛，肘关节无明显肿胀。

(4) 肘关节正侧位 X 线片照片检查，桡骨头中轴线偏移肱骨小头。

3. 治疗

(1) 手法复位

以右手为例，家长抱患儿坐位，术者左手拇指置于桡骨小头外侧，右手握其腕部，逐渐牵引，前臂旋后，一般半脱位在旋后过程中即可复位。若不能复位，左手拇指按压于桡骨小头处，右手牵引至肘关节伸直旋后位，然后屈曲肘关节，一般都能复位成功。亦可在牵引的基础上，来回旋转前臂，也可达到复位的目的。复位成功时，拇指下可感到或听到桡骨小头的入臼声。

复位后，患儿肘部疼痛立即消失，停止哭闹，开始使用患肢，能上举取物，以上两点是桡骨小头半脱位复位成功的标志。

(2) 复位后处理

复位后，一般不需要制动，必要时用绷带将患肢悬吊胸前两天，但应嘱患儿家属为小儿穿、脱衣服时，防止牵拉患肢，以免脱位再次发生，形成习惯性脱位。一般习惯性桡骨小头半脱位，随着幼儿年龄增长，骨与软骨发育逐步完善，脱位次数会逐渐减少，7 岁以后发生桡骨小头半脱位者较为少见。

二、下肢关节脱位

(一) 髋关节脱位

髋关节脱位占全身四大关节脱位的第三位，仅次于肘、肩关节脱位，约占全身各关节脱位的 5%，多见于青壮年。

公元 846 年《理伤续断方》首先描述髋关节脱位，并分为前后脱位两种类型，介绍手牵足蹬的方法复位。公元 1337 年危亦林又介绍用悬吊法复位髋关节脱位。公元 1608 年王肯堂介绍用牵引内收法复位髋关节前脱位。

1. 机能解剖

髋关节由髋臼与股骨头组成。髋臼呈倒杯形，股骨头呈球状，约 2/3 纳入髋臼内，因此，髋关节骨性结构较稳定。髋关节囊坚韧，前面全部包绕股骨颈，后面附着于股骨颈中部，股骨颈只有后面中外 1/3 露出关节囊外。髋关节周围有坚强的韧带加强，前有髂股韧带、耻股韧带，后有坐股韧带，关节内有股骨头圆韧带。因此，髋关节在一般情况下不易发生脱位，只有在强大暴力作用下才有可能产生脱位。髋关节的活动范围较大，可作前屈、后伸、内收、外展及旋转活动。

根据脱位后股骨头所在髂前上棘与坐骨后节连线的前后位置可分为前脱位、后脱位及中心性脱位，其中前脱位又可分为耻骨部脱位与闭孔部脱位，后脱位可分为髂骨部脱位与坐骨部脱位。根据脱位后时间的长短可分为新鲜脱位与陈旧性脱位。临床上以后脱位多见。

2. 创伤病理

直接暴力与间接暴力都可引起髋关节脱位，但以间接暴力多见。

(1) 髋关节后脱位

当髋关节处于屈曲位，外力使大腿急骤内收内旋，股骨颈前缘抵于髋臼前缘形成一个支点，因杠杆作用迫使股骨头向上方脱位。如汽车在行驶中突发撞车事故，患者坐位时，膝前顶撞于硬物上。

髋关节后脱位时，股骨头多由髂股与坐股韧带之间的薄弱区穿出，其后关节囊损伤严重，股骨头圆韧带断裂，坐骨神经可能发生挫伤，甚至发生髋臼后缘或后上缘骨折，或股骨头骨折。

(2) 髋关节前脱位

较少见，以杠杆作用力为主，当股骨强力急骤外展外旋，大粗隆与髋臼上缘相顶撞，以此为支点形成杠杆作用，迫使股骨头穿破关节囊而形成前脱位。

髋关节前脱位时，股骨头多由髂股韧带与耻股韧带之间的薄弱区穿出。其前关节囊破裂，股骨头圆韧带断裂，若股骨头停留于耻骨部可引起股动、静脉受压，若停留于闭孔部可引起闭孔神经受压迫而产生相应的临床症状。

(3) 髋关节中心性脱位

较少见，当暴力作用于股骨大粗隆外侧，或髋关节处于轻度屈曲外旋位时，顺股骨纵轴的外力冲击，传达暴力使股骨头撞击髋臼底部，引起臼底骨折。如外力继续作用，股骨头可连同髋臼骨折片一齐向盆腔内移位，形成中心性脱位。

中心性脱位必然引起髋臼底骨折，骨折块可成块状或粉碎，严重者，股骨头整个从髋臼骨折断端间穿入，头颈被骨折片卡住，造成整复困难。

(4) 陈旧性脱位

髋关节脱位超过 3 周者则为陈旧性脱位。由于脱位时间较长，周围肌腱、肌肉挛缩，髋臼内有纤维组织充填，撕破的关节囊破口已愈合，血肿机化包绕股骨头，甚至发生骨质疏松及脱钙。

3. 诊断

髋关节脱位有明显外伤史，伤后患髋肿胀疼痛、青紫瘀斑，活动功能障碍，不能站立及行走。患腿呈现内收内旋、短缩或外展、外旋、延长畸形改变。

(1) 髋关节后脱位

1) 明显髋关节屈曲内收位受伤史。

2) 伤后患髋呈屈曲、内收、内旋畸形，患肢较健肢缩短，股骨大粗隆上移，在髂前上棘与坐骨结节连线后上方可扪及股骨头。患肢呈弹性固定，粘膝征阳性。

3) 患髋关节正侧位 X 线检查可见股骨头向后上方脱位，股骨颈内侧缘与闭孔上缘所连的弧线中断。

(2)髋关节前脱位

1)有患髋外展位受伤史。

2)伤后患肢呈外展、外旋并轻度屈曲畸形，患肢较健肢增长，在患侧腹股沟处可扪及股骨头，患肢弹性固定，粘膝征阴性。Nelaton 氏线大粗隆位移。Bryant 氏三角消失。

3)患髋关节正侧位 X 线检查可见股骨头向前下脱位，小转子完全显露。

(3)髋关节中性脱位

1)有明显粗隆部受到冲击的受伤史。

2)伤后患肢短缩，股骨大转子内移，阔筋膜张肌及髂胫束松弛。

3)患髋正侧位 X 线检查可见髋臼底骨折，股骨头承受髂臼骨折块进入盆腔。

(4)陈旧性脱位

1)有明显外伤史，且超过 3 周以上。

2)除原有体征外，一般弹性固定更加明显。

3)患髋正侧位 X 线检查可见股骨头脱位外，还可见股骨颈、头明显脱钙、骨质疏松，或有关节面不规则改变。

(5)髋关节脱位的并发症

1)股骨头骨折

在髋关节后脱位中，约有 7%的患者合并股骨头骨折。这类损伤暴力较大，由于股骨头骨折块与髋臼或股骨头的阴影重叠，应仔细阅读 X 线片，否则易漏诊。

2)股骨颈骨折

由强大暴力所引起，此类损伤股骨颈残端常停留于髋臼内，而股骨头移位于髂骨翼后方。后期股骨头坏死发生率较高。

3)髋臼骨折

多由髋关节后脱时，股骨头与髋臼缘相撞击所引起，若髋臼后缘骨折块小，移位不大者，表明骨折块仍与关节囊相连。

4)同侧股骨干骨折

临床少见，见于后脱位，多由强大暴力所致，暴力先引起后脱位，然后暴力或杠杆作用力继续作用于股骨干而造成骨折，易漏诊。

5)神经损伤

髋关节后脱位合并坐骨神经损伤较多见，尤其是有髋臼后上缘骨折者更易发生，约占10%，损伤后表现以腓总神经为主的体征，出现足下垂、趾背伸无力和足背外侧感觉障碍。

4. 鉴别诊断

髋关节后脱位需与股骨颈骨折相鉴别，前者多见于青壮年，后者多见于老年人，前者患肢呈屈髋屈膝内收内旋畸形，且有弹性固定，后者呈屈髋屈膝内收外旋畸形，有骨擦音；前者粘膝征阳性，后者粘膝征阴性；X 线检查可进一步鉴别。

5. 治疗

新鲜髋关节脱位一般以手法整复为主，陈旧性脱位也应力争手法整复。必要时可行单腰麻或硬膜外麻醉，甚至全麻。

(1)手法整复

1)后脱位

①屈髋拔伸法：患者仰卧，一助手双手按压髂前上棘以固定骨盆，术前骑跨于患肢上，以一手肘部托住患肢腘窝部，使其屈髋屈膝各90°，顺势拔伸牵引，略内收，并作轻微摇晃动作，促使股骨头滑向髋臼破裂口，有入臼声时，则复位即告成功。

②拔伸足蹬法：患者仰卧，术者两手握其踝部，用一足蹬于腹股沟内侧，手拉足蹬，身体后仰，并稍作旋转活动，利用杠杆作用力迫使股骨头纳入髋臼内，当有入臼声时，复位即告成功。

③回旋整复法：患者仰卧，一助手双手按压双侧髂前上棘以固定骨盆，术者一手握患肢踝部，另一手肘窝提托患肢腘窝部，在提托牵引下将患肢大腿内收、内旋，极度屈髋屈膝，再外展、外旋，伸直患肢，在此过程中，若听到入臼声，则复位即告成功。此方法的动作过程像划了一个"?"或反"?"，故又称划问号整复法。

④俯卧下垂法：令患者俯卧于床缘，双下肢置于床外，一助手把持健肢于水平位，另一助手固定骨盆，术者一手握患肢踝部，一手按压患肢腘窝，使其复位。或固定骨盆的助手双手重叠向下按压股骨头使其复位。或术者用膝部跪压于患肢腘窝部，使其复位。此方法宜于肌肉不大发达者。

2) 前脱位

①屈髋拔伸法：令患者仰卧，一助手固定骨盆，另一助手于屈髋屈膝位拔伸牵引，术者双手环抱大腿根部向外拉，使股骨头回纳于髋臼。或先将前脱位转变为后脱位，然后按后脱位的垂直屈髋拔伸法整复。

②牵引整复法：令患者仰卧，一助手双手按压于髂前上棘以固定骨盆，另一助手用一宽布带绕过大腿根部向外上方牵引，术者握患肢踝、膝部，三者协调用力牵引，在此基础上，术者内收、内旋患肢，当听到入臼声，复位即告成功。

③反回旋整复法：令患者仰卧，一助手双手按压患者双侧髂前上棘以固定骨盆，术者一手握患肢膝部，一手握其踝部，先将患髋外展、外旋，后极度屈髋、屈膝，再内收、内旋、伸直下肢，当有入臼声，复位即告成功。此法与后脱位相反，故又称反问号复位法。

3) 中心性脱位

①牵引推拉法：令患者仰卧，一助手把住患者腋窝，另一助手握患肢踝部，术者一手推骨盆，另一手绕过患肢大腿根部之布带向外板拉，将内移之股骨头拉出，当与健侧对比双下肢等长、对称，则复位即告成功。

②骨牵引复位法：患者仰卧，先作股骨髁上骨牵引，重量为10~12kg，然后于大粗隆部钻入一枚松质骨螺钉，作侧向牵引，重量为3~4kg，利用两者的合力逐步复位。

4) 陈旧性脱位

手法整复前先行患肢股骨髁上骨牵引，1~2周，重量为10~12kg，至股骨头下降至髋臼平面时，方可考虑手法复位，复位方法与新鲜脱位相同。

(2) 固定方法

1) 后脱位

一般采用皮肤牵引或骨牵引，固定于髋关节外展30°~40°中立位牵引3~4周。

2) 前脱位

一般采用皮肤牵引或骨牵引，固定髋关节于内收、内旋伸直位牵引4周。

3) 中心性脱位

一般采用骨牵引维持髋关节于外展中立位至髋臼骨折愈合才考虑拆除牵引。6个月后,才考虑下地负重行走。

4)陈旧性脱位

一般采用皮肤牵引或骨牵引,维持牵引4周。

(3)功能锻炼

整复成功后,即可作股四头肌、膝踝关节锻炼,解除固定后加强髋关节各方向活动,3个月后才考虑下地负重行走,中心性脱位者半年后才考虑下地负重行走。

(4)其他疗法

合并髋臼缘骨折者,一般随脱位整复,骨折也随之复位。若骨折块较大者,移位较多者,可行开放复位、螺钉或钢板内固定,中心性脱位关节面破坏严重者,考虑有后遗创伤性关节炎可能者,可行开放复位、螺钉或钢板内固定,其中骨块粉碎较甚者可用生物胶水粘合,以减少创伤性关节炎的发生。合并股骨头或颈骨折者,若整复后骨折片未达到解剖对位,可考虑行开放复位内固定。若合并坐骨神经损伤后,多为牵拉引起的暂时性功能障碍,或受到骨折块的轻度捻挫压迫所致,复位后,大多数患者可逐渐恢复,不急于行神经探查术。

(二)膝关节脱位

膝关节是人体最大、结构最复杂的关节,膝关节由股骨远端、胫骨上端及髌骨构成,其接触面较为宽阔,是屈戌关节,虽然膝关节没有明显的球与窝,缺乏骨性稳定,但是,膝关节内有半月板及前后交叉韧带,外有关节囊及侧副韧带、肌肉的移行腱加固,结构相对稳定,一般外力下很难使其脱位,当强大暴力造成脱位时,则损伤一般较重,其严重性在于脱位同时必然有韧带损伤,而且可发生骨折,甚至血管神经损伤,半月板也同时受累。合并腘动脉损伤时,如处理不当则有可能致截肢的危险。膝关节脱位较少见,其发生率占全身各关节脱位的0。6%。

古代医学家对膝关节脱位的复位方法有了较详细的描述。(《伤科补要·大楗骨膝盖骨》记载:"其骺出者,一手按住其膝,一手捏住其膀,上下拔直,将膝曲转,抵着豚爿,其骺有声音,上也。"

根据脱位后胫骨上端所在位置将膝关节脱位分为前脱位、后脱位、内侧脱位、外侧脱位及旋转脱位五种类型;根据股骨髁及胫骨平台完全分离或部分分离可分为完全脱位及部分脱位。其中以前脱位较为多见。

1.创伤病理

正常情况下,膝关节在伸直位周围关节囊及韧带肌肉保持紧张状态,膝关节相对稳定;而膝关节在屈曲位时,周围关节囊、韧带、肌肉均较松弛,膝关节稳定性较差,易受伤而脱位,且多由直接暴力所致。

(1)前脱位

当膝关节处于伸直位时,直接暴力作用于股骨下端前方或胫骨上端后方,使膝关节过伸,造成胫骨向前移位于股骨下端前方,形成膝关节前脱位。其主要病理改变为关节囊破裂,后十字韧带断裂,或并发胫骨平台骨折,或并发腘动、静脉损伤,很少并发腓总神经损伤。

(2)后脱位

当膝关节屈曲时，直接暴力作用于胫骨上端前方，迫使其向后移位于股骨下端后方，形成后脱位。其主要病理改变为关节囊破裂，前交叉韧带断裂，腘动、静脉损伤，并发腓总神经损伤多见。

(3)内侧脱位

当膝关节遭到强大内翻暴力作用，使膝关节极度内翻，迫使胫骨上端移位于股骨下端内侧，形成膝关节内侧脱位。其主要病理改变为关节囊撕裂，外侧副韧带断裂及腓总神经损伤少见。

(4)外侧脱位

当膝关节遭到强大外翻暴力作用，迫使膝关节极度外翻，胫骨上端冲破关节囊移位于股骨下端外侧，形成膝关节外侧脱位。其主要病理改变为关节囊撕裂，内侧副韧带断裂，较少并发腓总神经损伤。

(5)旋转脱位

当膝关节稍屈曲位，小腿固定，膝关节遭受强大扭转暴力作用，使股骨髁在胫骨平台上发生旋转而脱位。较少合并血管神经损伤。

2.诊断

伤后膝关节剧烈疼痛，极度肿胀，屈伸功能丧失，不能站立行走。

(1)膝关节前脱位

1)有严重膝关节过伸受伤史。

2)伤后膝关节弹性固定于过伸位，髌前凹陷、腘窝饱满，可触及向前移位的胫骨平台及向后移位的股骨髁部，呈台阶状畸形，若合并血管损伤，则出现患肢远端发凉，动脉搏动消失等表现。

3)患膝正侧位X线片可见胫骨上端移位于股骨下端前方。

(2)膝关节后脱位

1)有严重的受伤史。

2)伤后膝关节弹性固定于过伸位，前后径增大，胫骨上端下陷，腘窝部可触及胫骨平台，如合并腘动脉损伤则有肢体远端缺血改变，合并腓总神经损伤则可见足下垂，小腿前外侧及足背外侧皮肤感觉消失。

3)患膝关节正侧位X线片可见胫骨上端移位于股骨下端后方。

(3)膝关节内侧脱位

1)有明显膝关节内翻受伤史。

2)伤后膝关节呈内翻畸形，并弹性固定，左右径增宽，膝关节外侧可触及股骨下端，内侧可触及胫骨平台边缘，有内翻异常活动。有腓总神经损伤者可见足下垂，小腿及足背外侧皮肤感觉减退或消失。

3)膝关节正侧位X线片可见胫骨上端移位于股骨下端内侧。

(4)膝关节外侧脱位

1)有明显膝外翻受伤史。

2)伤后膝关节呈外翻畸形并弹性固定，有外翻异常活动，膝关节左右径增宽，在膝内侧可触及股骨下端，外侧可触及胫骨平台边缘。

3)患膝正侧位X线片可见胫骨上端移位于股骨下端外侧。

(5)膝关节旋转脱位

1)有明显膝关节旋转受伤史。

2)伤后膝关节间隙处有皮肤凹陷，小腿呈内旋或外旋畸形。

3)患膝 X 线片可见胫骨平台与股骨髁的关系异常。

(6)膝关节脱位的早期并发症

1)血管损伤是膝关节脱位的最严重的并发症，在膝关节前脱位时最易伤及腘动脉，预后不良。

2)神经损伤，主要是腓总神经损伤，在膝关节后脱位及外侧脱位时易发生。

3)韧带损伤

任何方位的脱位均会合并韧带损伤，交叉韧带之一则易被波及，在前或后脱位时，交叉韧带必然有断裂，而侧副韧带可能幸免；相反，在内、外侧脱位时，除交叉韧带断裂外，一侧副韧带必然同时断裂。

4)骨折

膝关节内外侧脱位易并发胫骨平台骨折，胫骨髁间隆突骨折和腓骨头骨折多为撕脱所致。

5)半月板损伤较少见。

3.治法

(1)手法整复

多数膝关节脱位一般在腰麻或硬膜外麻下肌肉充分松弛时可闭合整复。

1)前脱位

麻醉生效后，患者取仰卧位，两助手分别握患者大腿及踝部，进行对抗牵引，术者一手提托股骨下端向前，一手按胫骨上端向后，同时用力，当有响声时，复位即告成功。

2)后脱位

麻醉生效后，患者取仰卧位，两助手分别握患肢大腿及踝部对抗牵引，术者一手按股骨下端向后，一手提托胫骨上端向前，同时用力，听到响声，复位即告成功。

3)内侧脱位

麻醉生效后，患者取仰卧，两助手分别握患肢大腿及踝部对抗牵引，术者一手推胫骨上端向外，一手推股骨下端向内，两手同时用力，听到响声，复位即告成功。

4)外侧脱位

麻醉生效后，患者取仰卧，两助手分别握患肢大腿及踝部对拉牵引，术者一手推胫骨上端向内，一手挤股骨下端向外，两手同时用力，听到响声，复位即告成功。

5)旋转脱位

麻醉生效后，取仰卧，两助手分别握患肢大腿及踝部对抗牵引，术者一手扳拉股骨下端，一手握小腿，沿脱位相反方向旋转小腿，听到响声，复位即告成功。

6)复位后检查

复位后，屈伸膝关节数次，无明显阻力感，外观见足尖、髌骨、髂前上棘在一条直线上。并检查肢端血运，感觉，并作 X 线照片以检查胫骨上端与股骨髁的关系恢复至正常与否。

(2)固定方法

膝关节前、后及旋转脱位复位后，行患肢长腿夹板或石膏托固定患膝关节屈曲 20°～30° 位 2 月，并抬高患肢，以利消肿。膝关节内、外侧脱位复位后，于股骨下端与胫骨上端放置棉垫，利用两点加压石膏托固定患膝于屈曲 20°～30° 外翻或内翻位(膝关节内侧脱位复位后固定于稍外翻位，而外侧脱位者复位后固定于稍内翻位)。

(3)功能锻炼

在固定期间，鼓励患者进行股四头肌锻炼及髋关节、踝关节功能活动。一个半月后在固定下扶拐下地不负重行走，二个月后拆除外固定，练习膝关节屈伸活动，待股四头肌肌力恢复及膝关节被动屈伸活动较稳定后，再考虑行下地负重行走。

(4)其他疗法

若手法整复失败，或虽复位成功但关节严重不稳定者，可考虑行开放复位加韧带修补术；若关节内骨折并有游离体者，可考虑早期开放复位，清除关节内骨碎屑；若因关节囊、韧带断端嵌夹于关节间隙或因股骨髁交锁于撕裂的关节囊裂孔而妨碍复位者，可早期开放复位；若合并腘动脉损伤者，宜早期手术探查，复位修补损伤血管，合并胫骨平台骨折者，应及时手术撬起塌陷的平台关节面，以螺栓或"T"形钢板固定，否则骨性结构紊乱带来的不稳定，将在后期给病人造成行走困难。

(三)距骨脱位

距骨又称"马鞍骨"，位于踝穴中，与胫骨、跟骨、舟骨组成胫距、距跟及距舟关节。距骨分为头、颈、体三部分，距骨体前宽后窄，有 6 个关节面，几乎全部骨质为关节面，仅颈部覆盖有骨膜，为主要营养血管进入处，血液供应主要来自距骨颈前外侧进入的足背动脉关节支；从胫距关节和距跟骨间韧带所供血液有限，故距骨脱位后易引起缺血性坏死。距骨无肌肉附着，脱位后一般无继发性移位。由于周围关节囊及坚强韧带牵拉，手法复位较困难，而一旦复位成功，再移位的可能性较小。

距骨脱位可分为距下关节脱位与距骨全脱位。距下关节脱位是指距骨与跟骨，舟骨的主要关系改变，而距骨仍停留于踝穴内。距骨全脱位是指距骨自踝穴内完全脱出。

1.创伤病理

距骨脱位多由间接暴力所致。

(1)距下关节脱位

当足轻度跖屈，强力内翻时遭受暴力，若下胫腓韧带未断裂，而距、跟骨间韧带，距、跟外侧韧带及跟、舟韧带等断裂，则跟骨与跗骨向内移位，距骨仍留于踝穴内，形成距下关节脱位。

(2)距骨全脱位

当足处于内翻、内收及跖屈时，强大的内翻暴力在使距下关节韧带断裂的同时，将踝关节外侧副韧带一同撕裂，距骨自踝穴中脱出，并与跗骨分离。

2.诊断

(1)距下关节脱位

1)有明显足内翻、跖屈受伤史。

2)伤后踝部肿痛，活动功能障碍，足呈内翻内旋畸形，并弹性固定，踝穴不空虚。

3)踝关节正侧位 X 片示距骨仍停留于踝穴内，距骨头指向外侧，距骨呈下垂位。

(2)距骨全脱位

1）有明显足内翻、跖屈受伤史。

2）伤后踝部肿痛，活动功能障碍，足呈内翻、内旋畸形，踝穴空虚，并有弹性固定。

3）踝关节正侧位 X 线片示距骨体在踝前方，距骨头指向内侧，距骨沿其纵轴旋转，其下关节面向后，距骨不在踝穴内。

3. 治法

距骨脱位要及时整复，以免皮肤受压而坏死，以手法整复为主，可在腰麻或硬膜外麻醉下进行，若因距骨头被周围肌腱卡住阻碍复位或开放性脱位，应尽早切开复位。

（1）手法整复

1）距下关节脱位

麻醉生效后，取仰卧位屈膝 90°，一助手握小腿，术者一手握足跟，另一手握前足，先在跖屈内翻位对抗牵引，并加大跖屈内翻畸形，然后将足外翻、外旋、背伸，复位即告成功。

2）距骨全脱位

麻醉生效后，取仰卧位，一助手用宽布带套住大腿，另一助手握足跟部，一手握前足顺内翻、跖屈位牵引，加大跟、胫间隙，在将足强力内翻的同时，术者以两手拇指用力向内、向后推挤距骨体部，同时，将距骨沿其纵轴旋转即可复位。

复位后，畸形消失，踝关节被动屈伸活动无阻力感，踝关节正侧位 X 线片示距跟、距舟、胫距关系恢复至正常，距骨位于踝穴内。

（2）固定

复位后，距下关节脱位者，用短腿石膏靴固定于足稍外翻、背伸 90° 位 8 周；距骨全脱位者，用短腿石膏靴固定于足背伸 90°，中立位至少 3 个月，直至 X 线检查未见距骨缺血性坏死。

（3）功能锻炼

复位固定后，抬高患肢以利消肿，鼓励患者作股四头肌功能锻炼，一个半月后，扶双拐下地不负重行走，在解除外固定前，作 X 线检查，见距骨无缺血性坏死，才能解除外固定，随后积极作踝关节背伸、外翻活动。

4. 临床体会

距骨全脱位易并骨坏死和足背动脉损伤，因此复位前务必和伤员说明。如闭合复位失败者，或开放性脱位者，应尽早行切开复位，石膏托固定，拆线后改石膏靴固定 6～8 周，直至 X 线检查无距骨缺血性坏死，才可下地负重行走。

第二节　跌打损伤

一、上肢跌打伤

（一）肩部撞击伤

1. 诊断

见于老年人，为肩峰下间隙内结构与喙肩穹隆之间反复摩擦或撞击所引起。慢性过程。原因是供血不足引起肩袖退变，慢性磨损和肩袖撕裂。

2. 症状

发病后表现为肩峰周围疼痛，夜间尤甚。上肢外展无力、受限、外展 60°～80° 时出现疼痛。被动活动肩关节时有捻发音，肩峰至肱骨大结节、冈上肌腱区有压痛。主动活动时，存在 60°～120° 之疼痛弧，肩外展、外旋、后伸受限，故又称肩峰下疼痛弧综合征。晚期可有大结节钙化、囊变、骨赘、肩峰前缘硬化、骨刺或肩峰下间隙变窄等，肩关节造影可鉴别肩袖有无撕裂。

3.治疗

宜采用保守治疗，可试用氟美松磷酸钠封闭、理疗、轻手法按摩或针灸等。

(二)肩袖断裂

肩袖由冈上肌、冈下肌、小圆肌和肩胛下肌四个肌腱组成，附着于肱骨大结节和解剖颈边缘，以使肱骨头稳定于关节盂内。当腱袖发生退变或上肢处于外展位而骤然内收时，其间接暴力过大过猛，致腱袖部分或完全断裂。

1.诊断

受伤当时，自觉有一种撕裂感，伤后可有皮下淤血，肩部不能外展，疼痛在大小结节处，并向三角肌止点放射。若勉强活动肩部时，可出现弹拨或异常固定现象。若强求使肩部外展至 60°～120°，则出现疼痛。伤后实行局部封闭后，其不全撕裂者，可能有正常之活动；否则，为完全破裂。关节充气造影时，若肩关节腔与三角肌下滑囊阴影互通时，表示肩袖完全破裂。陈旧性者，可有肌萎缩现象。

2.治疗

不全破裂者，可作局部外固定，以肩人字石膏袄，将肩关节固定于肘前屈肩外展外旋位 6～8 周，拆除固定后应主动练习肩关节活动或辅以封闭、理疗等。完全破裂者，移交手术处理。其切口为在肩峰顶部作半环形切口，向外牵开三角肌，暴露裂口，外展外旋上肢，褥式缝合裂口，或在大结节处钻两孔，缝线穿过骨孔结扎，外固定法同上。

(三)肱二头肌长头腱滑脱

长头腱起于盂上结节，走行于大小结节间沟内。此段肌腱有腱鞘包围，并有关节囊伴随，前方有横韧带保护，以防止滑脱。若上臂猛力极度外展外旋时，可撕裂此横韧带，出现肌腱滑脱现象。

1.诊断

伤后疼痛肿胀功能障碍。检查时，若屈肘作肩外展、外旋，局部可有弹响或在小结节上有肌腱滚动感。时日冗长者，可有水肿性腱鞘炎。

2.治疗

初期急性滑脱者，可作轻柔之按摩手法，使肌腱归槽复位，用三角巾悬吊 1～2 周，其间辅以各种非手术疗法。其反复发作者，宜作肩前部切口，切断肌腱并移植至喙突。

(四)肱二头肌长头腱断裂

常见于中年以上体力劳动者。长头腱走行于大小结节之间沟内，可因磨损、骨刺或腱袖退变所累及。断裂部分在结节间沟之一段肌腱，而不是肌腱与肌腹之接壤处。

1.诊断

常是断裂前有长期之肩疼、肩僵现象，常在上臂突然用力后，闻有响声并出现肱骨颈外侧锐痛。三角肌下方肱二头肌肿胀隆起，偶在三角肌皮下出现紫斑，疼痛剧烈。消肿后发现上臂之上前方有一凹陷。而在前臂内旋屈肘时，肱二头肌长头肌之肌腹下移，出现一个隆起之肌腹肿块。初起肌力下降，若经久锻炼则肌力又可恢复。

2. 治疗

早期手术缝合肌腱。陈旧性者，如肌力恢复不理想，可在肱骨颈部钻孔，将断腱通过孔道，再自相缝合，或将远端固定于结节间沟或喙突。若属肌腱联合处断裂，可作褥式缝合或以阔筋膜作外部加强缝合，术毕屈肘 90°用石膏托固定 4 周。6 周后再作大范围之功能锻炼。对于少见之肱二头肌远端止点撕裂病例，其修补方法是在肘前作"S"切口，缝合断腱，或游离二头肌腱，再在背侧作一纵切口，由鹰嘴外侧，经过骨间膜，暴露桡骨头和颈，再外旋前臂，在桡骨结节上，掀起一骨瓣。骨瓣上钻两孔，用线将二头肌腱拉至骨瓣上，细线穿过骨瓣二孔结扎。术后用石膏托屈肘外旋固定 3 周。

(五)肘部扭挫伤

在直接暴力作用下，或提举重物、攀缘物件或跌倒时，肘部过度屈伸旋转，可引起关节囊、滑膜、肘部侧副之韧带损伤。

1. 诊断

伤后可有肘部水肿、充血、肿胀或滑液渗出，但可忍痛活动。若有尺、桡侧副韧带损伤时，可有相应之外展痛或内收痛；若有软组织血肿或关节内积血时，就有可能形成骨化性肌炎。应摄 X 线片排除小骨片之撕脱。

2. 治疗

受伤初期要制动，软组织肿胀严重者，不宜强力按摩，只可外用消肿止痛药物贴敷或冷敷，以三角巾屈肘悬吊于胸前。待局部已消肿时，可改用舒筋活血药物熏洗或热敷，并适当活动关节。至于日后之锻炼，应着重于自动之关节功能练习，或辅以被动之轻柔按摩如屈伸、拔伸、旋转前臂，揉捻内上髁附近及鹰嘴后方处。内上髁尚有水肿、压痛者，可作氟美松磷酸钠封闭，加速软组织水肿的消退。

二、下肢跌打伤

(一)小儿闪髋症

因扭拉或挫闪，使髋关节关节面受力的平衡失调，位置异常，也称为髋关节半脱位。

1. 病因病机

髋关节半脱位，多见于儿童，且多为单侧性，由于儿童的骨骼发育不够完善，关节囊、韧带松弛，活动范围大。在侧卧静态位突然使髋关节运动，发生不协调的牵拉、旋转活动，把股骨头自髋臼正常位置滑脱移位。松弛的关节囊部分嵌入关节间隙，导致"筋出槽，骨错缝"，相应的筋腱痉挛、紧张、充血、肿胀，使患肢外展外旋、微屈而出现临床损伤症状。

此外，小部分患者因感染、轻度外伤也可导致髋关节半脱位。

2. 诊断

(1)伤后当时无症状或症状轻微，入夜后单侧髋部突发痛，下肢不敢着地，或走路跛行，骨盆倾向患侧。

(2)髋关节屈曲、伸直受限；走路疼痛，休息时无疼痛；髋前方压痛。"4"字征阳性，托马氏征阳性。

3. 鉴别诊断

(1)髋关节脱位：有明显的外伤史，髋关节局部疼痛、肿胀，功能障碍，不能站立。X

线片见股骨头脱离髋臼。

(2)髋关节结核：局部疼痛症状与本病相似。但髋关节结核走路及休息局部均有疼痛，夜间明显。屈髋屈膝不痛，但伸直时觉疼痛，与本病相反。后期 X 线片可见髋臼或股骨头软骨面粗糙，有蚕食状。.

(3)化脓性髋关节炎：无外伤史，发病较急，局部红肿、疼痛，且伴有发热。有体温升高、烦躁等全身症状，疼痛以夜间明显。血常规检查白细胞数增高，X 线片显示关节间隙增宽，股骨头完好。

4.治疗

治疗原则：复位、理筋。

治疗方法：主要为手法复位。其整复手法步骤如下：

第一步：患者仰卧，右侧为例。术者用右手握持右踝平面之上，左手持右小腿上部，先作顺时针方向旋转，后作逆时针方向旋转。

第二步：待关节囊松弛后，嘱助手用两手分别插入患者双腋下。术者双手前后分别握持患者下肢，与助手作对抗牵引。

第三步：强屈患侧髋关节至最大限度，并置其于 90° 屈曲位，向上牵提。

第四步：在牵提下外旋外展并伸直髋关节，即可复位，限制活动 1～2 周。

由于髋关节腔属负压，有时不易将被嵌顿的关节囊解除，应重复以上手法至恢复正常为止。

(二)膝关节韧带损伤

膝关节之稳定，有赖于附近之肌肉韧带。其内外侧副韧带可限制关节侧方移位，前后十字韧带可防止过度之前后向移位，后方有后关节囊韧带防止过伸，前方有髌腱(亦称髌韧带)防止过屈。如其中之任何一条韧带扭伤或断裂，皆可影响膝关节之稳定。

1.病因病理

内侧副韧带分深浅两层，扁宽，起于股骨内髁之内收肌结节，止于胫骨内侧关节面下部。其深部纤维与关节囊及内侧半月板相连系，后 1/3 部形成后斜韧带，可限制关节侧方移位。完全伸膝或完全屈膝时，此韧带紧张，膝半屈位在 30°～20° 时，此韧带松弛，关节不稳，易受损伤。当膝关节在半屈曲位，足跖固定地面、胫骨外旋外翻而股骨向内旋转时，可致内侧副韧带扭伤、部分撕裂或形成小血肿。其致伤部位多在股骨内髁附着点处或内侧半月板附着处。

外侧副韧带为束状纤维束，起于股骨外髁外侧，止于腓骨小头顶端与外侧，深层为关节囊韧带，后 1/3 部形成弓形韧带。伸膝时韧带紧张，与髂胫束一起，限制膝内翻活动，伸膝至 30° 以上时，韧带松弛，关节可有一定范围之内翻动作。当膝关节伸直、强度内翻时，可致外侧副韧带扭伤或部分撕裂，损伤部位多在腓骨头附着处。

前后十字韧带连接股骨与胫骨间之髁间部位，有滑膜覆盖。在膝中央相互交叉，防止膝关节之过度前后向移位，并限制小腿之内外翻活动。在膝关节伸直或屈曲时，二韧带均紧张，前十字韧带限制胫骨前移，并加强内侧副韧带之支持力；后十字韧带限制胫骨后移。当暴力使胫骨向前向后脱位时，可使前后十字韧带损伤，且多与内外侧副韧带损伤及膝脱位同时发生。本症状以前十字韧带损伤为多见，主要发生于体力劳动、舞蹈、体育运动等旋转之暴力外伤。

2. 诊断

内侧副韧带损伤多为膝外侧而来之暴力所致。伤后膝关节不能自主伸直，在内侧副韧带处有压痛，局部可有肿胀及皮下淤血。膝关节被动伸直位并外展小腿或作膝关节内侧分离试验时，可诱发疼痛。如有半月板或十字韧带损伤者，关节内可有淤血，或在无菌抽吸积液中混有脂肪小滴。若属完全撕裂，则拍照正位片时，应在局麻下伸膝，以木棒顶住膝外侧，或双踝夹枕，绑紧双膝上方，拍照，可见膝关节间隙内侧增宽。

外伤副韧带损伤时，局部可有肿痛。膝关节外侧分离试验阳性。试验方法是：伸膝，医者一手握踝内收小腿，另一手自膝内侧向外推，可诱发疼痛，完全断裂者，可有异常之内翻活动。如合并腓总神经损伤，可出现足下垂及小腿外侧下部感觉消失。拍摄正位片时，可用木棒顶住膝内侧或双膝夹枕，绑紧双踝拍照，可见膝关节间隙之外侧增宽。

十字韧带损伤之当时，似觉有撕裂感，剧痛并迅速肿胀，关节内有积血，功能障碍。检查时屈膝，足距置床面上，医者两手抱住小腿，作前后推拉试验，可为阳性。表现是两手抱住胫骨上部向前向后推拉，如胫骨过度前移者为前十字韧带撕裂，胫骨过度后移者为后十字韧带断裂。推拉试验之侧位片与健侧对比甚为重要，正位片可证实有无胫骨棘撕脱骨折。一般在侧位片测量胫骨移位程度时，可在胫骨平台后缘最远一点划一直线与胫骨后面骨皮质平行，再将此线向上延长。正常情况下，股骨髁后缘距此线前后一般不超过 0.5cm，如超过此距离，为十字韧带损伤。

3. 治疗

内侧副韧带扭伤：可用弹力绷带包扎；亦可用氟美松磷酸钠局部封闭，以减轻疼痛与水肿。待急性期过后，可配合热敷并锻炼四头肌，促进恢复。后期配合按摩手法。

按摩：患者仰卧，屈髋屈膝。医者扶膝握踝，一面以扶膝之手指，按揉内侧副韧带处，握踝之手摇转下腿，再伸直下肢，然后双手合抱膝部揉捻。

开始练步时，鞋跟内侧应垫高 1cm 以防内翻。若属部分撕裂，可屈膝 30° 固定。固定期间，积极锻炼股四头肌。若属完全断裂，可作修补术，以半腱肌腱或股薄肌腱固定于股骨内髁(不可切断肌腱)。

外侧副韧带损伤：宜休息。在保护局部之前提下，主动练习肌力。急性症状消退后，可作手法按摩。

按摩：患者侧卧，伤肢在上，助手固定大腿。医者一手扶膝按揉伤处，一手握踝摇转小腿，再交替作拔伸、屈髋屈膝，按揉伤处。

完全撕裂者，亦不致引起严重障碍，因髂胫束与股二头肌能部分代替侧副韧带之作用，故对手术可酌情取舍。对陈旧性病例关节不稳者，可利用阔筋膜和股二头肌腱移植，重建韧带。

十字韧带损伤：多为不全撕裂，可行重建。常用长腿石膏管型屈膝 30° 固定 6 周。注意在上石膏管型操作当中，待石膏管型将近硬化成型之前，对前十字韧带损伤，将胫骨向后推，对后十字韧带损伤，前拉胫骨。早期锻炼肌力，以代偿残留之轻度机能障碍。

完全断裂者：行修补术。手术方法是作前内侧切口，在股直肌与股内侧肌之间，切开关节囊仔细检查。如为韧带中段断裂，可对端缝合；如属上下端断裂，宜以不锈钢丝穿过股或胫骨之钻孔，结扎固定。术后用长腿石膏托固定膝部于 20° 位 4 周。本病多与半月板、侧副韧带损伤合并存在，应作周详之检查，全面处理。

（三）髌腱断裂

在股四头肌延伸处，四股合并通过髌骨而形成肌腱，附着在胫骨结节处，当外伤造成其断裂时称髌腱断裂。

髌腱断裂属于中医伤筋疾病，临床上常见由外伤造成，局部疼痛，膝关节不能伸直，行走困难，好发于 45 岁以上的中老年人。且膝关节有退行性改变，或髌腱有赘生物者，髌腱的断裂可使伸膝功能丧失，临床上应引起重视。

1. 临床表现

病人有明显的外伤史，伤后当即感觉患处疼痛、肿胀，局部压痛明显，膝关节不能伸直，活动受限，患膝不能着地行走。断裂后，由于股四头肌猛烈收缩，髌骨向上移位，断端间隙可达 2～5cm，触诊检查可发现断端有空虚感和酸痛感。

2. 病因病机

可为直接性或间接暴力而使髌腱断裂，如刀铲或机械的直接切割，也可在下肢负重时，突然暴力使膝关节屈曲，股四头肌强力收缩致髌腱断裂。也可在下肢直立，伸膝装置处于紧张状态下，由前方遭受暴力打击，加之股四头肌的间接收缩力，在两种复合作用下造成髌腱的断裂，一般发生在髌骨下极的附着处。

3. 临床诊断

（1）有明显的外伤史，或剧烈运动的外伤史。

（2）髌骨因髌腱的断裂向上移位。

（3）髌腱断处有明显的压痛，触诊可感觉到空虚感和酸楚感。

（4）伸膝功能障碍，伸膝抗阻力实验阳性（在伸膝运动时给予小腿部阻力以抗伸膝运动，若膝关节不能伸直或有剧烈疼痛反应，即为阳性反应）。

（5）陈旧性髌腱断裂者可有股四头肌萎缩。

（6）X 线诊断对有下极撕裂者有确诊的价值。

4. 治疗

（1）手术治疗

1）新鲜髌腱断裂

可直接缝合加不锈钢丝拉出缝合术，以减轻缝合处张力，术后伸直位以长腿石膏托固定 6 周，之后进行膝部的功能锻炼。

2）陈旧性髌腱断裂的手术修补

陈旧断裂者由于股四头肌已发生纤维化，直接缝合有一定困难，须用阔筋膜条或半腱肌腱修补缺损和重建肌腱。术后用石膏托固定膝关节于伸直位 3 周。之后锻炼股四头肌，6 周后除去外固定并开始进行膝关节屈伸锻炼。

（2）练功疗法

在医生的指导下进行循序渐进的运动训练，或进行膝关节的功能锻炼，这对肌力的恢复和防止关节粘连有重要意义。早期进行股四头肌收缩练习，踝关节的背伸、跖屈锻炼。

（3）药物治疗

早期局部肿胀明显，瘀血严重，疼痛较甚者，可服跌打丸或活血丸；也可用大成汤和三妙丸，促进瘀肿消退，减轻疼痛，恢复期可服用新伤续断汤，或健步虎潜丸，以达到强壮筋骨，加速功能恢复，同时可配合理疗，热疗，中药的外洗、热烫等法。

对髌腱部分断裂者，在肿胀期可外敷消肿化瘀药，固定伤肢于伸膝 170° 位。禁止做股四头肌的功能锻炼 4～6 周，待肿胀消退后再施以手法，将局部筋结推开，松解粘连，促进关节功能早日恢复。

(四)小腿三头肌损伤

小腿三头肌在强力收缩时受到间接暴力或直接暴力所造成的肌腹和肌腱联合处的损伤称小腿三头肌损伤。小腿三头肌属于小腿后群浅层肌，由腓肠肌和比目鱼肌组成，主要作用为屈膝和使足跖屈。

小腿三头肌受伤后，患者在受伤时即感到小腿后面剧烈疼痛，随后出现局部肿胀，发硬，肌肉触痛明显，踝关节不能跖屈，膝关节不敢伸直，足跟不能着地行走，步态严重跛行。

1. 机能解剖

小腿后群肌分浅、深两层，浅层的小腿三头肌由腓肠肌和比目鱼肌组成，肌腹占中上段，在体表形成隆起，称"小腿肌"，肌腹向下移行为强韧而粗大的跟腱。

腓肠肌有内、外侧头，内侧头起自股骨内侧髁腘面上方；外侧头在腘肌腱及腓侧副韧带附着点上方起自股骨外侧髁。在内、外侧头的深面各有一滑膜囊，称腓肠肌内、外侧头腱下囊，腓肠肌内侧头腱下囊常与膝关节滑膜囊相通(占 42.4%)；膝关节内积液可流入此囊。外侧头内有一籽骨，X 线检查时应避免将其误认为异物或关节内游离体。两头在腓骨头平面下方相互靠近，构成腘窝下角，两部分肌纤维向下汇合，继而移行为肌腱，与比目鱼肌腱会合形成跟腱，止于跟骨结节。跟腱与皮肤之间有一滑膜囊，叫做跟皮下囊；跟腱抵止处的深面有一跟腱囊，以上二囊损伤或感染，可引起跟腱粘连，影响足的活动。

腓肠肌的血供来自腓肠内、外侧动脉，两者均起自腘动脉，于腓骨头上、下方平面进入肌肉，动脉主干在肌肉沿肌纤维长轴下降，向两侧分支供应肌肉，分支除营养腓肠肌外，还到比目鱼肌和浅面的深、浅筋膜及皮肤及。.

支配腓肠肌的神经为腓肠内、外侧头神经，来自胫神经，发自腰 4～骶 3 脊髓节段，神经与动脉伴行，被筋膜包成一束，穿入肌肉。

腓肠肌的功能主要有以下几方面：①使踝关节跖屈，即使脚尖行走；②足与小腿不负重时，有屈膝作用；③行走时，有向后牵拉膝关节的作用，对股四头肌瘫痪者起代偿性被动伸小腿作用；④膝关节伸直时，由于肌肉处于紧张状态，有限制膝关节过伸作用，还可阻止股骨髁向前移位。

比目鱼肌在腓肠肌深面，起点有内、外两部分，内侧部分起于胫骨腘线和胫骨内侧缘中 1/3；外侧部分起于腓骨头和腓骨体的上 1/3，两部分之间有比目鱼肌腱弓相连胫后血管与胫神经即经过此腱弓深面下降，由于腱弓的存在，该肌收缩时不会对血管神经产生压迫。在小腿中部，该肌移行为扁而宽的肌腱，并与腓肠肌的肌腱平行下降约 11cm 左右，然后二腱合并成跟腱，止于跟骨结节。

营养比目鱼肌的动脉主要为胫后动脉的分支，神经支配均来自胫神经。

比目鱼肌的主要作用是跖屈踝关节，与腓肠肌协同作用维持人体直立姿势。因腓肠肌和比目鱼肌的作用相互替补，研究资料表明，切除腓肠肌一个头或部分比目鱼肌，对功能影响不大，故临床上常以腓肠肌或比目鱼肌作为替补，填充组织缺损的材料。

2. 病因病理

小腿三头肌损伤均发生在运动中，损伤原因是在直接或间接的暴力作用下，使小腿三头肌主动收缩力过大过猛，或踝关节过度背屈及膝关节过伸时，肌肉受强力的牵拉所引起。如运动员在训练或比赛时，因准备动作不够充分，肌肉被拉伤；游泳时由于水温太低，肌肉受寒冷的刺激强烈的肌痉挛；长时间的行走造成肌肉疲劳过度；肩挑重担或搬运重物使小腿三头肌负荷过重；平时活动中小腿动作不稳，均可引起小腿三头肌的损伤。

小腿三头肌急性损伤后，由于部分肌纤维断裂，出血和创伤性炎症渗出引起肿胀，肿胀和缺血压迫并刺激神经产生激烈疼痛，肌肉收缩使疼痛进一步加剧，从而关节功能严重障碍。肿胀的肌肉因缺血加重，会产生疼痛，血肿机化产生粘连，均严重影响小腿的功能。

3. 诊断

小腿三头肌损伤依靠病史与体征均能明确诊断，其要点为：

(1) 患者均有肌肉急性牵拉伤或慢性劳损病史，多见于运动员或体力劳动者。

(2) 受伤的肌组织肿胀、压痛，局部发硬，活动时疼痛加剧。

(3) 肌肉抗阻力收缩实验：患者平卧，伤肢伸直，检查者双手拉住足跟，令患者用力跖屈踝关节，在双方对抗过程中，小腿后面出现撕裂性疼痛即为阳性。

(4) X 线检查：能看到肿胀肌肉的阴影。

(5) 其他检查：小腿三头肌急、慢性劳损均可引起肌力明显下降，表现为踝关节跖屈无力；肌纤维痉挛时，肌电图有异常波动。

4. 治疗

小腿三头肌损伤的治疗除肌肉或肌腱大部分断裂者用手术治疗以外，其他均用推拿手法。治疗原则为止痛消肿，活血化瘀，舒筋通络。

在急性损伤后的 24 小时内不宜马上使用手法，可在局部冷敷，促使肌肉止血，减轻肿胀和肌痉挛。

手法主要有按揉法、捏法、搓法等。

(1) 按揉法

患者俯卧，从上到下在小腿上部肌腹处按揉数次，再在压痛点附近用揉法数分钟，在治疗同时做膝关节被动屈伸活动，手法应轻柔缓和。

(2) 拿捏法

患者仰卧，屈髋屈膝，从上到下用轻柔缓和的拿捏法治疗，再用搓法上下往返治疗 2～3 遍，最后局部用热醋湿敷或用中药熏洗。

手法治疗每周 2～3 次，治疗期间要适当制动，同时注意患肢保暖，以避免风寒湿邪入侵，加重病情。

除以上手法外，还可辅以理疗和针灸治疗。

(五) 创伤性腓骨肌腱滑脱

创伤性腓骨肌腱滑脱并非罕见的损伤，国外多见于滑雪运动损伤，然而任何造成踝关节损伤的原因也都可能引起腓骨肌腱滑脱，急性损伤期由于临床医师认识不足，很易被误诊为一般的踝部软组织扭伤而未行适当的治疗，以至晚期每当踝关节背伸活动时，腓骨肌腱即滑向外踝前方，形成所谓习惯性腓骨肌腱滑脱，一旦滑脱后踝部疼痛无力，且不稳定。

1. 机能解剖

腓骨长短肌起自腓骨外侧、小腿外侧肌间隔和小腿筋膜，肌腹延续斜行向下成为肌腱，两肌腱向下共同通过外踝后方的骨性浅沟而抵止于足部各自的止点，自外踝后方的前唇至跟骨侧面有一腱鞘组织横过腓骨长短肌腱，于外踝顶端上方约 1cm 处的腱鞘增厚部分称之为腓骨肌上支持带。因此，实际上腓骨长短肌腱在外踝后方被包在一个纤维骨管内，管的内侧壁为后距腓韧带与跟腓韧带，前壁由外踝的前唇和起自唇的支持带构成，支持带和止于跟骨的跟腓韧带形成管的后壁。

腓骨远端与腓骨肌上支持带时常有解剖变异，如外踝后方骨性浅沟缺如，或呈突起。腓骨肌上支持带也可以先天性缺如，或后天由于小儿麻痹后遗症、姿式性(骑马者)、慢性扭伤而导致松弛。无论是先天的或后天的因素都是腓骨肌腱易于滑脱的内在因素，但并不是创伤性腓骨肌滑脱的必要条件。

2. 创伤病理

腓骨肌腱滑脱的外因多数为运动损伤，当足处于轻度内翻位时，受到突然强力被动背伸的外力，引起腓骨肌强烈地反射性地收缩，由于腓骨肌腱强力向前顶压腓骨肌上支持带，从而使其断裂，腓骨肌腱冲破上支持带的束缚以后即滑向外踝前方。有时上支持带相对比较坚固，则发生外踝前唇起始处发生撕脱骨折，腓骨肌腱从骨折处滑向前方。

3. 诊断

创伤性腓骨肌腱滑脱的早期症状为外踝后方软组织肿胀、皮下有瘀血斑。触诊时外踝后缘和外踝后沟处均有明显压痛，主动外翻足部或抗阻力外翻时上述部位疼痛明显加重，明确的体征是当背伸、外翻踝与足部时，腓骨肌腱滑向外踝前方，并可伴有弹响及疼痛。而当跖屈踝关节时可自行复位。但有时急性损伤后因局部组织的出血和肿胀，不一定都能使肌腱滑脱重复出现，值得注意的是绝对不能仅凭没有肌腱滑脱出现而否定诊断。腓骨肌腱滑脱在 X 线片上往往没有异常发现，有时可见外踝后缘有一小骨片。晚期腓骨肌腱滑脱已成为习惯性，诊断一般并无困难，明确体征是踝关节背伸时，肌腱滑向外踝前方，伴有弹响及疼痛，当踝跖屈时自行复位。

4. 治疗

早期治疗可将踝及足置于轻度跖屈、内翻位，使腓骨肌腱纳回至外踝后沟内，以短腿石膏制动 4～6 周。或以小块毛毡压住外踝后方，再以胶布贴紧将足固定于跖屈内翻位 4～6 周。曲绵域认为亦可将撕裂之支持带一期缝合。

晚期治疗非手术疗法多属无效，而需手术修复，其手术方法如加深外踝后沟，重建腓骨肌上支持带，或采用骨性阻挡，阻止肌腱的再滑脱。

(六)跟腱断裂

跟腱断裂是一种常见的损伤，多发生于青壮年。跟腱是人体最长和最强大的肌腱之一，成人跟腱长约 15cm 左右，起始于小腿中部，止于跟骨结节后面的中点。肌腱由上而下逐渐变厚变窄，从跟骨结节上 4cm 处开始向下，又逐步展宽直达附着点。跟腱在临近肌肉部和附着点部分均有较好的血液供应，而其中下部即跟腱附着点以上 2～6cm 处，血液供应较差，肌腱营养不良，因而该处常易发生断裂。

1. 诊断分型

跟腱断裂分为开放性和闭合性两大类：

(1)开放性跟腱损伤

多见于工农业劳动者，大多数系在跟腱有张力的情况下由锐器造成的切割伤。跟腱的损伤可在不同水平。开放性跟腱损伤的诊断并不困难，跟腱走行部位有伤口存在，即提示跟腱损伤之可能性，若清创时仔细检查伤口，即可发现跟腱断端，明确诊断。

(2)闭合性跟腱损伤

多见于演员、运动员和其他职业的运动损伤。其机制系跟腱处于紧张状态时，受到垂直方向的重物压砸，或由于肌肉突然猛力的收缩所致，如足尖蹬地跳跃或连续翻筋斗时发生。如跟腱有慢性炎症，营养不良的退行性病变和跟腱钙化等病理基础，则更易损伤。损伤部位多见于跟腱附着点上方 2～6cm 处。

闭合性跟腱损伤常有典型的外伤史，伤时突然感到跟腱部似受到棍击，有时还可听到响声，随后局部肿胀、疼痛，小腿无力，行路困难。体检时发现，患侧踝关节跖屈活动减少或完全消失，而被动的踝关节背伸活动反较正常侧增加。由于肌肉的收缩，肌腱的近心端向上移位，故在肌腱断裂处可触及一横沟，并有明显压痛。患者直立位，足跟离地，即提踵试验，则可发现患足不能提踵或较健侧力弱，提踵的高度也低。X 线片可见跟腱的阴影不连续或阴影模糊，跟骨上脂肪模糊，有时能发现跟腱钙化或跟骨撕脱骨折片。

腓骨肌与胫后肌协同收缩也能有使踝关节跖屈活动的存在，不能说明跟腱没有断裂或剖分断烈

2.治疗

跟腱断裂的治疗目的在于恢复跟腱的完整性和坚韧性，从而保持足踝的跖屈力量。在修复过程中尽力设法保持跟腱表面的平滑，以利跟腱的滑动。

(1)新鲜损伤

开放性或完全性的跟腱断裂应早期施行手术缝合。保守治疗往往因跟腱断端间瘢痕组织较多而失去其坚韧性，且跟腱相对延长而使跖屈力量减弱。儿童跟腱损伤后，由于腓肠肌张力不大，组织修复和再生力强，因而手术采用简易"8"字缝合，而且由于儿童关节韧带松弛，关节功能恢复也较好。

成人跟腱横断可行 Bunnell 缝合法，即于跟腱后方纵切口约 10cm 长，显露跟腱断裂端，用 1mm 粗的不锈钢丝的一端，从近端断面插入，在肌腱中向近端行径约 2cm，再弯向外侧穿过跟腱外面，在钢丝出口之近端 1cm 处，再横穿跟腱从内侧穿出，从出口远端 1cm 处，斜行向远端穿过跟腱，从断端穿出。拉紧钢丝后，分别穿入两根直针头，用两针头穿入跟腱远端断面约 3～5cm，从足底处皮肤出。拉紧钢丝使跟腱断端尽量对合。用钮扣把钢丝固定于皮外。在断端间再用丝线行间断缝合。伤口缝合后，加垫于跟部及足底部，长腿石膏固定膝关节于屈曲，足马蹄位、使跟腱处于无张力位。

石膏 4 周后去除，用无菌操作剪断钢丝，抽出之，再用小腿石膏固定足于轻度马蹄位。用拐行走，逐渐持重 2 周。再过 4～6 周去石膏正常行走。

为了防止吻合处与皮肤粘连并用筋膜加强跟腱断裂的吻合口，可做 Lindholm 手术。手术时病人俯卧，从小腿中部到跟骨作后侧微弧形切口，从正中切开深筋膜，显露跟腱断裂处，切除断端破碎的肌腱。用粗丝线或是钢丝行褥式缝合，中间加间断缝合以加强力量。从腓肠肌近端两侧翻下 1cm 宽，7～8cm 长之肌腱条，肌腱瓣在吻合口上方 3cm 处保留，将肌腱瓣翻 180°，使其光滑面向外，两侧肌腱瓣与远端缝合，两侧彼此缝合。取肌腱瓣处伤口吻合。缝合皮肤切口。石膏固定，术后处理同上。

跟腱呈马尾状撕裂者，如果撕裂纤维短，可修整残端重新吻合，否则用编入缝合。

(2)陈旧性损伤

闭合性跟腱损伤有时因尚有踝关节跖屈功能而被漏诊，未能及时治疗而成为陈旧性。陈旧性跟腱损伤因有腓肠肌萎缩、短缩及无力，踝关节不能自动跖屈，常需作跟腱修补，而不应勉强作端对端吻合，以免因跟腱短缩而发生足下垂畸形。手术可用近侧肌腱延长，或用阔筋膜修补缺损处，Bosworth 法较为理想。行后正中纵切口，从小腿中上 1/3 到足跟，显露跟腱断端，切除疤痕组织，从近到远游离宽 12mm，长 7～9cm 的腓肠肌腱，直到断端，将其横穿跟腱近端及远端，随后用肠线缝合。再缝合取腱处，缝合切口，尽量使两断端接近。术后处理同新鲜损伤。

用腓骨短肌腱与比目鱼肌缝合加强跟腱的力量，并辅之以阔筋膜修补也是治疗陈旧性跟腱断裂的一种方法。

(七)继发性中跗关节错缝

中跗关节包括足内侧的距舟关节，与足外侧的跟骰关节。在结构上是足的最牢固及稳定的部分之一，很少发生脱位。但是足遭受严重的压砸伤、扭转伤或由高处坠下，这些强大的外力作用下，轻者韧带撕裂，严重的也可发生脱位及骨折。

中跗关节以其足舟骨为中心，足舟骨位于足弓顶，由于应力的作用，承受跟、距趾二点的对冲应力。而足部骨关节主要靠韧带维系。一旦韧带撕裂或不全撕裂得不到修复，则关节不稳，继发骨错缝。

1.诊断

有明显扭挫伤史，伤时血肿，步行困难，后来经包扎固定。伤后反复疼痛，步行稍远即痛，甚至站立困难，局部有明显高突、压痛。

2.治疗

手法复位：提拉足踝，先跖屈，后折顶背伸，可听到"咯噔"响声，提示错缝复位，后用"8"字绷带包扎固定 1～2 周。配合中药泡洗。

第二章　中医肛肠

第一节　痔

痔是人类特有的常见病、多发病，是指直肠末端黏膜下和肛管皮肤下的直肠静脉丛发生扩大、曲张所形成的柔软的静脉团；现代医学认为痔为肛垫的病理性肥大。据有关普查资料表明，肛门直肠疾病的发病率为 59.1%，痔占所有肛肠疾病的 87.25%，而其中又以内痔最为常见，占所有肛肠疾病的 52.19%。男女均可得此病，女性的发病率为 67%，男性的发病率为 53.9 %，以女性的发病率为高；任何年龄都可发病，其中 20～40 岁的人较为多见，并可随着年龄的增加而逐渐加重，故有"十人九痔"之说。其发病原因颇多，久坐、久站、劳累等使人体长时间处于一种固定体位，从而影响血液循环，使盆腔内血流缓慢和腹内脏器充血，引起痔静脉过度充盈、曲张、隆起、静脉壁张力下降而引起痔疮，是发病的重要原因之一。若运动不足，肠蠕动减慢，粪便下行迟缓或因习惯性便秘，从而压迫静脉，使局部充血和血液回流障碍，引起痔静脉内压升高，静脉壁抵抗力降低，也可导致痔疮发病率增高。据临床观察及普查统计结果分析，不同职业患者中的患病率有显著差异，临床上机关干部、汽车司机、售货员、教师的患病率明显较高。

一、病因病理

(一)中医病因病机

多因脏腑本虚，静脉壁薄弱，兼因久坐久立，负重远行，或长期便秘或泻痢日久或临厕久蹲，或饮食不节，过食辛辣之品，都可导致脏腑功能失调，风燥湿热下迫，瘀阻魄门，瘀血浊气不散，筋脉横解而生痔。日久气虚，下陷不能摄纳则痔核脱出。

(二)发病机制

1.血管相关学说

(1)血管增生学说：1863 年，Virchow 提出痔的本质是血管增生而成的"血管瘤"。按照该理论，痔应该是先肿大，而后才是出血，这显然与临床表现不一致。而后，许多研究都否定了这一学说。

(2)静脉曲张学说：早在 1749 年，Morgagni 就提出，任何可能引起痔静脉内压增高的因素，均可引起痔静脉曲张，并形成痔。而后，Gallen 和 Hippocrates 发现痔内不连续的静脉扩张，并提出了静脉曲张学说，该学说认为痔是直肠黏膜下和肛管皮肤下痔静脉丛瘀血、扩张和屈曲形成的柔软静脉团。Miles(1919 年)也提出痔上动脉分左外侧、右前及右后三支分布于痔区，并强调此种分支模式与三个母痔的成因有关。由于痔是以肿块与便血为主要表现，该学说所描述的"静脉曲张成团及静脉破裂出血"，又恰好可以解释痔的临床表现；而通过病理观察，又确实可以看到曲张的痔静脉丛。因此，该学说曾在痔病因学上占主导地位，以至直到现在，仍有部分医生认为痔是静脉曲张的结果。

然而，近代学者研究发现，从婴儿开始，扩张的痔静脉就恒定存在，它是属于一种生理现象，而非病理性的；而 Bernstein 提出，在痔的显微镜切片上并未发现有静脉曲张。

另外，张东铭等通过解剖及血管造影，发现直肠上动脉的分布并非如 Miles 所描述的那样，证实了肛门部血管在齿线区的分布无一定的规律，而是相互补充、分布均等的。传统学说还认为．当门静脉高压时，直肠上静脉血液回流受阻，必然通过肛门静脉丛回流至下腔静脉，从而造成齿状线上、下静脉的扩张形成痔，认为痔是门静脉高压的并发症。然而，Hunt（1958 年）首先发现，门静脉高压的患者，痔发生率并不高。而后，Bemstein 也进行研究并证实了 Hunt 的观点。另外，Waddell 提出"局限性门脉高压"的理论，说明了直肠静脉曲张较为罕见，并指出直肠静脉曲张不是痔。Thomson 通过静脉造影观察，证实了直肠上静脉和痔并无直接联系。Shafid（1985 年）用影像学证实，痔静脉具有静脉瓣的作用，只允许痔静脉丛的血液流向髂内静脉（体循环），而体循环血液则不能流向门静脉系。这些研究都表明，门脉高压对痔的发病无影响。这样，从解剖学、病理生理、临床实践等不同方面进行的众多研究来看，静脉曲张学说是站不住脚的。而随着人们认识的加深，也逐渐地摒弃这一学说。

（3）细菌感染学说 McGrvey（1967 年）提出，痔出血是痔静脉感染发炎的结果。他们认为肛管壁受到微小创伤后引起静脉炎，炎症反复发作而破坏静脉管壁，使静脉管壁失去弹性而扩张，并据此提出细菌感染学说。然而，想通过抗生素来治疗痔病却是行不通的。另外，夏祖宝对痔组织进行病理观察，发现个别组织为炎性息肉构成，也证实痔出血与感染无关。而实际上，该学说认为痔的本质仍是扩张的静脉，这只是对静脉曲张学说的一种补充。

（4）直肠海绵体学说 Stelzner 通过观察发现肛管黏膜下层内存在动静脉吻合，指出直肠上动脉的小分支与伴随的静脉共同形成一种勃起组织网，并称为直肠海绵体（corpus cayenlosum recti），他认为痔是直肠海绵体增生所引起的。Henr-ich（1980 年）贝 0 认为"直肠海绵体"是由大量的血管、平滑肌和结缔组织所组成，当括约肌收缩时，像一个环状气垫协助关闭肛管内腔，他认为这种组织的增生和肥大，即为痔。Stelzner 仍强调痔是以血管病变为主，而 Henrich 的观点，则更接近于 Thomson 提出的肛垫学说。

2. 肛垫相关学说

（1）肛垫下移学说 1975 年 Thomson 首次提出"肛垫"（analcushions）的概念，指出肛垫是肛管的正常解剖结构，为齿状线上方宽约 1.5cm 的环状组织，位于左侧、右前侧和右后侧，由扩张的静脉丛、平滑肌（Treitz 肌）、弹力纤维和结缔组织构成；并认为正常肛垫的病理性肥大、下移脱出或出血，即为痔。这一观点受到众多学者的支持，也合理地解释了先前一些学者的研究。如在 1950 年，Gass 等就观察到痔组织中静脉周围的结缔组织变得疏松散乱、胶原纤维破碎断裂，伴有平滑肌组织变性。Haas 等发现随着 年龄增长，Treitz 肌及弹性纤维等呈进行性退变；并指出，随着支持组织松弛，肛垫便有凸出或脱出于肛腔的趋势，而肛垫的下移和膨出，可出现充血、肿大和出血，认为"痔是肛垫支持组织变性的结果"。Bernstein 也发现，脱出性痔的上方直肠黏膜下层的结缔组织纤维呈现肥大，崩解和断裂现象。

（2）肛垫与动静脉吻合　自从 Stelzner 发现肛管黏膜下存在动静脉吻合之后，Staubesand（1963 年）通过 X 线血管造影法，Thorn-son 通过乳胶注射法，也证明了这种动静脉吻合的存在。Par-nand 发现这种动静脉吻合的血管壁内有丰富的特殊感受器，提示它可能是肛垫内压复杂的调节系统。目前认为，正常情况下，肛垫内动静脉吻合管的开放和闭合是交替进行的，约每分钟可开放 8～12 次。当肛垫受到某种不良因素刺激时，可使动静脉吻合发生调节障碍，导致毛细血管前括约肌痉挛、动静脉吻合管开放数量增加，大量动脉血直接涌入静脉，使痔静脉丛的血流量骤增，因而充血扩张、痔体肿胀。此时由于毛细血管关闭，物质交换停滞，导致肛垫组织缺氧，因缺氧刺激局部组胺分泌增加，使吻合管持续开放，导致静脉更扩张，血流更缓慢，肛垫更充血肿胀，形成恶性循环，致使痔的症状不断加重。

（3）肛垫黏膜感觉功能的研究 Duthy 等（1960 年）对肛管各区的感觉神经分布作了详细观察，他们发现肛垫区的感觉神经末梢及末梢器极其丰富，包括有 Krause 终球、Golgi-Mozzoni 小体、Pacinian 小体、Meissner 小体及 Genital 小体等。他们发现，由于末梢器的分布密度不同，痛、温、触觉在肛垫下部最为敏感，愈向上则敏感度愈差，而至直肠区，痛、温、触觉均不敏感。

这就提示，由于肛垫下移，原肛垫区为肛垫上方不敏感的直肠区黏膜所取代，因而失去了该区原有的敏感性。有研究发现中老年人肛垫的 MES 偏高，认为随年龄增大，肛垫因支持组织老化而下移，故肛垫区敏感性降低。

3. 痔与盆底动力学

Hancock 等（1975 年）研究发现，痔患者的肛管静息压明显高于普通人群，Teamoto 等（1981 年）用组织化学技术对痔患者的外括约肌进行活检，发现其中 I、II 型纤维有不同程度肥大，I 型纤维数量明显增加，提示痔患者的外括约肌张力增大。

上述资料提示，内括约肌痉挛和外括约肌反常收缩可能是痔的致病因素。而 Pamaud 却指出，高压性肛垫系肛垫内微循环动力学紊乱及血液流变学异常所致，与括约肌张力无关。这里就存在两种理论：括约肌源性高肛压论及痔源性高肛压论。前者认为，痔是由于括约肌高张力压迫穿经其中的静脉、影响血液回流，导致肛垫充血肥大；后者则认为，高压性肛垫是痔病患者高肛压的原因，与括约肌无关。有学者则认为两种意见实质上并无矛盾，可能是互为因果。盆底肌过重负荷导致盆底下降，肌纤维及其神经相应拉长，可能出现异常的神经反射及肌肉的反常活动，导致肛垫充血肥大；而充血肥大的肛垫反过来又刺激肛壁，引起括约肌反射性收缩增强，肛压升高，促使肛垫更加肥大，使病情更加恶化。

4. 痔与分子生物学

近几年来，有学者开始着手研究痔组织中分子生物学方面的变化。他们利用免疫组织化学染色，对比研究痔组织与正常肛垫组织内微血管密度（MVD）、血管内皮生长因子（VEGF）、一氧化氮合酶（NOS）、金属基质蛋白酶（MMPs）等的表达情况。

（1）MVD 染色结果在肛垫和痔组织内均可见较多微血管结构，而痔组织的 MVD 密度明显高于对应的肛垫组织。

（2）VEGF 染色结果其在痔及肛垫组织中均有阳性表达，而痔组织的 VEGF 密度明显高于对应的肛垫组织。

（3）NOS 染色结果 NOS 的三种亚型中（nNOS、iNOS、eNOS），iNOS 在痔组织中的表达高于正常肛垫组织，但两者差异无统计学意义；但是，它的表达与 MVD、VEGF 相关。

（4）MMPs 染色结果 MMP. 在痔组织及正常肛垫组织均有表达，两者的表达强度无统计学上的差异。而 MMP9 在痔组织上的表达明显强于正常肛垫组织，它的表达也与 MVD、VEGF。

二、分类

在临床上，痔以齿状线为界分为内痔、外痔和混合痔。主要症状是便血、脱出、坠痛。

（一）内痔

发生在齿状线以上，以便鲜血为主要症状。根据痔脱垂情况分为四期：Ⅰ期以便血为主，无脱垂；Ⅱ期脱出可自行还纳；Ⅲ期脱出需手推才可还纳；Ⅳ期脱出不能回纳。

（二）外痔

发生在齿状线以下的肛管及肛门缘。发作时肿胀疼痛，临床分为四型：

1. 炎性外痔常有肛缘皮肤损伤和感染引起。肛缘皮肤皱襞突起如水泡样。肿胀疼痛明显。

2. 血栓性外痔肛门静脉丛破裂，血液漏出血管外，形成血栓在皮下隆起。特点为起病突然，局部肿胀、疼痛剧烈。

3. 结缔组织性外痔因慢性炎症刺激，反复发炎、肿胀，致使肛门缘皮肤皱襞变大，结缔组织增生，形成大小不等的皮垂。

4. 静脉曲张性外痔肛缘周围皮下曲张的静脉团，下蹲腹压增加，排便时增大，恢复正常体位后症状可不同程度地减轻。

（三）混合痔

同一部位齿状线上、下均有。临床兼有内、外痔的症状。

三、临床表现

痔的主要表现为便血、脱出、坠痛等，由于病因不同，表现的症状及轻重程度也不一致。

（一）内痔的临床表现

出血和脱出，可伴发排便困难；可发生血栓、绞窄、嵌顿。分为四期，Ⅰ期：便时带血、滴血或喷射状出血，便后出血可自行停止；无痔脱出。Ⅱ期：常有便血；排便时有痔脱出，便后可自行回纳。Ⅲ期：偶有便血；排便或久站、咳嗽、劳累、负重时痔脱出，需用手还纳。Ⅳ期：偶有便血；痔脱出不能还纳。

（二）外痔的主要临床表现

肛门不适、潮湿不洁。如发生血栓形成及皮下血肿有剧痛。

（三）混合痔的临床表现

内痔和外痔的症状可同时存在，严重时表现为环状痔脱出。

四、诊断

目前，多数医院仍按以下诊断标准将痔分为内痔、外痔、混合痔。

（一）内痔的诊断

内痔多发生于成年人，婴幼儿罕见。初发常以无痛性便血为主要症状，血液与大便不相混合，多在排便时出现手纸带血、滴血或射血。出血呈间歇性，饮酒、过劳、便秘、腹泻等诱因常使症状加重，出血严重者可出现继发性贫血。肛门检查见齿线上黏膜半球状隆起、充血。随着痔核增大，在排便时可脱出，若不及时回纳，可形成内痔嵌顿。患者常伴有大便秘结。内痔持续脱出时有分泌液溢出并可有肛门重坠感，由于病程长短不同，可分为4期。

Ⅰ期　痔核较小，不脱出，以便血为主。

Ⅱ期　痔核较大，大便时可突出肛外，便后自行回纳，便血或多或少。

Ⅲ期　痔核更大，大便时痔核脱出肛外，甚至行走、咳嗽、喷嚏、站立时也会脱出，不能自行回纳，须用手推回纳，或平卧、热敷后才能回纳；便血不多或不出血。

Ⅳ期　痔核脱出，不能及时回纳，因充血、水肿和血栓形成，可致肿痛、糜烂、坏死而成内痔嵌顿。

(二)外痔的诊断

1.结缔组织外痔

多由肛门裂伤，内痔反复脱垂或产育努力，导致邪毒外侵，湿热下注，使局部气血运行不畅，筋脉阻滞，瘀结不散，日久结缔组织增生肥大，结为皮赘。有染毒而肿胀时，才觉疼痛，肿胀消失后，赘皮依然存在；若发生于截石位6点、12点处的外痔，常由肛裂引起，若发生于3点、7点、11点处的外痔，多伴有内痔；若呈环状或花冠状，多发生于经产妇。

2.静脉曲张性外痔

是生于肛管齿线以下，局部有椭圆形或长形肿物，触之柔软，平时不明显，在排便或下蹲等腹压增加时，肿物体积增大，并呈暗紫色，按之较硬，便后或经按摩后肿物体积可缩小变软。一般仅有坠胀感，无疼痛，若便后肿物不缩小，可致周围组织水肿而引起疼痛。有静脉曲张外痔的患者，多伴有内痔。

3.血栓性外痔

好发于夏季，常发生于肛门外截首位3点、9点处，患者以中年男子占多数，病前有便秘或用力负重等诱因。起病时，肛门部突然剧烈疼痛，肛缘皮下可见暗紫色圆球形肿块，肿块敏感，稍触碰即引起疼痛。排便、坐下、走路，甚至咳嗽等动作时，均可加重疼痛。检查时在肛缘皮肤表面上隆起一暗紫色圆形硬结节，可移动，分界清晰，有明显疼痛。有时经3～5天血块自行吸收，疼痛缓解而自愈。

4.炎性外痔

常由肛缘皮肤损伤和感染引起。肛缘皮肤皱襞突起如水泡样，肿胀疼痛明显。

(三)混合痔的诊断

临床兼有内、外痔的症状，由齿线上下同一方位的直肠(痔内静脉丛)和肛门(痔外静脉丛)静脉丛扩张、屈曲、相互吻合，括约肌间沟消失，使上下形成一整体者。

五、鉴别诊断

本病当需与以下几种病症相鉴别：

1.直肠脱垂

直肠脱垂时脱出物为环状或螺旋状，表面光滑，无静脉曲张，一般不出血，脱出后有黏液分泌。

2.直肠息肉

多见于儿童。脱出的息肉一般为单个，有长蒂，头圆，表面光滑，质较痔核硬，可活动，容易出血，但多无射血、滴血现象。、

3.肛乳头肥大

呈锥形或鼓锤形，灰白色，表面为上皮，质地较硬，一般无便血，常有疼痛或肛门坠胀，过度肥大者，便后可脱出肛门外。.

4.直肠癌

中年以上多见。粪便中混有血脓、黏液、腐臭的分泌物，大便变细，便次增多，有里急后重便意，指诊可触及菜花状物，或凹凸不平的溃疡，质地坚硬，不能推动。

5.下消化道出血

溃疡性结肠炎、克隆病、直肠血管瘤、憩室病、家族性息肉病等，常有不同程度的便血，需做电子结肠镜检查或X线钡剂灌肠造影才能鉴别。

六、治疗

痔的治疗方法多种多样，其中包括内服、外涂、熏洗、注射、套扎等疗法，以及各类痔的手术等。近年来痔的新药层出不穷，手术，方式也不断改进，医疗器械广泛应用，为痔的治疗提供了更多的选择余地。

(一)一般治疗

1.改变生活习惯

(1)多摄取水分及纤维：便秘是造成痔疮的最大诱因，因此，为防治便秘，须多喝水及多吃富含纤维的食物(参见便秘的疗法)。苹果、甜菜、巴西核果、绿花椰菜、甘蓝科蔬菜、胡萝卜、绿豆、麦麸、皇帝豆、梨子、豌豆、洋车前子及全麦等谷类，都是好的选择。

(2)润滑肛门：增加纤维及水分的摄取量，粪便将变得较软，也较利排出。还可在肛门内涂些凡士林，进一步促进排便顺利和减少疼痛。

(3)勿坐马桶太久：每次坐在马桶上的时间最好不要超过5分钟，尤其不要一边坐马桶一边看书。

(4)清洗干净：便后应轻轻地将肛门清洗干净，应选用无色(白色)、无味的卫生纸。最好在家里安装一个洁身器，每次便后用温水冲洗。

(5)勿长时间端坐不动：不要连续几个小时坐在椅子上不动，即使必须如此，也应每小时至少起身活动5分钟。

(6)勿提重物：提重物或费力的运动，就好像排便时用力过猛一样，易发生痔疮。

(7)勿抓挠患部：痔疮患部可能会发痒，但勿用抓痒来缓解不适，那样会损害直肠脆弱的静脉管壁，使情况更糟糕。

(8)坐温水浴温：水坐浴，也是一种治疗的最佳方式。温水促进患部的血液循环，有助于收缩此处肿大的静脉，并且能止痛。

2.营养与食疗方法

(1)控制盐的摄取量：过量的盐将使液体停滞于循环系统，这可能造成肛门及其他地方的静脉隆起。

(2)避免某些食物及饮料有些食物虽不会恶化痔疮，但可能在排便的过程中引发进一步的发痒，增添肛门的不适。如咖啡、辛辣食物、啤酒及可乐，不宜过量。

(3)多吃深色蔬菜维生素K对出血性痔疮有效，如苜蓿、甘蓝菜及所有深绿色的叶菜类。

(4)补充营养素

1)有氧堆体清肠剂：用1/2的果汁及1/2的芦荟汁，冲泡后，尽速饮用，以免纤维硬化。保持结肠清洁通畅，以减轻直肠的负担。

2)维生素E每天600u：促进血液凝结及组织复原。

3)维生素 B 族加维生素 D_6 及维生素 B_{12}、胆碱及肌醇：用量 50mg，每天 3 次，与正餐服用。改善消化作用，减少直肠的负担。

4)辅酶 Q_{10}：每天 100mg。增加细胞的氧合作用及协助组织复原。

5)维生素 A 及维生素 B、胡萝卜素：每天 15 000u，协助黏膜及组织的复原。

6)维生素 D：每天 600u。协助黏膜及组织的复原，帮助钙质吸收。

(5)保健药膳

1)姜汁猪血菠菜：菠菜 300g，姜 25g，猪血 100g，酱油 15ml，香油 3ml，精盐 2g，醋、味精、花椒油各少许。将菠菜带根洗净，切成约 5cm 长的段，于滚开水中焯 2 分钟后取出，沥去水分，装盘抖散。猪血洗净切片后先入热油锅爆炒，熟后取出与菠菜混匀。姜去皮，洗净后捣烂取汁。待菠菜、猪血凉后，加入姜汁和其他调料即可。佐餐食。功效：生津补血，降血压，通肠利便，解酒毒。适用于便秘，痔疮，高血压等症。

2)米醋煮羊血：羊血 200g，醋、精盐各适量。将羊血切小块，加入醋 1 碗煮熟，以精盐调味，食羊血。功效：化瘀止血。适用于内痔出血，大便下血等症。

3)清蒸黄鳝：黄鳝 250g，植物油、精盐各适量。将黄鳝去肠杂洗净，切段，加植物油、精盐调味，隔水蒸熟。佐餐顿服。功效：补虚损，通血脉，祛风湿。适用于痔疮及痔疮出血等症。

4)白糖炖鱼肚：鱼肚 25~52g，白砂糖 50g。将鱼肚和白砂糖同放沙锅内，加水适量炖熟。每日服 1 次，连续服用。功效：补肾益精，止血消肿。适用于痔疮。

5)木耳柿饼汤：黑木耳 6g，柿饼、红糖各 50g。将上 3 味同置锅中，加水适量，煮汤。每日服 1 剂，连服 5~6 日。功效：活血祛瘀。适用于痔疮，痔核初发，黏膜瘀血，肛门瘙痒不适，伴有异物感，或轻微出血，疼痛等症。

6)绿豆糯米猪肠：绿豆 60g，糯米 30g，猪大肠 300g。先将猪大肠洗净，绿豆、糯米用水浸泡半小时，然后把绿豆、糯米灌入猪大肠内并加水适量，肠两端用线扎紧，放沙锅内加水煮 2 小时左右即可。隔日 1 次，连服 7~8 日为 1 个疗程。功效：补中养气，清热解毒，通便止痢。适用于湿热下痢，便血，痔疮初起，脱肛等症。

7)黄花菜木耳汤：黄花菜 100g，木耳 25g，白糖 5g。将黄花菜、木耳洗净，拣去杂质，加水煮 1 小时，原汤加白糖调服。每日 1 剂。功效：清热，除湿，消肿。适用于湿热脱肛，大便时肛门痛或便后滴血等症。

3.运动疗法

(1)按摩疗法这一疗法可以帮助食物通过肠道，有助于预防便秘出现，后者在痔的形成中起重要作用。平卧，用手指或手掌对腹部进行长距离水平抚摸，可重复 3~4 次。从左侧开始，由肋骨向下，朝脚的方向抚摸。然后在胸廓下缘，从右向左抚摸。最后，将指尖指向脚，在腹右侧将手从骨盆方向拉向肋骨。

(2)练瑜伽瑜伽功有助于减轻痔充血，缓解疼痛、炎症和出血。可采用半肩站立、肩站立、犁姿和桥姿，每天每种姿势做几分钟。另一个好的补充姿势是头向下躺在斜板上，每天可练习 15 分钟。

(二)内治法

多适用于Ⅰ、Ⅱ期内痔；或内痔嵌顿伴有继发感染，或年老体弱；或内痔兼有其他严重慢性疾病，不宜手术治疗者。

1. 风伤脉络

大便带血、滴血或喷射状出血，血色鲜红，或有肛门瘙痒。舌红，苔薄白或薄黄，脉浮数。治宜清热凉血祛风，方用凉血地黄汤加减。

2. 湿热下注

便血色鲜，量较多，肛内肿物外脱，可自行回缩，肛门灼热。苔薄黄腻，脉弦数。治宜清热渗湿止血，方用脏连丸加减。

3. 气滞血瘀

肛内肿物脱出，甚至嵌顿，肛管紧缩，坠胀疼痛，甚至肛缘有血栓形成水肿，触痛明显。舌暗红，苔白或黄，脉弦细涩。治宜清热利湿，祛风活血，方用止痛如神汤加减。

4. 脾虚气陷

肛门下坠感，痔核脱出须手法复位，便血色红后淡，面色少华，神疲乏力，少气懒言，纳少便溏。舌淡胖，苔薄白、脉弱。治宜补气升提，方用补中益气汤加减。

(三)外治法

适用于各期内痔及内痔嵌顿肿痛、出血等，常用以下几种方法。

1. 熏洗法

为中医治痔的特色之一，各期内痔及内痔脱出或伴脱肛者都可应用。常用五倍子汤、苦参汤、祛毒汤、荆芥汤等。根据熏洗药的作用不同，可分为清热解毒类、活血消肿类、燥湿收敛类等。既可作为痔的保守治疗，又可应用于手术后治疗。目前，各大医院都有自己的经验洗剂，在多年的临床基础上，总结出肛肠Ⅰ号洗剂(黄柏、防风、荆芥、川乌、川椒、艾叶等组成)、肛肠Ⅲ号洗剂(双花、川椒、艾叶等组成)，应用于炎性外痔、血栓性外痔、嵌顿痔及各种痔术后，其消肿止痛效果良好。

2. 外敷法

适用于各期内痔及手术后换药。以药物敷于患处，具有消肿止痛，收敛止血，祛腐生肌的作用。应根据不同症状选用不同油膏、散剂，常用消痔膏、五倍子散、九华膏、太宁膏等，这种方法成为我院术后换药的主要方法之一。

3. 塞药法

用药物制成栓剂，塞入肛内，具有消肿止痛止血的作用，如痔疮栓、太宁栓、肛泰栓、普济痔疮栓等，多具有止痛、收敛、止血、抗感染的作用，起效快，使用方便，患者乐于接受，成为治疗痔的主要方法之一。

4. 枯痔法

即以药物敷于Ⅱ、Ⅲ期能脱出肛外的内痔痔核表面，具有强度腐蚀作用，能使痔核干枯坏死，达到痔核脱落痊愈的目的。枯痔散用于痔核表面鲜红色或青紫色的疗效更佳，用时须用绵纸把痔核同周围皮肤隔离。灰皂散用于痔面微带灰白色的也能收到疗效，但灰皂散的副作用较大，涂药时容易伤及正常组织，对较大的内痔挤在一起时，难于上药，对混合痔容易引起肿胀疼痛，此法目前已少用。

七、危害

现代医学研究表明：痔疮随着病程的延长会大大增加治愈难度，不及时治疗将会导致一系列危害和疾病。

1. 长期便血会导致贫血。

2.痔核脱出肛门外，分泌物增多，诱发肛门瘙痒症或肛门湿疹。女性患者还会导致妇科疾病的发生。

3.因便时疼痛，强忍不便，恶性循环，最终可导致肝病、肾病、肛裂、大肠肿瘤等的发生。

4.认为便血或肛周任何坠胀不适都是痔疮所致，麻痹大意，延误了真正的疾病肠道肿瘤(直肠癌)，从而丧失最佳治疗时机的例子比比皆是。据有关资料统计90%以上的直肠癌患者在早期被误诊为痔疮。

八、预防

1.加强锻炼，增强机体抗病能力。

2.预防便秘

(1)合理调配饮食：多食蔬菜、水果和纤维素多的食物，少食辛辣刺激的食物。

(2)养成定时排便的习惯：避免蹲厕时间过长。

(3)选择正确治疗便秘的方法：若有顽固性便秘须在专科医生指导下正确治疗。

3.注意孕期保健。

4.保持肛门周围清洁。

5.其他　腹压增高可引起痔疮。例如肝硬化引起的门静脉高压症，使肛门直肠血管扩张引起痔疮。此时应首先治疗肝硬化等原发病变。

第二节　肛裂

肛裂是肛肠科常见疾病之一，在肛门部疾患中，其发病率仅次于痔疮。本病多见于20～40岁的中青年患者，儿童也可发生，老年人较少。男女统计比率不一，或男多于女，或女多于男。英国圣·马可医院统计，男性占总发病的60 %，而在20岁以下，女比男多2倍以上。据欧美统计女性比男性多得此病，按我国临床观察，男性比女性多见。肛裂发病率高，痛苦重，可以治愈，但容易复发，所以，列为肛门部位三大主要疾病之一。

肛裂系指肛管皮肤及皮下组织纵行裂开而形成的梭形或椭圆形的裂口(即小溃疡)，亦即指肛管的皮肤全层裂开，并形成溃疡的炎症性疾病，现在认为肛裂为一缺血性溃疡，是因内括约肌痉挛诱发肛后血供严重不足所致。其裂损方向与肛管纵轴平行，长约 0.5～1cm，位于齿线以下至肛门缘这段距离上。初起仅在肛管皮肤上有一小裂口，有时可裂到皮下组织或直至括约肌浅层。裂口呈线形或棱形，如将肛门张开，裂口的创面即成圆形或椭圆形。常发于肛门的后正中及前正中位置，以肛门后部居多，在两侧的较少。又名"钩肠痔"、"裂肛痔"。

一、病因病理

(一)中医病因病机

由于阴虚津液不足或脏腑热结肠燥，大便秘结、粪便粗硬、排便努责，使肛门皮肤裂伤，湿热蕴阻，染毒而成。

1.肠胃积热

素体阳盛，或热病之后，余热留恋，或肺热肺燥，下移大肠，或过食肥甘厚味，或过食辛辣，或过服热药，均可致肠胃积热，耗伤津液，肠道干涩，粪质干燥，难于排出，排便努责，使肛门皮肤裂伤，湿热蕴阻，染毒而成。

2.阴亏津少

素体阴虚，津亏血少；或病后产后，阴血虚少；或失血夺汗，伤津亡血；或年高体弱，阴血亏虚；或辛香燥热，损耗阴血，均可导致阴亏血少，血虚则大肠不荣，阴亏则大肠干涩，导致大便干结，排除困难，努力排便，引起肛门皮肤裂伤，湿毒之邪乘虚侵入皮肤筋络，这样导致局部气血淤滞、运行不畅，破溃之处缺乏荣养，经久不敛而发病。

(二)病理

1.肛管纵行溃疡。

2.裂口上部邻近肛乳头增生、肥大。

3.裂口上方肛隐窝发炎，基底部常有潜行瘘道。

4.裂口下方肛缘处淋巴、静脉回流障碍引起水肿，导致结缔组织增生，出现赘皮外痔，也叫做前哨痔、哨兵痔、裂痔、皮痔等。

5.溃疡面底部黏膜下肌增生引起齿线与白线间肛管瘢痕性狭窄。

6.由于炎症、疼痛以及纤维化的黏膜下肌挛缩等因素的刺激，引起肛管外的肌群痉挛(内括约肌下缘、外括约肌皮下部)，使肛管存在紧缩状态。

有的书籍中认为，肛裂急性、慢性期有裂损(纵行溃疡)，这是肛裂疾病本身表现。慢性期可出现裂损，边缘增生变硬、纤维化及瘢痕性狭窄，这是慢性肛裂表现。至于肛乳头肥大、肛窦炎、潜行瘘、增殖皮垂(哨痔)为肛裂合并症表现。

二、分类

肛裂的分类方法很多，有二期、三期、四期分类的，也有五型分类及七种分类等。

(一)《中医外科学》教材：早期肛裂、陈旧性肛裂

早期肛裂：发病时期较短，创面底浅色鲜红，边缘整齐，呈梭形柔软且有弹性。

陈旧性肛裂：病程长，反复发作加重，溃疡色淡白，底深，边缘呈"缸口"增厚，底部形成平整较硬的灰白组织(栉膜带)。由于裂口周围组织的慢性炎症，常可伴发结缔组织性外痔(又称哨兵痔)、单口内瘘，肛乳头肥大、肛窦炎、肛乳头炎等。因此，裂口、栉膜带、结缔组织性外痔、肥大乳头、单口内瘘和肛窦炎、肛乳头炎等六种病理改变，成为陈旧性肛裂的特征。

(二)中华人民共和国中医药行业标准(1993~1994年)

《中医肛肠科病症诊断疗效标准》在肛裂的诊断上分三期，在证候分类上分为三型(血热肠燥、阴虚津亏、气滞血瘀)。三期分类法与1992年成都全国肛肠会议制定的标准一致。

一期肛裂：肛管皮肤浅表纵裂，创缘整齐，基底新鲜，色红，触痛明显，创面富于弹性。

二期肛裂：有反复发作史，创缘不规则，增厚，弹性差，溃疡基底紫红色，或有脓性分泌物(无合并症)。

三期肛裂：溃疡边缘发硬，基底色紫红，有脓性分泌物，上端邻近肛窦处肛乳头肥大，创缘下端有哨兵痔，或有皮下瘘形成(有合并症)。

三、临床表现

肛裂具有三大典型症状，即肛门疼痛、大便带血、大便干燥。

(一)症状

1. 疼痛

疼痛是肛裂的主证，呈现为一周期性特殊性疼痛。即便时疼轻，便后疼重，先轻后重，中有间歇，呈特殊的周期表现。肛裂疼痛的发作常与大便有关，其疼痛程度、持续时间的长短因人而异。

当排便时，肛管扩张，溃疡(裂损)部位的神经末梢受到刺激立即引起肛门疼痛。便后数分钟或数十分钟疼痛逐渐消失或缓解，此为疼痛间歇期。而后，括约肌痉挛，病人又感到肛门部剧烈疼，痛，其程度较排便时更甚，可持续数小时或 10 余小时，个别病人严重时一直持续到第二次排便时，只有括约肌因疲劳而舒张时，改变了神经纤维受压和局部缺血情况，疼痛才能缓解或消失。

肛裂引起的疼痛，一般数分钟或十几分钟后均可得到缓解。临床上疼痛持续几十分钟至数十小时的病例，均有内括约肌炎症，肛管较紧，甚至狭窄。

除排便外，如检查、排尿、咳嗽等刺激也可以引起肛裂的周期性疼痛。因此，在检查肛裂病人时，动作一定要轻柔，必要时麻醉下进行指诊或肛镜检查(也可参考病人大便的粗细情况，在非麻醉状态下选择性地行指诊检查)。

肛裂疼痛原因：肛门部神经末梢特别丰富，受脊神经支配的组织受到损伤均可引起疼痛，常见原因有：

(1)肛门皮肤裂伤疼痛。

(2)直肠纵肌肌纤维纵行贯穿外括约肌深部和皮下部，皮下部处在溃疡底部，直接受大便、细菌毒素刺激可引起痉挛疼痛。

(3)外括约肌浅部上方有活动度较大的耻骨直肠肌和外括约肌深部，当粪块过大超过前、后位三角形间隙扩张限度，分叉的肌纤维可以撕裂、出血，引起疼痛。

2. 便血

肛裂出血时有时无，多数病人为大便带血，少数病人为滴血，色鲜红。排便时由于溃疡表面被擦伤，大便带有血丝或手纸上沾染血迹，或者便后滴血。偶尔有与黏液相混合的少量鲜血。但很少大量出血。

3. 便秘

便秘是肛裂的病因之一，同时也可以认为是肛裂的并发症。临床上所见肛裂病人大都有便秘情况。

便秘时排出干燥粪块，形成肛管皮肤的撕裂伤，出现肛门疼痛，这样病人再次排大便时，就产生了"恐惧心理"，畏惧、恐惧排大便，其有意识地久忍大便，结果粪块水分在直肠中被吸收，粪便变干变硬，再次排便时，激起的疼痛更剧烈，造成"便秘-排便疼痛-惧怕排便-更加便秘-排便更疼痛"这样一个恶性循环，其结果是大便排出更加困难，肛裂的溃疡面更难愈合。

4. 瘙痒

慢性肛裂、三期肛裂病人，肛门局部有合并症，裂损久不愈合，局部有分泌物，肛门周围过度潮湿。由于分泌物刺激裂口，以及肛周潮湿，从而出现瘙痒。女性病人尤为显著，在月经期症状最明显。

5. 其他

由于便秘和疼痛等原因，使病人出现一些胃肠道和精神方面的症状，如烦躁、睡眠差、纳食差、腹胀等。

（二）体征

1.初发肛裂（早期、急性），裂损表浅新鲜，边缘整齐，无皮肤赘生物。

2.慢性肛裂，裂损较深，色暗红，裂缘及基底部有纤维组织增殖，变韧、变硬。进一步发展则出现肛裂的合并症，如哨痔、肛乳头肥大、潜行瘘等。其中，哨痔居肛门前、后中位，像哨兵一样，为慢性肛裂的典型标志。

四、诊断

临床上，肛裂不难诊断，根据病史，结合症状体征及检查即可做出诊断。

1.排便时疼痛明显，便后疼痛可加剧，常有便秘及少量便血。好发于肛门前后正中部位。

2.肛管皮肤浅表纵裂，创缘整齐、基底新鲜、色红，触痛明显，创面富于弹性。多见于一期肛裂。

3.有反复发作史。创缘不规则，增厚，弹性差，溃疡基底紫红色或有脓性分泌物。多见于二期肛裂。

4.溃疡边缘发硬，基底色紫红，有脓性分泌物。上端邻近肛窦处肛乳头肥大；创缘下端有哨兵痔，或有皮下瘘管形成。多见三期肛裂。

五、鉴别诊断

在临床上，肛裂需与以下几种疾病相鉴别：

1.结核性溃疡

多为多发性裂口，不一定在前后中线，疼痛不严重。

2.早期上皮癌

其边缘和基底不规则，质硬，活检有助鉴别。

3.克罗恩病

本病在肛门周围出现裂损的情况很多，裂损较深较长，有时单发，但多数情况为肛管处的多数裂损。发病部位不局限于肛门前、后中位，在其他位置多见。有时两个裂损的边缘下互相沟通，形成穿凿性溃疡。裂损周围皮肤呈青蓝或青紫色，一般疼痛较轻微，病人一般是有肠道症状在前，之后出现肛门部溃疡，很少有哨痔相伴。

4.肛门湿疹

可出现肛门部的皮肤皲裂。肛门周围皮肤皱褶肥厚，皮褶之间可有长形裂损，表浅。这种裂损不发生于肛管部，而是在肛缘以外的区域，病人有肛门作痒及轻微疼痛。

5.肛门部下疳

由不正当性行为引起的肛门部皮肤溃疡称为“下疳”，有硬性和软性下疳之分。硬性下疳为梅毒性溃疡。梭形，位于肛门一侧，边缘硬韧突出，触诊时病人不很疼痛，有少许脓性分泌物，腹股沟淋巴结肿大，有时化脓。梅毒血清试验为阳性。软下疳为一独立的性病。溃疡梭形，柔软，边缘锐利，脓性分泌物较多，疼痛较明显，腹股沟淋巴结肿大。

六、治疗

肛裂治疗总则：通畅大便，消除裂疮。软化大便，保持大便通畅，制止疼痛，解除括约肌痉挛，中断恶性循环，促使创面愈合。初发肛裂：以润肠通便、止痛止血，促进裂损愈合为主，一般不必手术。慢性肛裂：久不愈合，有合并症时可手术治疗。

（一）一般治疗

1.纠正便秘，养成定时大便的习惯，临睡前喝 1 杯淡盐开水，有一定效果。早期较浅的新鲜肛裂，可服缓泻药，如液状石蜡，每晚 20ml，或内服成药果导片、麻仁滋脾丸等，使大便软化。

2.坐浴疗法 局部用 0.1%高锰酸钾温水溶液坐浴，每天 2～3 次，排便后进行更好，不仅可松解肛门括约肌，减轻疼痛，而且有利于裂口的愈合。或用马齿苋、苍术、侧柏叶、防风、五倍子、瓦松、甘草各 10g，葱白 5 根，煎水坐浴，浴后轻轻掰开肛门，涂生肌药膏或四环素软膏于肛门裂口。

患肛裂较久，则边缘组织老化、增厚，可用 10%～20%硝酸银涂灼裂口，涂后再用生理盐水洗涤，每日或隔日 1 次。慢性肛裂多需手术治疗。

（二）中医药治疗

1.中医辨证论治

(1)血热肠燥：大便二三日一行，质干硬，便时肛门疼痛，便时滴血或手纸染血，裂口色红，腹部胀满。舌偏红，脉弦数。

治则：清热润肠通便。

方剂：凉血地黄汤合脾约麻仁丸。

(2)阴虚津亏：大便干结，数日一行，便时疼痛点滴下血，裂口深红。口干咽燥，五心烦热。舌红，苔少或无苔，脉细数。

治则：养阴清热润肠。

方剂：润肠汤。

(3)气滞血瘀肛门刺痛明显，便时便后尤甚。肛门紧暗。舌紫黯，脉弦或涩。

治则：理气活血，润肠通便。

方剂：六磨汤加红花、桃仁、赤芍等。

2.外治

外治法有熏洗法、敷药法、腐蚀疗法、烧灼疗法、封闭疗法、扩肛疗法、挂线疗法等，根据不同的情况选择应用。

(1)早期肛裂：可用生肌玉红膏蘸生肌散涂于裂口，每天 1～2 次。每天便后以 1∶5 000 高锰酸钾液坐浴，也可用苦参汤或花椒食盐水坐浴，有促进血液循环、保持局部清洁、减少刺激的作用。坐浴疗法是中医传统特色之一，发展到现在，市场上已有各种各样的坐浴仪，应用非常方便。我院应用自制制剂——肛肠Ⅱ号洗剂(由黄柏、马齿苋、透骨草、川椒、冰片等组成)治疗肛裂，有较好的临床效果。

(2)陈旧性肛裂：可用七三丹或枯痔散等腐蚀药搽于裂口，2～3 天腐脱后，改用生肌白玉膏、生肌散收口。或用 5%石炭酸甘油涂擦患处后，再用 75%乙醇擦去。另外，可选用封闭疗法，于长强穴用 0.5%～1%普鲁卡因 5～10ml 作扇形注射，隔天 1 次，5 次为 1 个疗程；亦可于裂口基底部注入长效止痛液(亚甲蓝 0.2g，盐酸普鲁卡因 2g，加水至 100ml，过滤消毒)3～5ml，每周 1 次。

（三）其他疗法

1.可逆性化学性内括约肌切开术

肛裂可能是缺血性溃疡，作为一种有效疗法，当然要能够解决"局部缺血——括约肌痉挛——加重缺血"这一恶性循环；通常靠内括约肌切开术或扩肛术，但是这些手术可能引起约 30%患者肛门失禁，造成永久性内括约肌伤害。

据论据证明，含氮氧化物(NO)是一种能使内括约肌松弛的抑制性神经介质，硝酸甘油(CTN)便是一种人们熟知的 NO 供体，局敷可降低肛压(MARP)，故有人称之为"化学性括约肌切开术"。

许多临床试验均证实，局敷 CTN 软膏对 2/3 以上需要手术的慢性肛裂患者是有效的，与手术性括约肌切开术相比，化学性括约肌切开术是可逆的，不会造成自制功能的长期损害，尽管停药后有复发的危险，但是这些复发再用 GTN 软膏治疗又可痊愈，特别是括约肌切开术后复发需再次手术治疗者，更为适用。

2.钙通道阻滞药

钙通道阻滞药通过阻断慢 L-型钙离子通道，可以引起平滑肌松弛。Chrysos 等于 1996 年首先证实，舌下含服硝苯地平可以降低健康志愿者和括约肌高压患者的肛管静息压。一项研究中，15 例慢性肛裂患者每日口服 2 次 20mg 硝苯地平缓释剂，8 周时的治愈率为 60%。

3.肉毒杆菌毒素

肉毒杆菌毒素(BT)是一种由梭状芽孢杆菌产生的致命性物质，是一种与胆碱能神经末梢多个蛋白结合的多肽，能够防止乙酰胆碱囊泡相互融合，从而阻滞乙酰胆碱的释放。BT 对乙酰胆碱的阻滞是不可逆的，但神经元并不退化，当 3 个月后新的神经末梢再生后，其功能可以恢复。

最初描述的是外括约肌注射，认为通过抑制横纹肌的神经肌肉终板处乙酰胆碱的释放，起到降低括约肌收缩压的作用。注射 BT 后可出现短暂肛门失禁、血肿、肛周血栓、感染和脓毒症。此外，还有引起严重心脏和血压疾病的报道。由于括约肌注射的复杂性、疼痛和价格昂贵，BT 尚未广泛用于治疗慢性肛裂。

七、危害

肛门裂后由于肛门括约肌痉挛，可造成局部缺血，致裂口久不愈合成为慢性肛裂，也称陈旧性肛裂。一部分病人因疼痛剧烈惧怕解便，导致大便更加干燥而形成一种恶性循环；有的患者可出现精力难以集中、食欲下降、睡眠不好，甚则出现烦躁不安的精神症状，从而影响工作、生活、学习。若患肛裂日久可伴肛乳头肥大、哨兵痔，有的形成较深溃疡而发展成肛瘘。

八、预防

1.肛裂的主要病因是大便干燥，临厕努挣，肛门被坚硬的粪便撕裂，久之则形成慢性溃疡。因此，应保持大便通畅，干硬粪块形成后，不要努挣排出，可选用温盐水灌肠，或石蜡油灌肠，或用开塞露注入肛内，滑润排便。

2.及时治疗肛隐窝炎，防止感染后形成溃疡及皮下瘘。

3.妇女月经期应注意卫生，不要参加重体力劳动。妊娠期应多吃水果、蔬菜，防止便秘。生育时要注意保护会阴，不要撕裂会阴及肛门。

4.在肛门检查如肛门指诊、用肛门镜或其他器械时切忌粗暴用力，以防损伤肛管引起肛裂。

5.及时治疗克罗恩病、溃疡性大肠炎等肠道疾病，防止并发肛裂。

6.肛裂病人的生活调理　肛裂最主要的问题是大便干燥和排便困难。在护理上首先要解除精神顾虑，一些人害怕排便时的肛门疼痛就推迟排便时间，这样适得其反，因时间越长，大便越来越干，反而增加排便的疼痛。应养成定时大便的习惯，每天大便一次，粪便不会干、疼痛可减轻。同时可借助药物和食物来软化大便，减轻排便对肛门的扩张，亦可减轻排便时的疼痛。服泻药时要注意适量，量过多时，粪便过于稀薄，一日排便数次更会增加对肛门的刺激。同时，不能依赖药物来帮助排便，因药物都有一定的副作用，泻药一停大便就更加秘结，容易形成顽固性便秘，使肛裂越来越重。所以防治便秘不能依赖泻药，要以调理饮食为主，香蕉、牛梨、苹果、桃、杏、瓜类等水果，芹菜、韭菜、竹笋、茭白、青菜等蔬菜，有丰富的纤维素和维生素，每日适量选食可使大便柔软而容易排出，以便减少对肛裂创面的刺激，促进愈合。对刺激性食物如酒、烟、辣椒、榨菜、姜、蒜等应忌食或少食。

便后热水坐浴是防治肛裂的有效而简易的措施，肛裂者便后的长时间疼痛，主要是内括约肌痉挛所引起，用热水坐浴后通过热的物理作用可使痉挛缓解而使疼痛好转，这是一种行之有效的方法，但是肛门部一定要浸泡在热水里，既能解痛又可洗净肛门污物，如有条件采用药物熏洗坐浴效果更佳。

第三篇 中医妇产科

第一章 月经病

第一节 经期与重症肌无力

重症肌无力是指一种表现为神经肌肉间传递障碍的自身免疫性疾病。多数病人有胸腺改变，尤其是在经期更为严重。中医称为"痿证"。

一、临床表现与诊断

(一)临床表现

发病年龄多数在 20～40 岁，女性较多。按并发症可分为单纯重症肌无力型、妊娠合并重症肌无力型。也有在妊娠前发病者或在妊娠其间加重症状者，也可根据主要受累部位不同分为如下三型。

1.眼型

眼睑下垂，眼外肌麻痹而斜视。

2.延髓型

声音低，带鼻音，吞咽困难，饮水自鼻孔流出，咀嚼肌及面部表隋肌无力。

3.全身型

即全身横纹肌均可有不同程度受累，严重者因呼吸肌无力，出现呼吸咳痰困难而危及生命。

(二)诊断

根据受累肌群的元力表现为晨轻晚重，疲劳后加重，经休息后有恢复倾向，以及神经系统检查无异常发现等，即可诊断。

二、辨证施治

为了便于临床应用，将其病因病机与其临床表现结合分为肺热津伤、肝肾亏虚、湿热浸淫、瘀阻脉络及气虚脾滞五种。

(一)肺热津伤型

1.辨证

两足痿软不用，渐至肌肉消瘦，皮肤枯燥，心烦口渴，呛咳无痰，咽喉不利，小便短赤热痛，舌红苔黄，脉细数。

2.施治

甘寒清肺，清热润燥。

3.方药

清燥汤：麦冬、桑皮、桑枝、银花藤各 10 g，生地 15 g，条芩 10 g，泽泻、太子参各 6 g。每日 1 剂，水煎 3 次服。

加减：咽喉不利者加玄参、板蓝根各 10 g，以清咽利喉；下肢干燥者加黄精 20 g，玉竹 10 g，以润燥生肌。

(二)肝肾亏虚型

1.辨证

毒性急燥，心情抑郁，腿胫大肉渐脱，膝胫痿弱不能久立，甚至步履全废，腰脊酸软，口燥咽干，头昏目眩、舌质红绛，脉象细数。

2.施治

滋阴清热，补肾肝肾。

3.方药

虎潜丸加味：龟板(先煎)，知母、熟地、枸杞、花粉、锁阳各 10 g，黄柏 6 g，牛膝、玄参、山药各 15 g，白芍 12 g。每日 1 剂，水煎 3 次服。

加减：腰脊酸软者加巴戟天、枣皮各 10 g；心情抑郁者加柴胡、郁金各 10 g，以疏肝行气。

(三)湿热浸淫型

1.辨证

肢体逐渐出现痿软无力，以下肢为常见。或兼见微肿，手足麻木，顽痒，扪及微热，喜凉恶热、身重面黄，胸脘痞闷，小便赤涩热痛，舌苔黄腻，脉濡数。

2.施治

清热化湿，滋阴护肌。

3.方药

加味二妙散：黄柏、苍术、牛膝、防己、茯苓、泽泻、萆薢、龟板(先煎)各 10 g，黄芩 6 g。每日 1 剂，水煎 3 次服。

加减：麻木，顽痒者加黄芪、防风各 10 g，以固气熄风；胸脘痞闷者加姜厚朴、枳壳各 10 g，以行气开胸。

三、辅助治疗

(一)成药方

1.补中益气丸(适用于中气不足型)。

2.六味地黄丸(适用于肝肾阴虚型)。

3.健步丸(适用于精血不足型)。

4.人参滋补膏(适用于肝肾阴虚，精亏血弱型)。

5.二妙丸(适用于湿热阻滞型)。

(二)验方

1.黄芪 120 g，大枣 50 枚。水煎服，每日 1 剂，10 天为 1 个疗程，有效时可连服数月。

2.党参、白术、茯苓、山药、当归各 10 g，炙黄芪 12 g，陈皮 6 g，炙甘草 3 g，红枣 5 枚。水煎服。

3.生地 15 g，山药、茯苓、党参、麦冬、菟丝子、白芍、当归各 10 g，山萸肉、泽泻、丹皮、枸杞子各 6 g。水煎服。

4.党参 25～50 g，白术 20～30 g，生黄芪 40～100 g，升麻 15～20 g，柴胡 20～40 g，

熟附子片 25～150 g，葛根 20～50 g，当归身 20～40 g，陈皮 15 g，麻黄 10～15 g，炙甘草 10 g。水煎服，每日 1 次，2 次分服。

(三)体针疗方

主穴取足三里(双)，三阴交(双)、内关(双)、曲池(双)、百会、太阳(双)、颧骨(双)、风市(双)穴。配穴：眼睑下垂加鱼腰(双)、咀嚼无力加颊车(双)、地仓(双)穴。手无力加肩髎(双)、外关(双)穴。腰酸加脾俞(双)穴。每次取主穴 2 个，配穴 2 个，留针 5 分钟、用补法。针后加灸百会、足三里穴，丰隆穴采用烧山火手法(烧山火手法：采用三进一退，一进三飞。术者右手持针，左手拇食二指按穴，将穴孔分为天、人、地三部。初起将针刺致天部，右手拇指向前连续飞 3 次或 9 次，以催其气至，即将针插至人部，操作方法与天部同。然后即将针急插至地部，仍按天部之操作方法，飞毕候到针下气至沉紧时，用针尖拉着有感应之部位，则急插慢提 3 次，促其产生热感放散传导。手法用毕，随其吸气将针拔出，急扪穴孔。如见到皮肤热感或出汗则不必再针。)，以全身热感为度。30 天为 1 个疗程。

(四)耳针疗方

取胃、脾、肝、心、肺、大肠、小肠、肾、皮质下、子宫皮质下、内分泌、腰椎臀质皮下穴。找准穴位后以针柄用力按压，再以酒精消毒。左手固定耳壳右手以一寸或半寸长的不锈钢毫针垂直进针，进针深度以针刺软骨，不刺穿对面皮肤为度。留针多数在 15～30 分钟，但久留针较好。起针时随手带干棉球一个，以备万一针眼出血。6 次为 1 个疗程，1 个疗程后可休息 1 天，再行第 2 个疗程。

(五)针挑疗方

部位选在压痛点或过敏点(天应穴)上。选好部位后进行严格消毒(包括术者双手)，用三棱针深挑病人皮下组织纤维，一次挑断 3 根，挑后用碘酒消毒。1 个月后再选天应穴，3 次为 1 个疗程。

(六)点穴疗方

取颧骨、内关、足三里、肾俞、血海、大椎穴。手法：①平揉法：用手指在穴位上"按动"和"摩动"两者互相结合的动作，平揉一个圆圈为 1 次，一般以 50～100 次为标准。②压放法：用中指在穴位下压，使指端在皮肤水平之下，压下再放，放后再压，一压一放为一次，一般以 50～100 次为标准。

(七)外治方

1.桂枝、陈皮、白附片各 50 g，菖蒲 30 g，共研细末，瓶装备用。每次 30 g，用鸡蛋清和匀，外敷神阙命门穴上，每天换药 1 次。此法可疏通任督经络。用外敷疗法的病人，要保持药的温度，夏天应能在 15℃以下，冬天要在 40℃以上。以免影响药效。

2.桂枝、麻绒、防风各 20 g，碎补 30 g。每天用 1 剂，煎 3 次去渣洗澡，每天 1 次。此法可通经活络。

3.桂枝、陈皮、白附片各 50 g，菖蒲 30 g，共研细末，瓶装备用。每次 30 g，用鸡蛋清和匀，外敷神阙命门穴上，每天换药 1 次。

4.桂枝、麻绒、防风各 20 g，补骨脂 30 g。每天用 1 剂，煎 3 次去渣洗澡，每天 1 次。

(八)食疗方

1. 人参 6 g，山药 30 g，茯苓 20 g，粳米 100 g。人参、山药、茯苓研为细末，与粳米加水煮粥。一次吃完(适用于脾气虚弱型)。

2. 黄芪 30 g，人参 6 g，大枣 50 g。煎水，分 2～3 次饮完。本方以黄芪、人参补脾益气，大枣补脾益血(适用于脾气虚弱型)。

3. 制首乌 60 g，枸杞子 15 g，猪肝 200 g。制首乌、枸杞子煎水取浓汁；猪肝切片，用豆粉、盐、醋、白糖、酱油拌匀，用植物油炒熟，放入前汁及葱、姜。分 2 次服(适用于肝、肾阴虚型)。

4. 人参 30 g，黄芪 100 g，胎盘粉 20 g，枸杞子 60 g。人参、黄芪、枸杞子加水煎取浓汁，下胎盘粉搅匀。每次服 10 ml(适用于肝肾阴虚型)。

5. 山药 30 g，菟丝子 10 g，粳米 100 g。菟丝子捣碎，煎水取汁，山药研成细末；与粳米共煮粥，粥熟加白糖。一次吃完(适用于脾肾阳虚型)。

6. 羊肉 250 g，白附片 10 g，山药 30 g，生姜 25 g。白附片加水先煎，羊肉洗净、切块，与山药、生姜、附片一同炖至肉烂熟，以盐调味。分 2～3 次吃完(适用于脾肾阳虚型)。

第二节 围手术经期综合征

妇女一般在 45～52 岁左右月经停止，称为"经断"或"绝经"。有些妇女经断前后可出现一些综合性的病症，如精神倦怠，烦躁易怒，头晕耳鸣，失眠健忘，颜面烘热，腰背疼痛或浮肿便溏，皮肤麻木，或有蚁行感，甚则情志异常，惊恐猜疑，伴有月经紊乱，性欲低下等。这些证候往往或多或少、轻重不一地综合出现，有的可延续二三年之久。称为"经断前后诸证"，也称"更年期综合征"。

将近绝经期的妇女，卵巢功能开始衰退，可出现垂体功能暂时亢进，促性腺激素、促甲状腺激素、促肾上腺皮质激素等分泌增多，引起内分泌系统功能失调，影响新陈代谢，使心血管系统紊乱，植物神经系统失调等所表现的错综复杂的症状。一般妇女能逐渐适应度过，但因体质差异，有部分患者，症状较为严重，甚至影响正常的生活和工作，需要适当治疗，以便顺利度过此阶段。

一、临床表现与诊断

(一)临床表现

病人出现的症状从生理上分析归纳有下列四个方面。

1. 心血管症状

(1)由于血管神经功能障碍，特别是颈部交感神经功能亢进，患者可能有阵发性面部潮红，头颈部胀热。血管神经功能障碍为绝经期症候群的典型症状，它可在任何时候，尤其在心情激动时出现。多伴有出汗或畏寒，使患者烦躁不安。

(2)有心悸、心律不齐、血压升高，但不稳定，心前区不适，甚至出现绞痛。

2. 神经精神症状

(1)情绪多不稳定，较易激动，精神紧张，常影响睡眠。

(2)有皮肤麻木感、刺痒、蚁行等异常感觉，或头部关节胀痛，腰背酸痛等。

(3)有些患者，出现眩晕、耳鸣、呕吐、精神不集中、困倦、记忆力减退等症状。

3.代谢障碍

(1)因脂肪代谢失常所致的肥胖，脂肪堆积以腹腰部、髋部、臀部最为明显。

(2)因糖代谢失常所致的糖尿或血糖增高。

(3)因水盐代谢失常而致的潴留性水肿。

(4)因钙磷代谢失常而致的骨质疏松症。

4.泌尿生殖系统及第二性征变化

(1)随着卵巢功能消失，子宫内膜萎缩，月经骤减或逐渐停止，有些患者在停经前出现不规则阴道流血，应予重视，其中最重要的是应与子宫内膜腺癌鉴别。

(2)乳房及乳头萎缩，阴毛及腋毛脱落、变稀，外阴或阴道萎缩，分泌物减少，黏膜枯干，易发生裂伤、溃疡，引起老年性阴道炎，造成性交困难。

(3)盆底及阴道周围组织松弛，易发生子宫或阴道壁脱垂，或因括约肌松弛而出现尿失禁及大便失禁症状。

(二)诊断

本病诊断须结合病史、年龄、月经情况及临床症状、体征，排除其他疾病，即可诊断围绝经期综合征。

1.发病年龄一般在 45~55 周岁女性绝经前后。

2.有月经紊乱，潮热面红，烘热汗出，情绪激动，情志异常，皮肤感觉异常等症。

二、辨证施治

妇女年近五旬，肾气渐衰。冲任方虚，精血不足，天癸渐竭，属正常生理变化。但有些妇女由于素体差异及生活环境等影响，不能适应这一阶段的生理过渡，使阴阳二气失衡，脏腑气血不协调，因而出现一系列证候。

本病以肾虚为主。有的偏于阴虚，有的偏于阳虚或阴阳两虚出现的不同证候，并可累及心肝脾。治疗上应以维持正气为主，清热不可过于苦寒，祛寒不可过于辛热，更不可妄用克伐。所以治疗必审阴阳盛衰，分别选用滋阴或温养肝肾或补益心脾等法，以平衡阴阳，调和气血，病可渐愈。

(一)肝肾阴虚型

1.辨证

头晕耳鸣，腰酸腿软，五心烦热，失眠多梦，口燥咽干，心烦易怒，烘热汗出，皮肤有蚁行感，经来量多，或漏下淋漓，口干便结，尿少色黄，舌红少苔，脉细数。

2.施治

滋养肾阴，佐以潜阳。

3.方药1

左归饮加味：熟地、淮山各 20 g，枸杞、茯苓、山茱萸、炙甘草、制首乌、龟板、龙骨、牡蛎、白芍各 10 g。每日 1 剂，水煎分 3 次服。

4.方药2

知柏地黄丸合天王补心丹加味：西洋参(另煎兑服)8 g，玄参 12 g，天冬 12 g，熟地 10 g，山茱萸 12 g，知母 10 g，黄柏 10 g，丹皮 10 g，川牛膝 10 g，浮小麦 30 g，酸枣仁 15 g，桑寄生 10 g。

5.方药3

知母 12 g，黄柏 12 g，熟地 10 g，山药 8 g，山茱萸 8 g，丹皮 10 g，泽泻 8 g，茯苓 6 g。

6. 加减

若皮肤瘙痒者，加蝉蜕 10 g，防风 10 g，白鲜皮 8 g；头目眩晕者，可酌加天麻 10 g，钩藤 10 g，石决明 10 g(或加牛膝 10 g，桑寄生 10 g)，以引血下行。

(二)脾肾阳虚型

1. 辨证

面色晦暗，精神委靡，倦怠乏力，形寒肢冷，膝腰酸痛，纳呆腹胀，阴部坠胀，大便溏薄，溲多或经行量多，崩中暴下，色淡或黯，有块，面浮肢肿，夜尿频或失禁，带下清稀，舌淡或胖嫩、边有齿印，苔薄白，脉沉细无力。

2. 施治

温肾扶阳，佐以温中健脾。

3. 方药 1

右归汤加味：熟地、山药各 20 g，枸杞、山茱萸、炙甘草、附片各 10 g，肉桂 8 g。每日 1 剂，水煎分 3 次服。

加减：若肾阴阳俱虚，错杂并见，时而见畏寒，时而烘热汗出，头晕耳鸣，腰酸乏力，舌苔薄脉细，治宜补肾扶阳，益养冲任，方用肾阳汤加味：熟地、枸杞、巴戟天、龟胶(烊化)各 20 g，附片、肉桂各 10 g。每日 1 剂，分 3 次服。

4. 方药 2

熟地黄 15 g，炒淮山药 12 g，枸杞子 12 g，鹿角胶 6 g，制菟丝子 10 g，杜仲 10 g，山茱萸 10 g，当归 10 g，肉桂 8 g，制附子 8 g。

加减：若经量过多者，去当归、肉桂，加补骨脂 10 g，艾叶炭 2.5 g，以温经止血；若大便溏泄者，去当归、鹿角胶，加补骨脂 10 g，肉豆蔻 10 g，以补肾助阳、温脾止泻；食少腹胀者，加砂仁 10 g，陈皮 10 g，以和中醒脾；夜尿多者，加益智仁 10 g，桑螵蛸 10 g，以温肾缩小便；白带清稀量多者，加金樱子 8 g，芡实 8 g，生牡蛎 20 g，龙骨 20 g，以固涩止带。

三、辅助治疗

(一)成药方

1. 知柏地黄丸、杞菊地黄丸、更年安(适用于肝肾阴虚型)。

2. 丹栀逍遥丸、平肝舒络丸、七制香附丸(适用于肝气郁结型)。

3. 天王补心丹、枕中丹、神经衰弱丸、交泰丸(适用于心肾不交型)。

(二)验方

1. 栗子 25 g，枸杞子 15 g，羊肉 60 g。羊肉洗净切片，栗子去壳和枸杞子一起放入沙锅加水，文火炖煮至羊肉烂熟，调味后即可食用。

2. 莲子 30 g，龙眼肉 15 g，白糖适量。将莲子水浸去心，与龙眼肉同加水煎煮至熟，调入白糖即可，每日 1 剂，晚上温服，喝汤、吃莲子、龙眼肉。

(三)体针疗方

1. 取穴

神门、内关、三阴交、太溪、太冲、心俞、肝俞、脾俞、肾俞。每次选 3～4 穴，中等刺激，留针 20～30 分钟。

2. 取穴

肾俞、三阴交、太溪、太冲、百会、涌泉、四海。每次取 3～4 穴，针刺补泻兼施，并作随证随经加减选穴，以调理阴阳。

(四)耳针疗方

1. 取穴神门、内分泌、交感、子宫、肝阳、皮质下。每次 3～4 穴，留针 20～30 分钟，亦可作耳针埋置法。

2. 取卵巢、内分泌、神门、交感、皮质下、心、肝、脾穴。每次取 3～4 穴，中等刺激，隔日针刺 1 次，或耳穴埋针。

(五)穴位封闭方

取三阴交，阴陵泉穴，每次用当归注射液 1 支。穴位取准后，作常规消毒，将药液刺入穴位中，得气后推药。每天 1 次，7 次为 1 个疗程。

(六)食疗方

1. 枸杞子 30 g，瘦猪肉 100 g，油、盐、酱油、淀粉各适量，爆炒至熟。1 日 1 剂。

2. 干姜 30 g，羊肉 150 g，二味共炖至羊肉熟烂，吃肉饮汤，食用盐等佐味。

3. 酸枣仁 30 g，粳米 60 g，先将枣仁小煎取汁与粳米共煮成粥。1 日 1 料，连服 10 天为 1 个疗程。

4. 用薏苡仁 30 g，莲子肉 30 g(去皮心)，煮成粥后加入桂花冰糖少许。用于治疗湿邪困脾的厌食、便溏、带下，或湿热上扰清阳而致的失眠、心悸等。

5. 猪心 1 只(约 500 g)，辰砂 1 g，隔水蒸熟食用。用于心血不足的失眠、心悸、心烦、健忘、多梦等。

6. 百合 20 g，酸枣仁 10 g，少许油，小排骨 200 g。百合洗净用温水浸泡 10 分钟。酸枣仁略用刀背压碎。排骨洗净，去血水，放入比电饭锅小些的锅中加入百合、酸枣仁后，加入 3 杯水放入电饭锅中，电饭锅内加入半杯水，煮至开关跳起，即可食用。

7. 银耳 10 g，百合 40 g，大枣 20 粒，冰糖适量。银耳洗净泡于清水中 10 分钟，使其膨胀，用刀去除其黄色之蒂头后，加两杯水放入果汁机打碎。百合挑选除去黑色或褐色之不新鲜者，用水搓洗，除去表面之杂质，再泡于清水中 1 小时后待用。大枣于水龙头下用水搓洗干净，待用。将打碎之银耳、泡开泡软，与百合、大枣及适量之冰糖一起放入炖锅中，先用大火煮沸后，改用小火炖煮至百合熟烂为止，即可上桌食用。冬天可吃热食，夏天放入冰箱作为冷饮。

8. 黑大豆 20 g，茯苓 20 g，薏仁 20 g，大米半杯，冰糖适量。

将黑大豆、茯苓、薏仁打成粉后加入大米煮成粥后，加入适量之冰糖即可上桌食用。

第三节　绝经后子宫出血

妇女自然绝经一年以上，又见阴道流血者，称为绝经后出血。中医学称之为"年老经水复行"，"妇人经断复行"。本病与过劳和情志不遂有关。经断复行现代医学称绝经后出血，若由生殖道恶性病变引起则预后不良，故对本病应高度重视。

一、临床表现与诊断

(一)临床表现

主要表现为绝经后的阴道流血，量或多或少，时间长短不定。可伴有阴部不适、接触性出血、白带异常、下腹坠胀、下腹部包块、低热、消瘦、尿频尿急、排尿困难等其他因良、恶性肿瘤导致的症状。

(二)诊断

详细询问病史，进行相关检查。泌尿系出血来自尿道，多伴有泌尿系阳性表现；肛裂、痔疮、下消化道出血均有相关阳性表现，不难鉴别。

1.询问病史

绝经一年后出现阴道流血史，既往有妇科炎症、恶性病史或雌激素药物服用史，同肘注意询问有无接触性出血、白带异常及其他疾病史等。

2.妇科检查

外阴、阴道呈老年性改变，阴道内可见血性分泌物，或黏膜充血、溃疡；宫颈、宫体萎缩变小，或可见宫颈糜烂、息肉，或下腹部一侧或双侧触及包块、子宫增大有结节。

3.辅助检查

宫颈细胞涂片可查找癌细胞，阴道细胞涂片可了解雌激素水平；诊断性刮宫可了解宫颈管及子宫内膜的病理变化。B超可见盆腔包块、积液及子宫内膜厚薄，官腔镜能提高确诊率，CT、MRI可协助诊断。

二、辨证施治

本病主要表现为经断后阴道出血。治疗时结合出血的量、色、质、出血时间、患者的年龄、体质、舌脉及全身症状进行综合分析，辨明虚、实、善、恶。

一般血色淡，质稀多属气虚；色鲜红或深红，质黏，多属阴虚；色红，质黏伴带下色黄，有味，多属湿热；色暗，夹有杂色带下，恶臭，多属湿毒。此外，出血年龄愈大，出血时间愈长，反复发作，伴下腹部肿块，低热等须排除恶变。

(一)肾阴虚证

1.辨证

绝经后阴道流血，量少，色鲜红，质稠，伴头晕耳鸣，腰膝酸软，口干咽燥，舌质红苔少，脉细数。

2.施治

滋阴清热，安冲止血。

3.方药

知柏地黄丸(《医宗金鉴》)加味：熟地黄 24 g，山茱萸 12 g，干山药 12 g，泽泻 9 g，茯苓去皮 9 g，丹皮 9 g，知母 60 g，黄柏 60 g。

加减：经血量多加女贞子、旱莲草；心烦易怒，口苦咽干加丹皮、栀子、川楝子、黄芩；夜尿多加菟丝子、构杞子、覆盆子、益智仁。

(二)脾虚肝郁

1.辨证

绝经后阴道出血，量少或淋漓不止，色淡质稀。头晕心悸，气短懒言，面目浮肿，神疲肢倦，食少纳呆，胁肋胀满，舌淡苔白，脉弦无力。

2.施治

健脾疏肝，安冲止血。

3.方药

安老汤（《傅青主女科》）：人参、生黄芪、土炒白术、熟地黄各 30 g.酒洗当归、山茱萸各 15 g，蛤粉、炒阿胶、炒荆芥各 3 g，酒炒香附、木耳炭各 15 g，甘草 3 g。

加减：兼有出血量多者，去当归，加炒艾叶、乌贼骨、炮姜炭、仙鹤草；小腹空坠加升麻；纳差便溏去熟地、阿胶，加山药、苡仁、陈皮、炒扁豆。

(三)湿热下注

1.辨证

绝经后阴道出血，色红，量较多，质黏稠，带下量多，色黄，质黏，味臭秽，或有阴痒，口干不欲饮，大便不爽，小便短赤。舌质红，苔白腻或黄腻。

2.施治

清热利湿，止血凉血。

3.方药

方易黄汤（《傅青主女科》）：炒山药、芡实、黄柏 6 g，盐水炒车前子 3 g，酒炒白果 10 枚(碎)。

加减：兼见心烦易怒加栀子、黄芩、柴胡；便溏加茯苓、泽泻；出血量多加侧柏叶、大小蓟。

三、辅助治疗

(一)成药方

1.人参归脾丸(适用于心脾两虚所致的心悸、多梦，肢倦乏力、食欲不振、崩漏便血、绝经后出血等疾病)。

2.知柏地黄丸(适用于阴虚火旺型)。

3.妇科止血灵(适用于肾虚型)。

4.固经丸(适用于各型)。

5.丹栀逍遥散(适用于肝郁脾虚型)。

(二)验方

1.白芍、龙牡各 30 g，乌贼骨、血余炭、艾叶炭、生蒲黄、旱莲草、女贞子、大小蓟、槐花、生地、茜草根各 10 g，水煎服，服 30 剂。

2.党参 12 g，白术 15 g，黄芪 30 g，丹皮 9 g，生地炭 9 g，阿胶 9 g，蒲黄炒、朱砂(研末冲服)各 9 g，川芎 6 g，三七研末冲服 3 g。日 1 剂，水煎 200 ml，分 2 次服。

3.生蒲黄 15 g，黄芪 20 g，牛角粉 15 g，仙鹤草 30 g。日 1 剂，每次 100ml，每日 2 次口服。

(三)体针疗方

1.血热者，取合谷、三阴交穴，用泻法，留针 15 分钟加电频流。

2.肾虚者，取肾俞、足三里穴，用补法，针后用艾条点燃温针。

3.脾虚者，取足三里、脾俞穴，用补法，留针 15 分钟，针后加灸。

4.血瘀者，取血海、合谷、太冲、肝俞穴，用泻法，留针 15 分钟。

(四)耳针疗方

取肝、脾、胞宫、内分泌、交感穴。找准穴位后，用龙胆紫作标记，以针柄用力按压，再以酒精和碘酒消毒，右手固定耳壳，右手以一寸或半寸长的毫针垂直进针，留针 15～30 分钟，6 次为 1 个疗程。

（五）点穴疗方

取气海、曲谷穴。手法：①平揉法：角手指在穴位上，"按劲"和"摩劲"两者互相结合的动作。按颈是重手按着肌肉不动，摩颈是轻手摩着皮肤不停，平揉一个圆圈为 1 次，一般以 50～100 次为标准；②压放法：用中指在穴位上向下压，使指端在皮肤水平之下，压下再放，放后再压，一压一放为 1 次，一般以 50～100 次为标准。

（六）脐疗方

1. 烟叶适量，生盐少许。将烟叶捣烂如泥，人生盐拌匀，用纱布包好，敷肚脐上，每日换药 1 次，连敷 3～5 次为 1 个疗程。用于妇女崩漏、更年期阴道流血不止。

2. 益智仁、沙苑子各 20 g，焦艾叶 30 g。前两味烘干，研为细末，过筛，取药末适量，用艾叶浓煮汁，熬调成膏。纱布包裹。敷脐部，胶布固定，每日换药 1 次，直至血止。

（七）食疗方

1. 黄芩 150 g，陈醋 250 g，粳米 100 g，冰糖适量，将黄芩加入陈醋中浸泡 10 日后，滤出焙干研末，再将粳米洗尽，加水适量，煮至米粥稠，入黄芩及冰糖调匀，每日早、晚各服 1 次，连服 5 日。

2. 乌鸡 1 只(500 g)，艾叶 20 g，黄酒 30 ml。将备好的乌鸡加艾叶、黄酒各适量、水 1 杯，隔水壶煮熟，吃肉喝汤或加盐少许以佐膳。

第二章　妊娠病

第一节　葡萄胎

葡萄胎是在胚胎发育过程中，绒毛膜的绒毛上皮细胞异常增生，并出现水肿变性，原有的纤细绒毛膨大成许多大小不等的水泡样物，相连成串，形似葡萄，故称葡萄胎。本病的发生率较高。

葡萄胎可分为两类：①完全性葡萄胎：整个子宫腔充满水泡状组织，无胎儿及其附属物，全为增生的滋养细胞。②部分性葡萄胎：有存活或已死的胚胎，胎盘绒毛部分有水泡状变化，部分滋养细胞增生。

一、临床表现与诊断

（一）临床表现

1. 闭经

绝大多数患者有闭经史。闭经多为 8～12 周或更长时间。

2. 阴道流血

表现为不规则阴道流血。一般多为持续性少量流血。有时可突然大流血。如在流出的血流中发现水泡状物，诊断即可明确。部分患者由于出血蓄积于子宫腔内，使停经时间延长。

3. 腹痛

当葡萄胎迅速增长，子宫迅速扩张时，可有阵发性腹痛，为子宫阵发性收缩所致。

4. 子宫增大异常

由于绒毛过度增生、水肿及子宫腔内积血引起。子宫常比正常妊娠月份为小，可能是由于绒毛退变成水泡状物，血块等已被排出所致。检查时，子宫常较正常妊娠时柔软，触不到胎体，子宫已超过 5 个月妊娠大小时，仍听不到胎心音。

5. 黄素囊肿

葡萄胎患者双侧卵巢黄素囊肿的发生率约为 25%～60%，如卵巢明显增大，妇科检查时常可摸及。如囊肿较小时，易被忽略。卵巢黄素囊肿一般不产生症状，偶发生扭转而致急性腹痛。

6. 妊娠高血压综合征

葡萄胎发生早期约有半数患者出现严重呕吐，少数在较晚时出现高血压、水肿、蛋白质，极少数患者可发生子痫。

7. 贫血与感染

由于反复出血常导致患者贫血。又因抵抗力下降，子宫颈口开放，阴道内致病菌乘机而入，易造成感染。

（二）诊断

典型的葡萄胎诊断多无困难，当症状不典型时，可做下列辅助检查。

1.绒毛膜促性腺激素测定

(1)生物测定法(雄蟾蜍试验):正常妊娠时尿内 HCg 浓度(以稀释度表示)随妊娠时间而升高,至妊娠 7~11 周时达最高峰,但稀释度一般在 1:512(原尿稀释 10 倍)以下,至 12 周后尿内 HCg 浓度即迅速下降,至 14 周后一般不超过 1:32(原尿稀释 5 倍)。葡萄胎时,尿内 HCg 浓度常高于 1:512,且持续不下降或下降明显。

(2)羊水红细胞凝集抑制试验:正常妊娠 40 天时,HOg 水平在 5 000 IU/L;60~70 天时为高峰,可达 8~32 万 IU/L;妊娠 80 天后迅速下降;100 天后一般不超过 5 000 IU/L。葡萄胎患者尿 HCg 含量浓度为 2 300 14 000 μg/L,妊娠 60~70 天达最高峰,以后迅速下降,妊娠 4 个月的平均值为 6 700 μg/L。葡萄胎时都处于高值范围或超出正常妊娠水平。

2.超声检查

在 A 型超声中子宫内无胎心波及半水平段,而显有密集的中、低小波。B 型超声可见子宫区内充满长形光片,如雪花样影,无胎体影像。

3.胎心测听仪检查

正常妊娠时,于妊娠 7~8 周后,利用多普勒超声检查可听到胎心音,葡萄胎时只能听到一些子宫血流杂音。

4.X 线检查

正常妊娠 20 周后,下腹 X 线摄片可见到胎儿骨骼。如果子宫体大于 20 周妊娠,见不到胎儿骨骼,应考虑葡萄胎。因 X 线对人体有害,故目前已很少应用。

二、辨证施治

本病中医认为主要与正气虚弱、脏腑失调、气血不和有关,常因伤于风冷或七情郁结,气机不畅;或气滞血瘀,痰湿不化,凝滞胞络所致。

(一)气滞型

1.辨证

下腹胀痛,子宫肿大异常,腹痛甚剧有矢气,或上或下,推之可移,脸色苍白,舌薄白,脉沉弦。

2.施治

行气导滞,活血消瘕。

3.方药

大七汤加味:三棱、莪术各 10 g,青皮、陈皮、藿香各 6 g,桔梗 9 g,肉桂 3 g,益智仁 6 g,香附 8 g。甘草 3 g。每日 1 剂,水煎 3 次服。

加减:血偏虚弱加当归、川芎各 10 g,以养血行气;脸色苍白者加人参 5 g,党参 10g,督气摄血;头昏者加钩藤、天麻各 10 g,以熄头目风邪,服 3 副后葡萄胎不下者,可结合针灸通经下胎,腹痛甚者可配合按摩以柔腹止痛。用此方,葡萄胎在腹可以导下;已下而舌质紫,血水带黑色者服之,可以散瘀血。

(二)血瘀型

1.辨证

下腹肿块,逐渐增大,固定不移,疼痛拒按,肌肤不润,腋下有瘀斑,月经闭阻,或不规则的阴血漏出,脸色苍白,脉虚滑。

2.施治

活血散结、破瘀消癥。

3.方药1

桂枝茯苓丸加味：桂枝、茯苓各 10 g，赤芍 12 g，丹皮、桃仁、京三棱、莪术各 10 g。每日 1 剂，煎 3 次服；或用 8 剂烘干，共研细末，炼蜜为丸，每次服 10 g，每日 2 次，饭前服温水送下。

加减：腋下紫斑甚者加生地、旱莲草各 10 g，以凉血止血；血虚甚者加当归、川芎各 10 g，以补血养血；头昏者加钩藤、天麻各 10 g，以熄头目风邪。

4.方药2

少腹逐瘀汤加味：当归 15 g，赤芍 15 g，川芎 10 g，小茴 10 g，肉桂 10 g，蒲黄 15 g，牛膝 15 g，益母草 30 g，白花蛇舌草 30 g，红花 15 g。

加减：血瘀重者，可加三棱 15 g，莪术 15 g；恶心呕吐甚者，可加姜竹茹 15 g，姜半夏 15 g；伴气血虚弱者，可加党参 20 g，黄芪 25 g，白术 15 g；腹痛者，可加白芍 20 g。

三、辅助治疗

1.成药方

大黄䗪虫丸、桂枝茯苓丸。

2.体针疗方

选取阿是穴围刺，肾俞、关元俞、秩边，承山用热补法，不留针，针治 10 次。

3.耳针疗方

取膀胱、大肠、小肠穴及过敏点。找好穴位，做好穴位消毒，用皮内针埋藏于穴位上，盖以胶布，每 3 天换针 1 次，6 次为 1 个疗程。

4.食疗方

(1)枸杞、薏苡仁各 20 g，大米 60 g。煮粥食用，具有补肾、健脾、清热之功。

(2)薏苡仁、半枝莲、白花蛇舌草各 30 g。煎水代茶饮，每日 1 剂，有抗癌防癌功效。

第二节　胎盘早剥

妊娠 28 周后或分娩期，正常位置的胎盘在胎儿娩出前部分或全部从子宫壁剥离称为胎盘早剥。重症者的临床表现为突发性剧烈腹痛伴少量阴道流血，子宫板硬，胎心不清，很快进入休克状态。本病为妊娠晚期的一种严重并发症，往往起病急，进展快，如抢救不及时可威胁母子生命。该病的发生可能与下面几种因素有关：①血管病变：如重度妊高征、高血压，慢性肾炎等；②机械性因素：外伤，羊水过多破膜时羊水突然流出，子宫静脉压突然升高等。

一、临床表现与诊断

(一)临床表现

1.大多数有妊高征，高血压，慢性肾炎或外伤等诱因。

2.妊娠晚期突然发生剧烈腹痛，伴胎动加快或消失。

3.阴道流血，轻型以外出血为主，多见于分娩期，症状轻。重型以内出血为主，可引起子宫胎盘卒中，阴道流血少或无，可有血性羊水。

4. 重型者症状与出血量不成比例，患者短期内进入休克状态。

5. 轻型者体征不明显，重型者子宫板硬、压痛明显，子宫大于孕月，胎心音不清或消失.

6. 超声波检查可提示有胎盘后血肿，并可作胎盘定位而与前置胎盘鉴别。其特点是晚期妊娠突然发生腹部持续性疼痛，伴有或不伴有阴道流血。其严重程度依胎盘剥离面积的大小和出血的多少而不同，可分为以下两种情况。

(1)轻型：主要表现为患者突然发生轻度腹痛，同时有少量阴道流血，多见于分娩期。此型多为显性出血，腹部检查时，腹壁较紧张，如胎盘剥离处在子宫前壁，则该处有触痛，可能摸清胎位，可能听到胎心，每当子宫收缩时，阴道的流血量增多。全身一般情况较好，其贫血程度与失血多少呈正比。产后检查胎盘剥离面一般不超过 1/3，母体面边缘有血凝块，去掉血块，胎盘表面有压迹。

(2)重型：患者突然发生难以忍受的持续性剧烈腹痛和腹胀，并自觉腹部较前胀大。阴道可能无或有少量流血，但贫血程度与外出血的多少不成正比。此型以隐性出血为主。腹部检查时，子宫张力大，常大于正常妊娠月份。子宫收缩与间歇交替不明显。严重者往往子宫硬如板样，全腹有明显触痛，胎盘附着处更剧烈。若胎盘附着于子宫后壁，可无压痛，胎位摸不清，胎心听不到，患者很快进入休克状态。此种情况多发生于合并重度妊娠高血压综合征等疾病的孕妇。

(二)诊断

1. 有妊高征、高血压、慢性肾炎或外伤史等诱因者在孕晚期突然发生剧烈腹痛，伴有胎动加快或消失。

2. 阴道流血量与休克等严重症状不成比例。

3. 子宫板硬，压痛，宫缩间歇期不放松，子宫大于孕月，胎位不清，胎心音消失。

4. 超声波检查可有胎盘后血肿。

5. 需与前置胎盘、子宫破裂、外科急腹症等鉴别。

二、辨证施治

本病主要由血管病变、官腔内压力骤然改变、外伤、脐带过短、全身疾病、仰卧低血压综合征等病因引起。

本病属祖国医学"妊娠胎动不安"、"妊娠小腹痛"、"妊娠大出血"等范畴，必须早期治疗。到了晚期必须中西医结合抢救。

(一)血热型

1. 辨证

素体阳气偏旺，受外感温邪后，则面红耳热，手心潮热，有时鼻血，胎已 6 月，常动不安，脸苍唇干，舌质紫红，小便短赤，脉象滑数。

2. 施治

清热凉血，解毒安胎。

3. 方药

生丹散加味：生地、丹皮、地骨皮、白芍、银花、连翘、黄芩各 10 g，甘草 6 g。每日 1 剂，水煎 3 次服。

加减：平时腹痛甚者加佛手、香附各 10 g，以行气止痛；胎动不安者加重白芍至 30 g，甘草至 10 g，艾叶 6 g，以酸甘安胎；发作较轻，若少量出血加蒲黄炭、侧柏炭各 10 g，以收敛止血；发作较重，若腹巨痛者配合针灸、按摩，以缓解宫体痉挛；若大出血必须配合西药抢救。

(二)气滞型

1.辨证

素体急躁，情志不畅，肝木失条，妊娠 6 月后胎动不安；妊娠晚期，腹胀甚剧，小腹游走性疼痛，脸苍唇干；晚期宫体早剥，逐渐出血，脉象沉滑。

2.施治

养血疏肝，行气止痛。

3.方药

逍遥散加味：当归、白芍各 10 g，柴胡 8 g，香附、丹皮、薄荷、枳壳各 10g，生姜 3 片。每日 1 剂，水煎 3 次服。

加减：平时腹胀甚者加腹毛、姜朴各 10 g，以行气消胀；腹痛甚者加青木香、乳香各 10 g，以行气止痛；发作较轻，若小腹疼痛者加檀香、沉香各 10 g，以降气止痛；小量出血者加妙地榆 10 g，犀角磨调，以凉血止血；发作较重，小腹剧痛者加针灸按摩，以通经活络；大出血者应中西医结合抢救。

(三)气虚型

1.辨证

素体虚弱，身疲无力，怀胎六月，胎仍不动，到了晚期，腹肚胀大，足肿至腹，脸色苍白，脉象虚滑。

2.施治

益气扶脾，补中固脱。

3.方药

补中益气汤加味：党参 15 g，黄芪、当归、升麻、柴胡、茯苓各 10 g，人参 5 g，陈皮 6 g。每日 1 剂，水煎 3 次服。

加减：胎动不安者加白芍 20 g，佛手 10 g，艾叶 5 g，以疏肝安胎；足肿甚者加茯苓、猪苓各 10 g，以利湿消肿；轻型腹痛者加香附 10 g，木香 6 g，以行气止痛；重型腹部剧痛者配合针灸、按摩，以通经活络；若大出血须中西医结合进行抢救。

胎盘早剥的病因病机，由血热、气滞、气虚逐步转变而来。但血热者，在妊娠初期就有脸红、耳热、手心潮热；气滞者在妊娠中期就有小腹游走性疼痛；气虚者在妊娠晚期就有足、腹皆肿，胎动迟迟。若能提早预防治疗，可防治胎盘早剥。上述的治疗方法，皆是妊娠期间发现先兆就及时治疗，其方在胎盘早剥也可应用，但必须中西医结合抢救。

三、辅助治疗

(一)成药方

补中益气丸、嗣育保胎丸、健母安胎丸、安胎益母丸、千金保孕丸。

(二)验方

1.党参 25 g，白术 15 g，熟地 25 g，当归 15 g，白芍 25 g，杜仲 15 g，陈皮 15 g，炙甘草 10 g。日 1 剂，水煎 2 次，取汁约 200 ml。每次 100 ml，每日 2 次，口服。

2.党参 25 g，白术 15 g，黄芪 30 g，茯苓 25 g，当归 15 g，川芎 10 g，熟地 25 g，

续断 15 g，白芍 15 g，香附 10 g，陈皮 15 g，杜仲 15 g，艾叶 15 g，甘草 10 g。日 1
剂，水煎 2 次，取汁约 200 ml。每次 100 ml，每日 2 次，口服。

（三）针灸疗方

1. 轻型腹痛取三阴交、天枢、合谷穴。平补平泻法，加平流电，留针 10 分钟。

2. 重型剧痛者取足三里、三阴交、合谷、隐白穴。用泻法，加平流电，留针 30 分钟。

3. 重型流血者取隐白、大敦、三阴交穴。用补法，加平流电，留针 10 分钟，灸百会。

（四）按摩疗方

按摩天枢、关元、气海、曲骨穴。按法：屈曲拇指或中指，以指关节背侧曲突部按之，
双手单手都可，须视所取部位酌用。摩法：

用手掌摩胸背脘腹，摩移于皮肤表面。力量要不轻不重，不缓不急。

（五）点穴疗方

取隐白、复溜、章门、大渊、膻中、百会，每穴平揉、压放各 100 次，用补法。点穴
次序由上而下，顺次点穴。

（六）食疗方

1. 豆豉 30 g，鹿角末 1 g。以水 200 ml 煮豆豉，取汁约 100 ml，加入鹿角末搅匀，
分 2 次服。

2. 生地黄（洗净切）1 200 g。将地黄捣取自然汁，每服用 7 分盏，酒 3 分盏，同煎稍
沸，稍热便服，日 2～3 服。

3. 南瓜蒂 10 个，米粉 300 g。将南瓜蒂放在瓦上炙灰存性，研成细末，将糯米或粳米
炒后研成米粉，与南瓜蒂末混合，用开水冲服 30 g。

4. 老母鸡 1 只，宰杀去内脏洗净，将枸杞 250 g，红参 15 g，黄芪 30 g，当归 15 g，
同入鸡中加水，用文火炖 3 小时，分 3 次饮汤食肉。连用 23 次。

5. 金樱子 100 g，蜂蜜 200 g。先将金樱子洗净，加水煎煮，2 小时后取汁，再加水煎
煮，如此反复 4 次，将 4 次煎汁混合继续煎熬至浓稠时，加蜂蜜拌匀，冷却后去上沫即可。
每次 10～15 g，每日 2 次，白开水调服。

第三节　妊娠失音

因妊娠而出现声音嘶哑，甚或不能出声者，称为"妊娠失音"。亦名"子瘖"。《素
问·奇病论》云："人有重身，九月而瘖，此为何也?胞之络脉绝也。何以言之?胞络者系
于肾，少阴之脉，贯肾系舌本，故不能言。治之奈何?无治也，当十月复。本病多发生在
妊娠晚期。

一、临床表现与诊断

（一）临床表现

本病主要特点是因妊娠而失音，并多在妊娠后期发生。

（二）诊断

妊娠八九个月，声音嘶哑，甚或不能出声，若因外感风寒而致音瘖者，必有外证，可
作鉴别。

二、辨证施治

（一）肺肾阴虚

1. 辨证诊断

妊娠八、九月，声音嘶哑，甚至不能出声，颧红，头晕耳鸣，手心灼热，心烦，或咽干，舌红苔少，脉细数。滋养肺肾。

2. 施治

滋肾益阴。

3. 方药

六味地黄丸（《小儿药证直诀》）加减：熟地黄 160 g，山茱萸（制）80 g，牡丹皮 60 g，山药 80 g，茯苓 60 g，泽泻 60 g，沙参 60 g，麦冬 60 g。

（二）肺脾气虚

1. 辨证诊断

声音重浊低沉，或不能出声，身体壮实，喉间有痰，咳咯不爽，胸闷不舒，大便不畅，舌苔薄腻，脉弦滑。

2. 施治

理气开音。

3. 方药

柴胡疏肝汤：柴胡 9 g，枳壳 4.5 g，白芍 9 g，川芎 4.5 g，制香附 9 g，炙甘草 3 g。

三、辅助治疗

（一）成药方

林氏清咽灵、失音散、清咽丸、六味地黄丸（片）。

（二）验方

1. 取鲜椿树皮 50 g，刮去外层粗皮，煎水服，每日 1 剂，连服 2～3 日可愈，适用于外感引起的声音嘶哑。

2. 黄花菜 50 g，用水 1 碗煎，调入蜂蜜适量，含在口里浸漱咽喉片刻，徐徐咽下，分 3 次服，主治声带劳累引起的失音。

3. 栀子花 5～7 朵（以花瓣洁白欲放者为佳），蜂蜜 250 ml。将栀子花浸泡于蜂蜜中，1 周后即为"栀子花蜜"。用时，取栀子花蜜 10～20 ml，加适量温开水兑服，每日早晚各 1 次，宜慢慢咽下。一般 1～2 次见效，3～5 次可愈。

（三）推拿方

选穴：涌泉、太溪、大中、照海、外关、曲池、手三里、哑门。可以采用揉搓涌泉滋肾法，敲击内踝益阴法，揪捏喉结豁痰法与揉压阳，明清热法。

1. 揉搓涌泉滋肾法

患者俯卧，医者用单拇指腹分别揉、压、搓两侧涌泉穴各 1 分钟。

2. 敲击内踝益阴法

患者仰卧，下肢屈膝外展，医者以多指快速轻揉内踝下跟骨内侧面；食、中、无名三指同时轻按太溪、大钟、照海 3 次，也可按和揉交替进行；改用双手侧支敲击以上部位，用力宜轻，时间略长。

3. 揪捏喉结豁痰法

患者正坐，颈部微后仰，医者食指屈曲，用其桡侧面和拇指腹，相对捏拿喉结上下任脉路线，拿中带颤，向前外方轻扯。

4. 揉压阳阴清热法

单拇指分别揉压手阳阴大肠经前臂段，轻取手三里、曲池。

(四)食疗方

1. 取青蒿干品 60 g 或鲜品 120 g，加清水 1 000 ml，武火急煎，或开水泡代茶饮，每日 1 剂，分 2～3 次内服。

2. 花生米(连内皮)60 g，加 1 碗水煮，开锅后用文火煨，熟了即可食用，可吃可饮，1 次食完，主治因外感引起的失音。

3. 食醋 250 g，鸡蛋 1～2 个，将醋盛在搪瓷器皿内煮鸡蛋，蛋熟后去皮再煮，15 分钟即可，醋、蛋一起服，可治声带发炎引起的失音。

第四节　妊娠或分娩后黄褐斑

黄褐斑是一种后天性黑色素沉着过度性皮肤病，发生于日晒部位并于日晒后加重。常见于妇女，从青春期到绝经期都有，但因妊娠或分娩后半年内不自然消退，需就医治疗。

一、临床表现与诊断

(一)临床表现

临床表现为黄褐色或淡黄色斑片，不规则形状，对称分布于面部，无炎症及鳞屑，无自觉症状。随季节、日晒、内分泌变化等因素减轻或加重，呈慢陛病程。凡七情内伤，肝郁气滞，饮食劳倦，妇人经血不调等均可致病。

1. 情志不遂

如肝气郁结、暴怒伤肝、思虑伤脾、惊恐伤肾等，皆可使气机紊乱，气血悖逆，不能上荣于面而生。

2. 劳伤脾土

凡饮食不节，劳倦过度，偏嗜五味，使中土转输失职，或土虚不能制水，水气上泛，气血不能濡煦而生斑。

3. 肾精受损

凡房室过度，久伤阴精，水亏不能制火，虚火上炎，颜面不得荣润而酿成褐斑。

(二)诊断

年龄多集中在 26～45 岁之间，妊娠或分娩后发病者，脉多属虚脉，故认为本病是以虚为主的病证，以气血阴虚为多。病位在心、脾、肾、肝。

二、辨证施治

妇女经妊娠分娩后，气血耗伤，肝肾亏损，加之繁重的家务工作多劳伤心脾，气血阴虚或气郁而结，络脉瘀滞，热与瘀亦是其中病理表现之一。

(一)肝气郁结型

1. 辨证

面色不华，斑疹黄褐，胸胁胀闷，月经不调，舌淡红，脉弦。

2. 施治

舒肝解郁。

3.方药

选柴胡疏肝散：柴胡 8 g，陈皮 6 g，川芎 10 g，枳壳 9 g，白芍 10 g，香附 9 g，炙甘草 5 g。

加减：胸闷乳胀加郁金、川楝子；口苦加龙胆草、栀子；瘀血重加大黄䗪虫丸。

(二)脾虚血瘀型

1.辨证

面色不润，斑疹灰褐，神疲纳呆，脘腹胀闷，舌淡，脉濡。

2.施治

舒肝健脾。

3.方药

选逍遥散加味：炙甘草 1.5 g，当归 3 g，芍药 3 g，茯苓 3 g，炒白术 3 g，柴胡 1.5 g，炒栀子 1.5 g。

加减：月经不调，加丹参、益母草；经来血块，加桃仁、红花；两乳胀痛，加青橘叶、青皮；腹胀便溏，加党参、炒山药。

(三)肝肾阴虚型

1.辨证

证属肝肾阴虚，脉络瘀阻，伴头晕耳鸣，烦躁不寐，纳呆口渴，脱发，月经超前，量多且有瘀块。舌淡苔白干，脉沉。

2.施治

治以滋补肝肾，活血通络。

3.方药

拟菟丝五白汤加味：菟丝子、生地黄、熟地黄、女贞子各 15 g，何首乌 12 g，白芍、旱莲草、当归各 10 g，阿胶、枸杞子各 9 g，水煎服。合并贫血者加党参、黄芪各 15 g，鸡血藤 30 g，补骨脂 9 g。

三、辅助治疗

(一)成药方

逍遥丸、六味地黄丸、排毒消斑胶囊。

(二)验方

1.熟地、山药各 20 g，山茱萸、丹参、菟丝子、肉苁蓉、茯苓各 15 g，丹皮、僵蚕各 10 g，红花、泽泻各 8 g，日 1 剂，水煎分 4 次服。

2.黑木耳 10 g，白木耳 5 g。将二耳共研细末，每次 5 g，每日 3 次，蜂蜜水冲饮，连续 1 个月。

3.枸杞子 100 g，生地 30 g。将杞子、生地焙干、研末、混匀，每取 10 g，每日 3 次，温开水或用白酒适量冲服，连续 1 个月。

4.胡桃 30 g，芝麻 20 g，牛乳、豆浆各 200ml，白糖适量。将胡桃仁、芝麻研为细末，与牛乳、豆浆混匀，煮沸饮服，白糖调味，分作 2 份，早晚各 1 份，每日 1 剂。

(三)外治方

1.瓜蒌瓤 90 g，杏仁 10 g，猪胰 1 具，捣研如泥，每晚涂于患处，连用 10 天。

2.白酒 500 g，鸡蛋 7 枚，将鸡蛋放入白酒中密封 7 日，每天用 1 枚，去壳捣烂如泥，外涂患处，连用 1 周。

3.用柿叶为原料，制成膏剂外涂。一般外用 45 g 左右可愈，少数严重者外用 135 g 左右可愈。

4.紫草 30 g，茜草、白芷、赤芍、苏木、南红花、厚朴、丝瓜络、木通各 15 g，加水 3 000 ml，煎沸 15～30 分钟，待温局部冲洗。

5.选用纯净无杂质的中药白芷 25 g，白附子 20 g，密陀僧 6 g，烤干后研末过筛调入雪花膏内，调配成55%浓度，消毒后装入瓶内备用。早晚各 1 次。

6.将当归、川芎、桃仁、红花、沙参、羌活、防风各 10 g，细辛 4 g，制成流浸膏加乳剂基质制成霜剂。首先洗面，后将霜剂涂擦于面部，采用按摩法轻柔按摩 10 分钟，然后用石膏粉倒模，每周 2 次，6 次为 1 个疗程。

7.密陀僧 20 g，研极细末，每晚取少许，用人乳汁调敷患处。

(四)食疗方

1.厚朴 15 g，香附 10 g，枳壳 15 g，川芎 6 g，猪肘 500 g，将上 4 味中药压碎，装入纱布袋，与猪肘共入沙锅中，加水适量，武火烧沸，撇去浮沫，再用文火煨至熟烂，去除药包，加入适量酒、盐、味精、酱油、糖等，再煨片刻，即可食用。

2.砂仁 5 g，橘皮 20 g，青皮 10 g，槟榔 20 g，玫瑰花 10 g，米酒 1500 ml。将前 5 味中药压成粗末装入纱布袋内，浸入米酒中，文火煮 30 分钟，加入少量冰糖，取出药袋，酒装瓶贮存，每服 15 ml，每日 2 次。

3.玫瑰花 10 g，鸡血藤 30 g，萼梅花 10 g，鸡蛋 2 只。加清水 3 碗同煮，蛋熟去壳再煮片刻，加少量白糖，饮汤吃蛋，每日 1 次。

4.淮山药 60 g，薏苡仁 30 g，猪肾 1 个，粳米 100 g，将猪肾剖开去臊筋，切碎；淮山药切成小块，同薏苡仁、粳米加清水煮粥，熟时加上少许盐、味精调味食用。每日 1～2 次。

5.生地黄 100 g，鲜淮山药 160 g，枸杞子 30 g，白鸭 1 只(去内脏，骨头)取鸭肉用盐、胡椒粉和米酒、葱、姜腌 1 小时左右待用。

生地黄装入纱布袋内，垫在盆底。将腌好的白鸭肉和淮山药均切成小丁块，与枸杞子和匀放在生地黄药袋上，添入清汤适量，上笼蒸 2 小时，去药袋服食，每食适量。

6.生苡仁 10 g，生芡实 12 g，生山药 25 g，赤小豆 15 g，莲子 15 g，扁豆 10 g，大枣 10 枚，粳米 100 g，加清水煮成稀粥，熟时加适量白糖调匀，再煮片刻，即可服用。

7.黑芝麻 30 g，桃仁 15 g，莲子 15 g(去芯)，白糖 25 g，牛乳 200 g，豆浆 150 ml，将黑芝麻、桃仁、莲子用水浸泡约 20 分钟，然后研末成浆，与牛乳、豆浆相混合，倒入锅中煮沸，加白糖搅匀取出即可饮用。每日 1～2 次。

8.当归、山楂各 10 g，白鲜皮、白蒺藜各 5 g。将诸药同置杯中，冲入沸水，密封浸泡 10～20 分钟后代茶饮用，每日 1 剂，连续 1 月。

第三章　产后病

第一节　产后自汗、盗汗

产妇于产后出现涔涔汗出，持续不止者，称为"产后自汗"。若睡后汗出湿衣，醒来即止者，称为"产后盗汗"。但不少妇女产后汗出较平时多，尤其于饮食。活动后或睡眠时为显，此因产后气血较虚，腠理不密所致，可在数天后营卫自调而缓解，可不作病论。

一、临床表现与诊断

（一）临床表现

产后自汗系白昼汗多，动则益甚，持续多日不止。产后盗汗系入睡周身歙歙汗出，醒后汗即止。

（二）诊断

1. 产后自汗系白昼汗多，动则益甚，持续多日不止。

2. 产后数日内，微有汗出，不属产后自汗范围。

3. 产后自汗应与产后中暑、产后发热等所致汗出相鉴别。

4. 产后盗汗系入睡周身津津汗出，醒后汗即渐止。

二、辨证施治

本病以产后出汗量过多和持续时间长为特点。据出汗时间之间以分盗汗、自汗。睡中汗出，醒来即止为盗汗。白昼汗多，动儿童甚者为自汗。临床尚有中暑，或发热等所致出汗，应据病史、病情缓急以及有无发热等症加以鉴别。本病着重在虚，但有气虚、阴虚之别。气虚自汗者，治当益气固表；阴虚盗汗者，治宜养阴潜阳敛汗。

（一）营卫不和型自汗

1. 辨证

常常汗出恶风，周身酸楚，时寒时热，常见于表虚之人而冒风受寒，或经常失眠者，遇情绪波动则汗出加重。脉缓，苔薄白。

2. 施治

调和营卫。

3. 方药

桂枝汤：桂枝9g，白芍9g，生姜3片，大枣4枚，炙甘草4g。每日1剂，分2次服。

（二）肺脾不足型自汗

1. 辨证

汗出恶风，平素易感冒，面白，疲乏，气短，活动后汗出较甚。舌质淡，脉细弱。

2. 施治

宜补益脾肺，益气固表。

3. 方药

玉屏风散：黄芪 180 g，白术 120 g，防风 60 g。研末为散，每次服 9～12 g，每日服 2 次。

（三）热滞于内型自汗

1. 辨证

常表现为蒸蒸汗出，口渴喜冷饮，面赤颧热，烦躁不安，或兼有发热，肢节疼痛，大便秘结。舌红苔黄，脉洪大。

2. 施治

清泄内热。

3. 方药

白虎汤：石膏 30 g，知母 9 g，炙甘草、粳米各 9 g。水煎。每日 1 剂，温服。

（四）心血不足型盗汗

1. 辨证

常表现为睡则汗出，醒则汗止，心悸少寐，面色少华，气短神疲。舌淡苔薄，脉虚。

2. 施治

补血养心敛汗。

3. 方药

柏子宁心汤：柏子仁 6 g，酸枣仁 9 g，远志 9 g，麦冬 9 g，当归 12 g，白芍 9 g，生地 12 g，黄连 1.5 g，茯神 12 g，党参 12 g，黄芪 12 g，甘草 3 g。水煎，每日 1 剂，温服。

（五）阴虚火旺型盗汗

1. 辨证

往往出现潮热盗汗，虚烦少寐，五心烦热，形体消瘦。女子月经不调，男子梦遗。舌红少苔，脉弦细数。

2. 施治

滋阴降火。

3. 方药

当归六黄汤：当归、生地、熟地、黄柏、黄芩、黄连各 6 g，黄芪 12 g。水煎，每日 1 剂，温服。

三、辅助治疗

（一）成药方

六味地黄丸、知柏地黄丸、玉屏风口服液（胶囊、颗粒）、复芪止汗冲剂。

（二）验方

1. 浮小麦 50 g，羊肚 200 g。浮小麦洗净，用纱布包好。羊肚用温水洗净，切块。二味一起放入锅内，加水适量煨汤，熟后捞出浮小麦，加调味即可。

2. 泥鳅 90 g，糯稻根 30 g。先将泥鳅宰杀洗净，用食油煎至黄色。另用清水二碗煮糯稻根，煮至 1 碗时，放入泥鳅煮汤，调味后食用。

（三）食疗方

1. 黄芪 15 g，羊肉 90 g，桂圆肉 10 g，淮山药 15 g。将羊肉用沸水稍煮片刻，捞出后即用冷水浸泡以除膻味；用沙锅将水煮开，放入羊肉和 3 味药同煮汤。食时调好味，可饮汤吃肉(适用于气虚产后自汗)。

2. 羊肚 1 个,黑豆 50 g,黄芪 40 g。将羊肚剖洗干净,细切,每用 100 g 与黑豆、黄芪共煮为粥,日服 2 次(适用于气虚产后自汗)。

3. 糯稻根 30 g,泥鳅 90 g。先将泥鳅宰杀洗净,用食油煎至金黄,用清水 2 碗煮糯稻根,煮至 1 碗汤时,放入泥鳅煮汤,吃时调好味,连汤带鱼同吃(适用于气虚产后汗出)。

4. 豆腐衣 2 张,鹌鹑蛋 8 个,水发香菇 2 只,火腿肉 25 g,调料适量。将豆腐衣撕碎,洒上少许湿水润湿,鹌鹑蛋磕入碗内,加盐少许,搅打均匀,香菇切丝,火腿切末,炒锅放火上,放入猪油,烧热,爆香葱花、姜末,倒入鹌鹑蛋翻炒至凝结,加水,烧沸,投入香菇,调入黄酒、精盐、味精,煮 15 分钟,下豆腐衣,撒上火腿末(适用于产后体虚自汗)。

5. 羊肚 1 个,糯米 60 g,红枣 5 枚。将羊肝洗净,糯米用水浸透,把糯米与红枣同放羊肚内,缝好口,放盆内隔水炖热,佐餐食用。食用时切开羊肚,调好味(适用于产后出汗过多,不能自止)。

6. 猪肚 1 个,黄芪 15 g,人参 3 g,粳米 50~100 g,莲实 30 g,小麦适量。将猪肚用盐搓洗干净,与小麦同煮至半熟,取出猪肚细切。诸药切碎,装入纱布袋。扎口,与猪肚加水同煮至熟烂,去药袋及猪肚,再下米煮粥,临熟入葱,调味随意喝粥吃猪肚(适用于产后气虚自汗食少)。

7. 猪肉、生姜、白蜜各 100 g,黄精 50 g。将生姜捣茸,煎取浓汁 100 g,与猪油、黄酒、白蜜同煎熬膏,每服 10 g,日 3 次(适用于产后体虚,畏风自汗)。

8. 猪肉适量,牡蛎粉、麦麸(炒黄)各等份。将猪肉洗净煮浓汤,2 粉调均,每取 3 g 调入猪肉汤内服食(适用于产后体虚自汗、盗汗)。

9. 甲鱼 1 只,川贝母 5 g,鸡清汤 1 000 g。将甲鱼切块,放蒸钵中,加入贝母、盐、料酒、花椒、姜、葱,上笼蒸 1 小时,趁热佐餐服食(适用于阴虚产后盗汗)。

10. 小麦仁 60 g,糯米 30 g,大枣 15 枚,白糖少许。将前 3 味洗净,共煮作粥,入白糖令溶,日 2 次(适应于产后阴虚盗汗)。

第二节　产后乳汁自出

妇女产后乳汁自出是由于气虚不能固摄,或肝火内积,迫乳汁讠溢,导致产后乳汁未经婴儿吮吸而不断自然流出者。

一、临床表现与诊断

(一)临床表现

在产后或哺乳期间,乳汁未经婴儿吮吸而自然流淌的现象。这种现象日常并不少见,多数也不属于病态。例如,乳母身体健壮,气血充足,乳汁充沛,乳房饱满,由于乳汁分泌过多而满溢自出者;或者已到授乳时间,而没能按时哺乳,以致乳汁自行溢出的;或断乳之时,乳汁一时难断而自出的,这些情况都属于生理现象,不做病论。如果乳汁自双侧乳头或一侧乳头滴沥而出,渗湿衣衫,但乳房松软不胀或稍感膨胀,乳汁往往不足以喂养婴儿的,便属于病态了。病态的乳汁自出也称为"漏乳"、"乳汁自涌",产妇常常伴见一些其他症状。

类似乳汁自出的现象如果发生在妊娠期间的,称之为"乳泣"。另外,有的闭经患者如果同时伴有乳汁溢出，乳量很少或挤压乳头时才可以挤出乳汁的，称为"溢乳闭经综合征"，多伴有不孕，属于月经病，其溢乳不是发生在产后，在时间上是很容易区别的。

(二)诊断

1.不在哺乳时，乳汁不经婴儿吮吸或挤压而自然流出。

2.流出的乳汁一般乳白色或黄白色，乳房无结块。

3.乳汁分泌过多，婴儿食量有限，而乳汁流出者不作病论。

二、辨证施治

脾虚不摄证的形成，大抵与乳母平素饮食不规律，或者劳逸失度，或者思虑过多等原因，导致脾(胃)虚弱，加之产程中失血耗气，更伤脾胃，以致不能摄纳乳汁，而自然流溢；肝经郁热证，则是由于素常情志抑郁，肝气不舒，以至郁久化热，加之产后情绪不快，或怒气伤肝，肝火太盛，从而使肝气疏泄太过，热迫乳溢，乳汁自出。以上两种证候中，前者属虚证，后者属实证，二者在临床的具体症状、治疗法则和选用的方药，也均有不同。

(一)脾虚不摄证

1.辨证

乳汁点滴自出，或随化随出，乳汁清稀，乳房柔软而无胀感，同时伴有面色苍白，精神疲倦，心慌气短，饮食减少，大便溏泻等症状，并见舌质淡红，苔少，脉细弱。

2.施治

补气养血、固摄止乳。

3.方药

八珍汤方加味：党参 20 g，白术、云苓、炙甘草、当归、白芍、五味子各 9 g，熟地黄、芡实米各 15 g。

加减：乳汁溢出较多者，再加黄芪 15 g，煅牡蛎 30 g(先煎)；大便溏泻者，可加白扁豆 30 g，肉豆蔻 9 g，藿香梗 6 g。

(二)肝经郁热证

1.辨证

乳汁自出，量少，但质较稠，乳房轻度胀痛，精神抑郁战烦躁易怒，口苦咽干，头晕头胀，小便黄少，舌质红，苔薄黄，脉弦牧。

2.施治

疏肝解郁、清热止乳。

3.方药

丹栀逍遥散方加减：丹皮、白芍、生地、夏枯草、钩藤15g，各 15 g，栀子、白术、茯苓各 9 g，煅牡蛎(先煎)30 g，柴胡30g，

加减：乳房胀痛有块者，再加连翘 9 g，瓜蒌、蒲公英各15g。

三、辅助治疗

1.成药方

夏枯草膏、小金丹、小金片、人参养荣丸、六味地黄丸、知柏地黄丸、逍遥丸。

2.验方

芡实 9 g，陈皮 6 g，茯苓 15 g。上三味加适量水煎汤，每日 1 剂，分早晚 2 次服。

香附子 9 g，益母草 12 g，芡实 18 g，大米 60 g。水煎，去渣取汁，入大米煮粥食

用。每日 1 剂,连服 3～5 剂。

3. 食疗方

(1) 麦芽煎,用麦芽 60 g,红糖适量,以麦芽煎汤后加入红糖,每日分 3～4 次服,可用于一般性乳汁自出,而无明显其他症状者。

(2) 也可用麦芽 60 g,蝉衣 6 g,白糖适量,水煎,滤去渣,日分 3～4 次服,也可用于一般性乳汁自出者。

(3) 羊乳 18 g,芡实 9 g,黄芪 18 g。上几味水煎服,每日 1 剂,连服数剂。

(4) 人参(或党参)9 g,粳米 60 g(微炒)。将人参(或党参)炖汤,粳米煮粥,混合服食。每日 1 剂,连服 2～4 剂。

第三节　产后痛风

产后出现肢体关节酸楚、疼痛,麻木、重着等,称"产后痛风"或"产后关节痛"。

一、临床表现与诊断

(一)临床表现

产后身痛为气血虚弱,营卫失和。临床所见产后身痛,麻木不仁,或手足麻痹,肢体乏力等气血虚证。若证见身痛、恶风、畏寒,得热痛减者为兼风寒之证。临床又当以无汗、恶寒、身痛为实,有汗、恶寒、身痛为虚。亦有夹湿邪者,证见遍身疼痛,肢体重着,精神倦怠,或胸闷泛。

(二)诊断

本病的诊断要点是产后肢体关节酸楚、疼痛、麻木、重着,局部无红、肿、灼热。

产后血虚,经脉失养或外邪乘虚而入;或因肾虚以致外府失养,骨失所荣,均可导致身痛。

1. 血虚

素体虚弱,产时失血之津,四肢百骸空虚,筋脉关节失于濡养,以致肢体麻木,甚或疼痛。

2. 寒湿

产后气血俱虚,营卫失调,腠理不密。若起居不慎,则风、寒、湿邪乘虚而入,留着经络、关节、肌肉,使气血运行受阻,瘀滞而作痛。

3. 肾虚

素体肾虚,因产耗损精血,其虚外府失养,骨失所养,故腰腿痛。

二、辨证施治

(一)血虚证

1. 辨症

遍身关节疼痛,肢体酸楚、麻木,头昏心悸,舌淡红少苔,脉细无力。

2. 治法

养血益气,温经通络。

3. 方药

黄芪桂枝五物汤加减:黄芪 15 g,桂枝 10 g,白芍 12 g,生姜 10 g,大枣 15 g,秦芄、当归、鸡血藤各 10 g。每日 1 剂，水煎 3 次服。

4. 加减

头昏甚者加天麻、钩藤各 10 g，以平肝熄风；心悸甚者加柏子仁 10 g，龙眼肉 20 g，以滋阴宁神。

(二)寒湿证

1. 辨症

周身关节疼痛，屈伸不利，或痛无定处，疼痛剧烈如锥刺，或肢体肿胀，麻木重着。步履艰难，得热则舒，舌淡苔白腻，脉浮紧。

2. 治法

散寒除湿，养血祛风。

3. 方药

独活寄生汤：独活 10 g，桑寄生 15 g，秦芄、防风各 10 g，细辛 4 g，当归、川芎各 10 g，白芍 12 g，干地黄 10 g，肉桂 6 g，茯苓、杜仲、牛膝各 15 g，人参、甘草各 6 g。每日 1 剂，水煎 3 次服。

4. 加减

麻木甚者加黄芪 20 g，大枣 10 g，生姜 3 片，以固气调和营卫。

(三)肾虚证

1. 辨症

产后腰脊酸痛，腿脚乏力，或足跟痛，舌淡红苔薄，脉沉细。

2. 治法

补肾，强腰，壮筋骨。

3. 方药

养荣壮肾汤加减：当归 10 g，川芎 6 g，独活、续断、肉桂各 10 g，防风 6 g，杜仲、桑寄生各 15 g，生姜 6 g，熟地 10 g。每日 1 剂，水煎 3 次服。

4. 加减

身倦无力者加黄芪、党参各 10 g，以益气补中；小便次数多者加枣皮 10 g，以固肾益精。

三、辅助治疗

1. 成药方

大活络丹、小活络丹、痛风灵、丹参注射液、板蓝根注射液、舒筋活血片、舒筋活血丸、四妙散、金匮肾气丸、六味地黄丸等。

2. 验方

(1)苍术 15 g，黄柏 15 g，蚕砂 12 g，木瓜 10 g，牛膝 6 g，丹参 15 g，白芍 12 g，桑枝 12 g，五灵脂 9 g，元胡 15 g，路路通 15 g，槟榔 10 g，茯苓 15 g，升麻 3 g，甘草 3 g，有祛风除湿、活血通络之功。

(2)虎刺鲜根或花 30 g(干根 10～15 g)，煎汁用酒冲服，有清热通络之效。

(3)钩藤根 250 g，加烧酒适量，浸 1 天后分 3 天服完，有理气衍血止痛之功。

(4)牡丹藤 1 500 g，牛膝 30 g，钻地风 60 g，五加皮 250 g，红糖 250 g，红枣 250 g，烧酒 5 000 g，密封 1 个月。每次 30 ml，日 3 次服，有活血祛风、通络止痛之效。

(5)鲜五色梅根 10～20 g，青壳鸭蛋 1 枚，和水酒(各半)适量，炖 1 小时服用，有活血止痛之效。

(6)凌霄花根(紫葳根)6～10 g，浸酒或以酒煎服，有活血止痛之功。

(7)珍珠莲根(或藤)、钻地风根、毛竹根、牛膝各 30～60 g，丹参 30～120 g，水煎服，兑黄酒，早、晚空腹服，有祛风活血、通络止痛之功。

(8)黄柏 6 g，威灵仙 6 g，苍术 10 g，陈皮 6 g，芍药 3 g，甘草 10 g，羌活 6 g，共为末服，有清热除湿、活血通络之功。

(9)党参 60 g，白术 60 g，熟地黄 60 g，山药 30 g，海浮石 30 g，黄柏 60 g，锁阳 15 g，南星 30 g，龟板 30 g，干姜灰 15 g，共为末，粥糊为丸，每次 9 g，日 3 次，补脾益肾、化痰散结。

(10)红花、白芷、防风各 15 g，威灵仙 10 g，酒煎服，有活血祛风之功。

3. 艾针灸方

(1)寒湿者取次髎、环跳、风市、足三里、悬钟穴。采用中等刺激，加平流电 30 分钟，针后加隔姜灸。

(2)肾虚者取命门、腰眼、上髎穴。用补法，针后加隔姜灸。

(3)血瘀者取归来、阿是穴、血海、三阴交穴，平补平泻法。

4. 耳针疗方

取相应区压痛点、交感、神门、内分泌、肾、脾等穴，针刺每日 1 次或间日 1 次，或以王不留行贴压，7 次为 1 个疗程。

5. 中药浴疗方

(1)羌活 9 g，独活 9 g，桂枝 9 g，当归 12 g，荆芥 9 g，防风 9 g，秦艽 9 g，路路通 9 g，川红花 9 g。煎水熏洗患处，每日 2～3 次。

(2)桑枝、槐枝、椿枝、桃枝、柳枝各 30 g。诸药细末，更以麻叶一把，水适量，煎，去渣取汁。淋洗，洗毕宜就便寝，不可见风。

(3)桑枝 500 g，络石藤 200 g，忍冬藤 60 g，鸡血藤 60 g，海桐皮 60 g，稀莶草 100 g，海风藤 100 g。煎水沐浴。

(4)樟木屑 500 g，置大桶内，桶边放一矮凳子，令其坐桶边，将足放在桶内，用布围在外面，勿令汤气入眼。每日洗足 1 次，每次 1 小时，7～10 次为 1 个疗程。

(5)当归 20 g，川芎 60 g，牛膝 50 g，红花 30 g，苏木 100 g，川断、狗脊、防风、独活、羌活各 100 g，乌蛇 60 g，鸡血藤 150 g，制乳香、没药各 20 g，血竭、儿茶各 60 g，加水煎煮，滤取煎液倒入温度适宜的水中，洗浴全身。1 日 1 次，15～30 天为 1 个疗程。

(6)马钱子、生半夏、艾叶各 20 g，红花 15 g，王不留行 40 g，大靖、海桐皮各 30 g，葱须 3 根，将诸药煎汤约 2 000 ml，置于桶内，以热气熏蒸患部，待药液变温后浸洗患处，每日 2 次，7 天为 1 个疗程。

(7)元胡、川楝子、青皮、香附、乳香、没药各等份，共研细末，瓶、比备用。每次 3 g，用蜂蜜和成糊状，外敷患处，上盖以纱布，每天 1 次。

(8)关节酸楚疼痛难受者可用荆芥、防风、乌葛、威灵仙各 20g，槟榔 30 g。煎 3 次去渣存液洗澡。温度冬天在 50 度以上，热天在 15 度以下。

6. 食疗方

(1) 苍术 (米泔浸炒) 12 g，川牛膝 15 g，薏苡仁 90 g，生石膏 24 g。将全部用料洗净，放进瓦锅内，加清水适量，文火煮 2～3 小时成粥，即可食用。每日 1 次，随量食用。

(2) 秦艽 30 g，猪瘦肉 50 g。将猪瘦肉洗净、切块，与洗净的秦艽共入煲内，加适量水，文火煮至肉烂，即可食用。喝汤食肉，随量服食。

(3) 九香虫 20 g，鲜嫩丝瓜 250 g，调味料少许。将九香虫洗净，丝瓜刮去青皮、切块。起油锅，下九香虫、丝瓜炒熟，调味即可，随量食用。

(4) 鸡血藤 20 g，木瓜 10 g，黄豆芽 250 g，油、盐少许。将鸡血藤、木瓜洗净，同放入沙锅内，煎汁去渣。放入黄豆芽、猪油同煮汤，熟后再加食盐。随量食用。

(5) 木瓜、陈皮、丝瓜络、川贝母各 5 g，粳米 50 g。将以上原料洗净，木瓜、陈皮、丝瓜络先煎，去渣取汁，加入粳米、川贝母 (切碎) 煮至米烂粥稠，加冰糖适量即成。佐餐食用，随量服食。

(6) 橘皮 (干、鲜均可) 10～15 g，杏仁 10 g，老丝瓜络 10 g。将以上原料洗净，放入锅中，加适量水，共煮 15 分钟，澄清后加少许白糖，即可饮用。代茶频饮，四季常服。

(7) 牛里脊肉 500 g，陈皮 6 g，鲜橙汁 20 ml，葱、姜及调味料适量。先将牛肉切丝，用蛋清拌开，放入淀粉，搅匀待用。鲜陈皮切丝，放开水中焯去苦味。油热后，炒牛肉丝至八成熟，放入盘中，留底油，然后放入少许葱末、姜末，煸出香味后放入酱油、牛肉丝，在锅中煸炒几下。再将鲜橙汁、陈皮丝放入锅里，放少量糖、盐、味精，翻炒后加入淀粉汁，即可食用。佐餐食用，随量服食。

(8) 生木瓜 250 g，鲜带鱼 200 g，陈皮 6 g，葱花、味精、盐、麻油少许。先将生木瓜去皮洗净，切片备用。带鱼去鳃及内脏，洗净 (勿将带鱼表层银白色油脂洗去)，切成 3.5ml 的段，待用。油烧至六成热，投入葱花，共炒，出香味后即投入带鱼段，煸炸时适时翻动，加清汤或清水适量，大火煮沸，放入木瓜片，改用小火同煲至带鱼肉、木瓜片熟烂，加精盐、味精，拌匀，淋入少许麻油即成。佐餐当菜，随意服食，食带鱼肉，嚼食木瓜片饮汤汁。

(9) 羊脊骨 (连尾) 1 根，肉苁蓉 25 g，菟丝子 18 g，调料适量味。将菟丝子酒浸 3 天，晒干，捣末。肉苁蓉酒浸一宿。羊脊骨洗净、斩块。将肉苁蓉、羊脊骨放入锅中，加清水适量，文火煮 2～3 小时，调入菟丝子末，调味即可，空腹随量饮用。

(10) 鹿茸片、淮山药 30 g，枸杞子 15 g，生姜、红枣、米酒少许。将淮山药、枸杞子、生姜、红枣洗净，与米酒、鹿茸片一起放入炖盅内，加开水适量，文火隔水炖 2 小时，去渣留汁，调味即可，随量饮用。

第四节　产后恶露不止

产妇分娩后，在正常生理情况下胞宫会自行将其余血浊液于 2～3 周内排出。如果由于产妇神经内分泌系统功能失调而致产后恶露持续 3 周以上仍淋漓不断者称"恶露不绝"、"恶露不尽"或"恶露不止"。

一、临床表现与诊断

(一) 临床表现

产妇分娩 20 天后，余血浊液持续淋漓不断。产妇素体虚寒者，经常分泌色淡红，量多，质清稀而臭秽之恶露；有瘀者伴有腹痛，色紫黯有块，脸色苍白，身倦无力，饮食日见减少。由于恶露久久不止，因失血而导致耗气伤阴，出现头晕心悸，面色潮红。妇科检查外阴、阴道、宫颈皆无感染，部分轻度感染时有轻度出血、水肿。白细胞数增高，产后 3～4 天有低热，体温不超过 38℃。

（二）诊断

通过临床阳性体征，再结合血象检查，如红细胞、出凝血时间及血小板等，了解贫血程度及有无血液病；进行宫颈黏液量及结晶检查，或利用超生波检查、宫腔颈检查等帮助确定病变性质，以助诊断。

二、辨证施治

西医认为本病的发病机制是由于神经体液系统功能失调，使黄体生存数减少，致黄体发育不全，或使黄体生成素持续分泌致黄体萎缩延迟并阻碍卵泡正常发育，属排卵型功血。中医认为主要是冲、任二脉损伤，导致气血运行失常而成。因为冲为血海，任主胞宫，恶露为血所化，而血源于脏腑，注于冲任。若脏腑受病，冲任不固，则可导致恶露不绝。其病因有气虚、血热、血瘀、阴虚、阳虚等。

本病不论属虚属实，终为冲任不固所致，治当固冲止血为要。虚者当补，瘀者活血化瘀，证虽属实，选方用药时禁用破血之品，以防动血耗血。宜选用既有摄血止血或凉血止血作用又兼有化瘀的药物，达到补虚不留瘀，祛瘀不伤正，使冲任功能恢复正常而恶露自净之目的。

（一）气虚脾弱型

1. 辨证

产后恶露过期不止或淋漓不断，量多色淡，质稀薄，头晕目眩，面色㿠白，神疲乏力，心悸懒言，面浮肢肿，手足不温，纳呆便溏，小腹空坠，舌质淡，苔薄白，脉细弱。

2. 施治

养心健脾，补气摄血。

3. 方药 1

归脾汤加味：蜜枣仁 10 g，炙黄芪 15 g，党参 10 g，当归 9 g，白术 10 g，大枣 5 枚，桂圆肉、茯神各 10 g，远志 6 g。每日 1 剂，水煎 3 次服。

加减：血虚重者方Ⅱ阿胶珠 10 g（烊化），以补血止血；小便不利者加苡仁 20 g，健脾利湿；腰痛者加杜仲、补骨脂、菟丝子各 10 g，温肾止痛。

4. 方药 2

党参 15 g，黄芪 30 g，白术、鹿角胶、艾叶炭各 10 g，甘草、陈皮、升麻、柴胡各 6 g，生姜 3 片，大枣 5 枚。水煎服。

5. 方药 3

生黄芪、茯苓、熟地各 12 g，党参、焦白术、当归、川断各 10 g，升麻炭、椿根皮各 6 g。水煎服。

（二）阴虚血热型

1. 辨证

恶露过期不止，量较多，色红质稠黏，气秽臭，头晕目眩，潮热盗汗，腰酸耳鸣，面色潮红，口燥咽干，舌质红，脉虚细而数。

2.施治

滋阴清热，、康血收敛。

3.方药1

保阴煎加味：熟地 12 g，白芍、黄芩、黄柏、阿胶、续断、旱莲草、生地各 10 g，甘草 3 g，乌贼骨加 10 g。每日 1 剂，水煎 3 次服。

加减：头晕目眩甚者加天麻，钩藤各 10 g，以熄风明目；口燥咽干者去黄柏，加麦冬 20 g，花粉 10 g，以养阴生津。

4.方药2

生地、地骨皮各 15 g，黄柏、知母、女贞子、旱莲草、杭白芍、炒荆芥穗各 9 g，粉丹皮 10 g，醋香附 4.5 g，白通草 1.2 g。

水煎服，每日 1 剂。

(三)肝郁化热型

1.辨证

恶露过期不止，量多色红，质稠黏夹血块，乳房胸胁，脘腹胀痛，心烦易怒，口苦咽干，舌红苔黄，脉弦数。

2.施治

舒肝解郁，清热凉血。

3.方药1

丹栀逍遥散加味：当归 6 g，白芍 10 g，柴胡 6 g，茯苓、炙甘草各 10 g，生姜 3 片，薄荷、丹皮、栀子、旱莲草、乌贼骨各 10 g。每日 1 剂。水煎 3 次分服。

加减：漏血长久不止，口苦咽干加麦冬 20 g，花粉 10 g，以养阴生津，养血敛血。

4.方药2

银花炭、益母草各 15 g，炒黄芩、炒丹皮、炒蒲黄、茜草、焦楂曲各 10 g，党参 12 g，贯众炭 30 g，大黄炭 6 g。水煎服。

(四)寒凝血瘀型

1.辨证

产后恶露日久不止，淋漓涩滞不痰，量少，色紫黯夹血块，小腹疼痛拒按。血块下，痛减缓，舌紫黯或边有紫点，脉弦涩或沉而有力。

2.施治

活血化瘀，温经止血。

3.方药1

生化汤加味：当归、桃仁、川芎、炮姜、益母草、炒蒲黄、侧柏炭、丹参各 10 g，每日 1 剂水煎 3 次服。

加减：身疲无力者加黄芪 15 g，党参 10 g，以固气止漏；肢冷者加桂枝 10 g，大枣 5 枚，以调和营卫。

4.方药2

川芎、当归、刘寄奴、桃仁各 12 g，蚤休、枳壳各 20 g，益母草、焦山楂各 30 g，炮姜 6 g，甘草 3 g。水煎服，每日 1 剂。恶露干净，症状消除后停药。

5. 方药 3

桃仁、红花、川芎、赤芍、生地各 9 g，红花 3 g，水蛭 2.4 g。前 6 味药水煎服，水蛭研末吞服。

三、辅助治疗

(一)成药方

1. 生化汤丸、乌金丸、妇科回生丹、益坤丸、益母草膏(适用于血瘀型)。

2. 胎产金丹、乌鸡白凤丸、人参归脾丸(适用于气虚型)。

3. 荷叶丸、四红丸、崩漏丸(适用于血热型)。

(二)验方

1. 柴胡 18 g，泡参 25 g，当归 10 g，川芎 10 g，桃仁 10 g，炮姜 5 g，益母草 25 g，生姜 10 g，甘草 5 g，赤芍 12 g，大枣 12 g。

2. 生地 12 g，熟地 12 g，白芍 12 g，麦冬 15 g，山药 20 g，连翘 12 g，制香附 10 g，台乌 10 g，木香 6 g，女贞子 20 g，旱莲草 24 g，乌贼骨 15 g，茜草根 12 g，冬瓜仁 20 g，砂仁 3 g。

(三)体针疗方

取维胞、子宫、三阴交穴。气虚者加足三里，用补法；血热肝郁者加合谷，用泻法；肝肾阴虚者加肾俞，用补法；血瘀着加血海，用泻法；脾虚气弱者加脾俞、胃俞，用补法并加灸。

(四)耳针疗方

取脾、肝、肾、胞宫内分泌穴。选好穴位，以龙胆紫做标志，用钳子夹住皮内小毫针刺入穴位内，上盖以胶布。3 天换 1 次，3 次为 1 个疗程。

(五)封闭疗方

取足三里、脾俞、胃俞、三阴交穴。选好穴位，以龙胆紫作标志，消好毒，用注射器吸入当归注射液 2 ml，刺入穴位，得气后注入药液。每天注射 1 次，6 次为 1 个疗程。

(六)敷脐疗方

侧柏炭、地榆炭、栀子炭、蒲黄芩各 20 g，乌贼骨 10 g。共研细末，每次取药末 20 g，用甘油调成包状，外敷于神阙穴。每天 1 次，6 次为 1 个疗程。

(七)食疗方

1. 生薏米 100 g，红枣(去核)12 粒，水 4 碗。将生薏米用水浸洗。将 4 碗水及生薏米倒入煲中。最后放入红枣(去核)，以文火煲 45 分钟后，即可饮用。

2. 黄鳝 500 g，黄芪 30 g。鳝鱼切丝，黄芪纱布包裹，加水适量共煮熟，去纱布包，加猪油、食盐、生姜煮沸，分 2 次服用(适用于气虚型)。

3. 鹿角霜 20 g，母鸡 1 只。鹿角霜纱布包裹，母鸡去毛及肠杂后与鹿角霜一起加适量水同炖至鸡肉熟透，去鹿角霜，以食盐、生姜、花椒调味，分 2 次服用(适用于气虚型)。

4. 马齿苋、鲜藕各 100 g。鲜藕切丝与马齿苋同入沸水中焯过，捞出沥水，用食盐、芝麻油、味精、白糖、醋凉拌，分 1 或 2 次服用(适用于血热型)。

5. 生地黄 15 g，木耳 20 g。生地黄加适量水煎 30 分钟，取汁；木耳用冷水浸泡后，放入前汁煮至烂熟，加糖适量，分 2 次服用(适用于血热型)。

6. 当归、川芎各 10 g，益母草 20 g，红糖 25 g。取当归、川芎、益母草加水适量，煎煮 30 分钟取汁，加入红糖煮沸，分 2 次饮用(适用于血瘀型)。

7.党参、黄芪、益母草各 20 g，红糖 50 g，鸡蛋 2 只。3 味药与整只鸡蛋加适量水同煮至蛋熟，去渣取汁，鸡蛋去壳，两者再与红糖煮沸，分 2 次饮汤食蛋(适用于血瘀型)。

第四篇　中医儿科

第一章　肺系病证

第一节　感冒

感冒俗称伤风，是感受外邪引起的肺系疾病，临床以发热，恶寒，鼻塞流涕，咳嗽为特征。

一、病因病机分析

小儿感冒发生的原因，以感受风邪为主，常兼杂寒、热、暑、湿、燥等，亦有感受时邪疫毒所致者。在气候变化，冷热失常，沐浴着凉，调护不当时容易发生本病。

感冒的病变部位主要在肺，可累及肝、脾。病机关键为肺卫失宣。肺主皮毛，司腠理开阖，开窍于鼻，外邪自口鼻或皮毛而入，客于肺卫，致表卫调节失司，卫阳受遏，肺气失宣，因而出现发热、恶风寒、鼻塞流涕、喷嚏、咳嗽等症。

由于小儿肺脏娇嫩，感邪之后，失于宣肃，气机不利，津液不得敷布而内生痰液，痰壅气道，则咳嗽加剧，喉间痰鸣，此为感冒夹痰。小儿脾常不足，感邪之后，脾运失司，稍有饮食不节，致乳食停滞，阻滞中焦，则脘腹胀满，不思乳食，或伴呕吐、泄泻，此为感冒夹滞。小儿神气怯弱，肝气未盛，感邪之后，热扰肝经，易致心神不宁，睡卧不实，惊惕抽搐。此为感冒夹惊。

二、诊断思维

(一)辨病思维

1.诊断依据

(1)气候骤变，冷暖失调，或与感冒病人接触，有感受外邪病史。

(2)发热，恶风寒，鼻塞流涕，喷嚏，微咳等为主症。

(3)感冒伴兼夹证者，可见咳嗽加剧，喉间痰鸣；或脘腹胀满，不思饮食，呕吐酸腐，大便失调；或睡卧不宁，惊惕哭闹。

(4)血象：病毒感染者白细胞总数正常或偏低；细菌感染者白细胞总数及中性粒细胞均增高。

(5)病原学检查：咽拭子培养可有病原菌生长；链球菌感染者，血中抗链球菌溶血素"0"(ASO)滴度增高。采用免疫荧光技术、酶联免疫吸附试验，若检测到某种病原体的特异抗原，即可作为相应病原体感染的证据，且可用于早期诊断。

(一)鉴别诊断

1.急性传染病早期

多种急性传染病的早期都有类似感冒的症状，如麻疹、百日咳、水痘、幼儿急疹、流行性脑脊髓膜炎等，应根据流行病学史、临床特点、实验室资料、I临床表现及其演变等加以鉴别。

2.急喉喑(急性感染性喉炎)

本病初起仅表现发热、微咳,当患儿哭叫时可闻及声音嘶哑,病情较重时可闻犬吠样咳嗽及吸气性喉鸣。

3.外感咳嗽

当感冒出现发热恶寒、咳嗽时,易与外感咳嗽相混,其鉴别应以主症为主,若发热恶寒症状突出者,按感冒论治;咳嗽吐痰,甚则喘息症状突出者,辨为外感咳嗽病证。

4.鼻渊

感冒与鼻渊均可见鼻塞流涕,或伴头痛等症。但鼻渊多流浊涕腥臭,感冒一般多流清涕,并无腥臭味;鼻渊眉额骨处胀痛、压痛明显,一般无恶寒发热,感冒 寒热表证明显,头痛范围不限于前额或眉骨处;鼻渊病程漫长,反复发作,不易断根,感冒愈后不再遗留鼻塞、流腥臭浊涕等症状。

(二)辨证思维

感冒辨证,重在辨风寒、风热、暑湿,表里、虚实。根据发病季节及流行特点,冬春二季多为风寒、风热感冒;夏季多为暑邪感冒;冬末春初,发病呈流行性者多为时邪感冒。根据全身及局部症状,凡恶寒,无汗,流清涕,咽不红,舌淡,苔薄白为风寒之证;若发热恶风,有汗,鼻塞流浊涕,咽红,舌苔薄黄为风热之证。暑邪感冒发热较高,无汗或少汗,口渴心烦为暑热偏盛之证;若胸闷,泛恶,身重困倦,食少纳呆,舌苔腻为暑湿偏盛之证。时邪感冒起病急,发热,恶寒,无汗或少汗,烦躁不安,头痛,肢体酸痛,多为表证;若恶心,呕吐,胸胀,腹痛,大便不调,面红目赤,多为里证。感冒为外感疾病,病在肌表肺卫,属表证、实证;若反复感冒,体质虚弱,易出汗,畏寒,多为实中夹虚证。感冒的兼证,不论轻重,其证候与感冒有关,感冒缓解,兼证减轻。若感冒减轻而兼证加重,辨证时应注意有无其他病证。

三、治则思维

感冒治疗原则有三:

(一)解表达邪

感冒由外邪客于肌表引起,应遵循《素问·阴阳应象大论》"其在皮者,汗而发之"之意,采用辛散解表的法则,祛除外邪,邪去则正安,感冒亦愈。解表之法应根据所感外邪寒热暑湿的不同,而分别选用辛温、辛凉、清暑解表法。时行感冒的病邪以时行病毒为主,解表达邪又要重视清热解毒。

(二)宣通肺气

感冒的病机之一是肺失宣肃,因此宣通肺气有助于使肺的宣肃功能恢复正常,肺主皮毛,宣肺又能协助解表,宣肺与解表相互联系,又协同发挥作用。

(三)照顾兼证

虚人感冒应扶正祛邪,不可专事发散,以免过汗伤正。病邪累及胃肠者,又应辅以化湿、和胃、理气等法治疗,照顾其兼证。

由于小儿多里热,一旦感冒容易寒从热化,或热为寒闭,形成寒热夹杂、外寒里热之证。因此,单独使用辛温之剂,虽有发汗散寒之功,但易助里热,在这种情况下,常用辛温辛凉并用,如寒邪重,应辛温重于辛凉,如热邪重,应辛凉重于辛寒,自能热去而不寒,寒解而热不生。若热势较盛，邪有入里征象时，在解表的同时要佐以清热；若咳嗽较著，喉中痰声重浊时，又当佐以肃肺化痰；若伴有食积时，则需助以消导；若发生惊厥，又要散热定惊；如体质虚弱、反复感冒者，又不宜过于发表，而应扶正解表，或调和营卫。因此治疗小儿感冒，在使用汗法的基础上尚需配合使用清热、消导、定惊、补益、和解诸法。

治疗小儿感冒的方药甚多，辛温解表之荆防败毒散、辛凉解表之银翘散、清暑解表之新加香薷饮，调和营卫之黄芪桂枝五物汤，均为常用代表方，可在此基础上加减用药。应该指出的是，羚羊性平微凉，"既擅清里，又善透表，能引脏腑之热毒达于肌理而外出。"（《医学衷中参西录》），故为治感冒夹惊之要药。此外，小儿经常感冒，屡用清泄疏解，其表愈虚，耗气伤阳，此时当予疏化解热剂中，酌加益气扶阳之品。此败毒散、参苏饮中用参之奥妙，乃扶正解表之意。表解后可用柴胡桂枝汤和解表里，待其表解里和后而渐趋康复。

解表药多辛散轻扬，不宜久煎，以免气味耗散，作用减弱。解表发汗以遍身微微汗出为佳。若汗出不畅，病不易除；若汗出太过，则易耗伤气津，甚则导致亡阴亡阳之变。

四、辨证论治

(一)风寒感冒

1.证候

发热，恶寒，无汗，头痛，鼻流清涕，喷嚏，咳嗽，咽部未红肿，舌淡红，苔薄白，脉浮紧或指纹浮红。

2.辨证

本证以恶寒，无汗，鼻流清涕，咽不红，脉浮紧或指纹浮红为特征。表寒重者恶寒无汗，咳声重浊。若患儿素蕴积热，复感风寒之邪，或外寒内热夹杂证，也可见恶寒、头痛、身痛、流清涕，面赤唇红、口干渴、咽红、舌质红、苔薄黄等外寒里热之证。小儿感冒风寒，邪盛正实者，正邪交争激烈，易于从阳化热，演变转化为热证。

3.治法

辛温解表。

4.主方

荆防败毒散加减。

5.处方举例

荆芥10g，防风10g，羌活10g，独活10g，柴胡10g，薄荷(后下)5g，枳壳5g，茯苓10g，桔梗5g，前胡5g，生姜3g，甘草6g。(以3岁为例)

(二)风热感冒

1.证候

发热重，恶风，有汗或少汗，头痛，鼻塞，鼻流浊涕，喷嚏，咳嗽，痰稠色白或黄，咽红肿痛，口干渴，舌质红，苔薄黄，脉浮数或指纹浮紫。

2.辨证

本证以发热重，鼻塞流浊涕，咳痰黏稠，咽红，舌质红，苔薄黄，脉浮数或指纹浮紫为特征。表热重者高热，咳嗽重，痰稠色黄，咽红肿痛。咽部是否红肿，为本证与风寒感冒的鉴别要点。

3.治法

辛凉解表。

4.主方

银翘散加减。

5.处方举例

金银花 10g，连翘 10g，淡豆豉 10g，牛蒡子 10g，荆芥 5g，薄荷(后下)5g，桔梗 5g，淡竹叶 10g，芦根 12g，甘草 6g。(以 3 岁为例)

(三)暑邪感冒

1.证候

发热，无汗或汗出热不解，头晕、头痛，鼻塞，身重困倦，胸闷，泛恶，口渴心烦，食欲不振，或有呕吐、泄泻，小便短黄，舌质红，苔黄腻，脉数或指纹紫滞。

2.辨证

本证发于夏季，以发热，头痛，身重困倦，食欲不振，舌红，苔黄腻为特征。偏热重者高热，头晕、头痛，口渴心烦，小便短黄；偏湿重者发热，有汗或汗出热不解，身重困倦，胸闷，泛恶，食欲不振，或见呕吐、泄泻。

3.治法

清暑解表。

4.主方

新加香薷饮加减。

5.处方举例

香薷 5g，厚朴 5g，白扁豆花 10g，金银花 10g，连翘 10g，荷叶 10g，佩兰 5g。(以 3 岁为例)

(四)时邪感冒

1.证候

起病急骤，全身症状重。高热，恶寒，无汗或汗出热不解，头痛，心烦，目赤咽红，肌肉酸痛，腹痛，或有恶心、呕吐，舌质红，舌苔黄，脉数。

2.辨证

本证以起病急骤，肺系症状轻、全身症状重，发热恶寒，无汗或汗出热不解，目赤咽红，全身肌肉酸痛，舌红，苔黄为特征。表证重者高热，无汗或汗出热不解，头痛，肌肉酸痛；里证重者目赤，腹痛，或恶心、呕吐。

3.治法

清热解毒。

4.主方

银翘散合普济消毒饮。

5.处方举例

金银花 10g，连翘 10g，荆芥 10g，羌活 10g，栀子 5g，黄芩 5g，大青叶 10g，桔梗 10g，牛蒡子 10g，薄荷(后下)5g。(以 3 岁为例)

五、病程观察

1.在风寒感冒证型中，如表寒重者，加麻黄 5g。头痛甚者，加白芷 5g。咳嗽剧者，加杏仁 5g。

2.在风热感冒证型中，如高热者，加生石膏 20～30g，黄芩 10g。头痛甚者，加桑叶 10g，钩藤 10g。咽喉肿痛者，加马勃 5g，玄参 10g。

3.在暑邪感冒证型中，如湿重者，加苍术 5g，法半夏 5g。小便短赤者，加滑石 15g，淡竹叶 10g。不思饮食者，加麦芽 15g，布渣叶 10g。

4.在时邪感冒证型中，如高热加柴胡 10g，葛根 10g；恶心、呕吐加竹茹 10g，黄连 3g。

六、预后转归

一般而言，感冒属轻浅之疾，只要能及时而恰当地治疗，可以较快痊愈。但对婴幼儿、体弱患者及时感重症，必须加以重视，防止发生传变，或夹杂其他疾病。此外，病情之长短与感邪的轻重和正气的强弱有关。风寒易随汗解；风热得汗，未必即愈，须热清方解；暑湿感冒较为缠绵；虚体感冒则可迁延或易复感。

风寒感冒，寒热不退，邪气可化热而见口干欲饮，痰转黄稠，咽痛等症状。反复感冒，引起正气耗散，可由实转虚；或在素体亏虚的基础上反复感邪，以致正气愈亏，而成本虚标实之证。感冒未及时控制亦有转化为咳嗽、心悸、水肿等其他疾病者。时行感冒，高热鸱张，邪势弥漫，亦可转化为风温，甚至出现神昏、谵妄之证。

第二节　咳嗽

凡因感受外邪或脏腑功能失调，影响肺的正常宣肃功能，造成肺气上逆作咳，咳吐痰涎的，即称"咳嗽"。

一、病因病机分析

小儿咳嗽发生的原因，主要为感受外邪，其中又以感受风邪为主。《活幼心书·咳嗽》指出："咳嗽者，固有数类，但分寒热虚实，随证疏解，初中时未有不因感冒而伤于肺。"指出了咳嗽的病因多由外感引起。此外，肺脾虚弱则是本病的主要内因。

咳嗽的病变部位在肺，常涉及于脾，病理机制为肺失宣肃。肺为娇脏，其性清宣肃降，上连咽喉，开窍于鼻，外合皮毛，主一身之气，司呼吸。外邪从口鼻或皮毛而入，邪侵于肺，肺气不宣，清肃失职而发生咳嗽。小儿脾常不足，脾虚生痰，上贮于肺，或咳嗽日久不愈，耗伤正气，可转为内伤咳嗽。

(一)感受外邪

主要为感受风邪。风邪致病，首犯肺卫，肺为邪侵，壅阻肺络，气机不宣，清肃失司，肺气上逆，则致咳嗽。风为百病之长，其他外邪又多随风而侵袭人体。若风夹寒邪，风寒束肺，肺气失宣，则见咳嗽频作，咽痒声重，痰白清稀；若风夹热邪，风热犯肺，肺失清肃，则致咳嗽不爽，痰黄黏稠。

(二)痰热蕴肺

小儿肺脾虚弱，气不化津，痰易滋生。若素有食积内热，或心肝火热，或外感邪热稽留，炼液成痰，痰热相结，阻于气道，肺失清肃，则致咳嗽痰多，痰稠色黄，不易咳出。

(三)痰湿蕴肺

小儿脾常不足，易为乳食、生冷所伤，则使脾失健运，水湿不能化生津液、水谷不能化生精微，酿为痰浊，上贮于肺。肺脏娇嫩，不能敷布津液，化液成痰，痰阻气道，肺失宣降，气机不畅，则致咳嗽痰多，痰色白而稀。

（四）肺气亏虚

小儿禀赋不足、素体虚弱者，或外感咳嗽经久不愈耗伤正气后，致使肺气亏虚，脾气虚弱，运化失司，气不布津，痰液内生，蕴于肺络，则致久咳不止，咳嗽无力，痰白清稀。

（五）肺阴亏虚

小儿肺脏嫩弱，若遇外感咳嗽，日久不愈，正虚邪恋，热伤肺津，阴津受损，阴虚生内热，热伤肺络，或阴虚生燥，而致久咳不止，干咳无痰，声音嘶哑。

小儿咳嗽病因虽多，但其发病机制则一，皆为肺脏受累，肺失宣肃而成。外感咳嗽病起于肺，内伤咳嗽可因肺病迁延，或他脏先病，累及于肺所致。

二、诊断思维

（一）辨病思维

1. 诊断依据

（1）好发于冬春二季，常因气候变化而发病。

（2）病前多有感冒病史。

（3）咳嗽为主要临床症状。

（4）肺部听诊：两肺呼吸音粗糙，或闻及干啰音。

（5）血象检查：病毒感染者血白细胞总数正常或偏低；细菌感染者血白细胞总数及中性粒细胞增高。

（6）病原学检查：可于起病 7 日内取鼻咽或气管分泌物标本做病毒分离或桥联酶标法检测，有助于病毒学的诊断。冷凝集试验可作为肺炎支原体感染的过筛试验，一般病后 1～2 周开始上升，滴度＞1:32 为阳性，可持续数月，50%～76%的肺炎支原体感染患儿可呈阳性。痰细菌培养，可作为细菌学诊断。

（7）X 线检查：X 线胸片显示正常，或肺纹理增粗，肺门阴影增深。

2. 鉴别诊断

原发型肺结核：以低热，咳嗽，盗汗为主症。多有结核病接触史，结核菌素试验≥20mm，气道排出物中找到结核菌，胸部 X 线检查显示活动性原发型肺结核改变，纤维支气管镜检查可见明显的支气管结核病变。

（二）辨证思维

本病辨证，明确病位在肺，以八纲辨证为纲。外感咳嗽，发病较急，咳声高扬，病程短，伴有表证，多属实证；内伤咳嗽，发病较缓，咳声低沉，病程较长，多兼有不同程度的里证，且常呈由实转虚或虚中夹实的证候变化。咳嗽痰白清稀，咽不红，舌质淡红，苔薄白或白腻，多属寒证；咳嗽痰黄黏稠，咽红，舌质红，苔黄腻，或见苔少，多属热证。

三、治则思维

咳嗽治疗，应分清外感、内伤。外感咳嗽以疏散外邪，宣通肺气为基本法则，根据寒、热证候不同治以散寒宣肺、解热宣肺。外感咳嗽一般邪气盛而正气未虚，治疗时不宜过早使用滋腻、收涩、镇咳之药，以免留邪。内伤咳嗽应辨别病位、病性，随证施治。痰盛者，按痰热、痰湿不同，分别治以清肺化痰、燥湿化痰。气阴虚者，按气虚、阴虚之不同，分别治以健脾补肺、益气化痰，养阴润肺、兼清余热之法。本病除内服汤药外，还常使用中成药等法治疗。

四、辨证论治

(一) 外感咳嗽

1. 风寒咳嗽

(1) 证候：咳嗽频作、声重，咽痒，痰白清稀，鼻塞流涕，恶寒无汗，发热头痛，全身酸痛，舌苔薄白，脉浮紧或指纹浮红。

(2) 辨证：本证以起病急，咳嗽频作、声重；咽痒，痰白清稀为特征。小儿风寒咳嗽容易转化为热证，若风寒夹热，症见声音嘶哑，恶寒，鼻塞，咽红，口渴；若转风热证，则咳嗽痰黄，口渴咽痛，鼻流浊涕。

(3) 治法：疏风散寒，宣肺止咳。

(4) 主方：金沸草散加减。

(5) 处方举例：金沸草 5g，前胡 10g，荆芥 10g，细辛 2g，生姜 5g，半夏 5g。

2. 风热咳嗽

(1) 证候：咳嗽不爽，痰黄黏稠，不易咳出，口渴咽痛，鼻流浊涕，伴有发热恶风，头痛，微汗出，舌质红，苔薄黄，脉浮数或指纹浮紫。

(2) 辨证：本证以咳嗽不爽，痰黄黏稠为特征。肺热重痰黄黏稠，不易咳出，口渴咽痛；风热束表，症见发热头痛，恶风微汗出；风热表证重者发热，鼻流浊涕，舌质红，苔薄黄，脉浮数或指纹浮紫。若风热夹湿，症见咳嗽痰多，胸闷汗出，舌苔黄腻，脉濡数。

(3) 治法：疏风解热，宣肺止咳。

(4) 主方：桑菊饮加减。

(5) 处方举例：桑叶 10g，菊花 10g，薄荷 (后下)5g，连翘 10g，大青叶 10g，杏仁 5g，桔梗 10g，芦根 12g，甘草 6g。（以 5 岁为例）

(二) 内伤咳嗽

1. 痰热咳嗽

(1) 证候：咳嗽痰多，色黄黏稠，难以咳出，甚则喉间痰鸣，发热口渴，烦躁不宁，尿少色黄，大便干结，舌质红，苔黄腻，脉滑数或指纹紫。

(2) 辨证：本证以咳痰多，色黄黏稠，难以咳出为特征。热重者发热口渴，烦躁不宁，尿少色黄，大便干结；痰重者喉间痰鸣，舌苔腻，脉滑数。

(3) 治法：清肺化痰止咳。

(4) 主方：清金化痰汤。

(5) 处方举例：桑白皮 10g，前胡 10g，款冬花 10g，黄芩 5g，栀子 5g，鱼腥草 15g，桔梗 10g，浙贝母 10g，陈皮 5g，麦冬 10g，甘草 6g。

2. 痰湿咳嗽

(1) 证候：咳嗽重浊，痰多壅盛，色白而稀，喉间痰声漉漉，胸闷纳呆，神乏困倦，舌淡红，苔白腻，脉滑。

(2) 辨证：本证以痰多壅盛、色白而稀为特征。湿盛者胸闷，神乏困倦；湿浊困脾，重者纳食呆滞。

(3) 治法：燥湿化痰止咳。

(4) 主方：三拗汤合二陈汤。

(5) 处方举例：炙麻黄 5g，杏仁 5g，白前 10g，陈皮 5g，半夏 5g，茯苓 10g，甘草 6g。

（以 5 岁为例）

3.气虚咳嗽

（1）证候：咳而无力，痰白清稀，面色苍白，气短懒言，语声低微，自汗畏寒，舌淡嫩，边有齿痕，脉细无力。

（2）辨证：本证常为久咳，尤多见于痰湿咳嗽转化而成，以咳嗽无力，痰白清稀为特征。偏肺气虚者气短懒言，语声低微，自汗畏寒；偏脾气虚者面色苍白，痰多清稀，食少纳呆，舌边齿痕。

（3）治法：健脾补肺，益气化痰。

（4）主方：六君子汤加减。

（5）处方举例：党参 10g：白术 10g，茯苓 12g，陈皮 5g，半夏 5g，百部 10g，炙紫菀 10g，甘草 6g。（以 5 岁为例）

4.阴虚咳嗽

（1）证候：干咳无痰，或痰少而黏，或痰中带血，不易咳出，口渴咽干，喉痒，声音嘶哑，午后潮热或手足心热，舌红，少苔，脉细数。

（2）辨证：本证以干咳无痰，喉痒声嘶为特征，常由痰热咳嗽转化而来。阴虚重者午后潮热，手足心热，舌红，脉细数；热伤肺络者咳痰带血；阴津耗伤，无以上承者口渴咽干。

（3）治法：养阴润肺，兼清余热。

（4）主方：沙参麦冬汤加减。

（5）处方举例：南沙参 10g，麦冬 10g，生地黄 10g，玉竹 10g，天花粉 5g，甘草 6g，桑白皮 10g，炙款冬花 10g，炙枇杷叶 10g。（以 5 岁为例）

五、病程观察

（一）外感咳嗽

1.在风寒咳嗽证型中，寒邪较重加炙麻黄 5g；咳重加杏仁 5g，桔梗 10g，枇杷叶 10g；痰多加陈皮 5g，茯苓 10g。风寒夹热证，方用杏苏散加大青叶、黄芩清肺热。

2.在风热咳嗽证型中，肺热重加金银花 10g，黄芩 5g；咽红肿痛加土牛膝根 10g，玄参 10g；咳重加枇杷叶 10g，前胡 10g；痰多加浙贝母 10g，瓜蒌皮 10g。风热夹湿证，加薏苡仁 12g，半夏 5g，茯苓 10g。

（二）内伤咳嗽

1.在痰热咳嗽证型中，痰多色黄，黏稠难咳加瓜蒌皮 10g，胆南星 10g，葶苈子 10g；咳重，胸胁疼痛加郁金 10g，青皮 10g；心烦口渴加石膏 12g，竹叶 10g；大便秘结加瓜蒌仁 10g，制大黄 5g。

2.在痰湿咳嗽证型中，痰涎壅盛加紫苏子 10g，莱菔子 10g，白芥子 5g；湿盛加苍术 10g，厚朴 5g；咳嗽重加款冬花 10g，百部 10g，枇杷叶 10g；纳呆者加焦神曲 10g，麦芽 10g，焦山楂 10g。

3.在气虚咳嗽证型中，气虚重加黄芪 12g，黄精 10g；咳重痰多加杏仁 5g，川贝母 5g，炙枇杷叶 10g；食少纳呆加焦山楂 10g，焦神曲 10g。

4.在阴虚咳嗽证型中，阴虚重加地骨皮 10g，石斛 10g，阿胶 10g；咳嗽重加炙紫菀 10g，川贝母 5g，炙枇杷叶 10g；咳重痰中带血加仙鹤草 10g，白茅根 12g，藕节炭 10g。

六、预后转归

咳嗽一般预后好，尤其是外感咳嗽，因其病轻浅，及时治疗多能短时间内治愈。但外感夹燥夹湿者，治疗稍难。因夹湿者，湿邪困脾，久则脾虚而积湿生痰，转成为内伤之痰湿咳嗽；夹燥者，燥邪伤津，久则肺阴亏耗，转成为内伤之阴虚肺燥咳嗽。内伤咳嗽多呈慢性反复发作过程，其病深，治疗难取速效，但只要精心调治亦多能治愈。咳嗽病证若治疗失当，无论外感咳嗽还是内伤咳嗽，其转归总是由实转虚，虚实兼夹，由肺脏而及脾、肾，正所谓肺不伤不咳，脾不伤不久咳，肾不伤不喘，病久则咳喘并作。部分患者病情逐渐加重，甚至累及于心，最终导致肺、心、脾、肾诸脏皆虚，痰浊、水饮、气滞、瘀血互结而病情缠绵难愈。

第三节　反复呼吸道感染

反复呼吸道感染是指反复发生上、下呼吸道感染，小儿在一年内发生上、下呼吸道感染的次数过于频繁、超过一定范围的疾病。简称"复感儿"。病名正式确立是在 1987 年全国小儿呼吸道疾病学术会议上。发病率有逐年上升的趋势，我国儿科呼吸道感染占门诊患儿的 80%，其中 30% 为反复呼吸道感染。以冬春气候变化剧烈时尤易发病。发病年龄常见于 6 个月至 6 岁的小儿，1～3 岁的婴幼儿最为多见。古代医籍的虚人感冒、体虚感冒与本病证接近。

一、病因病机分析

中医学认为小儿反复呼吸道感染多因肺脾两虚、邪毒留伏所致。若反复发作，久病及肾，又与元阳不振、肾虚骨弱有关，导致营虚卫弱，造成外感屡受，邪毒久恋，稍愈又作，反复不已。

1. 禀赋不足，体质柔弱

若父母体弱多病或早产、双胎，胎气孱弱，生后肌骨娇怯，皮毛疏松，不耐自然界中不正之气的侵袭，一感即病。

2. 喂养不当，调护失宜

人工喂养或过早断乳，营养不良，脾胃运化力弱，饮食精微摄入不足，脏腑功能失健，肺脾气虚，易遭外邪侵袭。大部分患儿有挑食、偏食、长期食欲不振的情况。

3. 少见风日，不耐风寒

小儿肌骨娇怯，户外活动过少，对寒冷环境的适应能力弱，表气虚而卫外不固。

4. 用药不当，戕害正气

感冒过服解表剂，损伤卫阳，以致表卫气虚、营卫不和，营阴不能内守而汗多，卫阳不能外御而屡感。抗生素、激素等药物的使用不当也会损阴耗阳，使抵抗力下降而反复感染。

5. 正虚邪伏，遇感乃发

外邪侵袭后，由于正气虚弱，邪毒不能廓清，留伏于里，一旦受凉或劳累后，机体抵抗力下降，新感易受留邪内发；或虽无新感，余毒复炽，诸症又起。

总之，小儿反复呼吸道感染多因正气不足，卫外不固而造成。病位为肺、脾、肾。病性为虚实夹杂，本虚标实，本虚为肺、脾、肾三脏亏虚，卫气卫阳不足；标实为外邪，随病邪不同和体质而异。

二、诊断思维

(一)辨病思维

1. 诊断要点

(1)感染频率：<2岁小儿，10次以上，其中(下)3次以上；3~5岁小儿，8次以上，其中(下)2次以上；6~12岁小儿，7次以上，其中(下)2次以上。

(2)间隔时间：上呼吸道感染第2次距第1次至少要间隔7天以上。

(3)若上呼吸道感染次数不足，可加上、下呼吸道感染次数；反之则不成立。需观察1年。

2. 鉴别诊断

(1)咳嗽变异性哮喘(CVA)：属于哮喘的一种，表现为反复咳嗽，多有湿疹、过敏性鼻炎等特异体质，咳嗽昼轻夜重，感染时痰多，支气管舒张试验可明确。

(2)其他慢性咳嗽：鼻后滴漏综合征、胃—食管反流、嗜酸细胞粒性支气管炎等。

(二)辨证思维

重在明察邪正消长变化。感染期以邪实为主，迁延期正虚邪恋，恢复期则以正虚为主。初起时多有外感表证，当辨风寒、风热、外寒里热之不同，夹积、夹痰之差异，本虚标实之病机。迁延期邪毒渐平，虚象显露，热、痰、积未尽，肺、脾、肾虚象显现。恢复期正暂胜而邪暂退，关键已不是邪多而是正虚，当辨肺、脾、肾何脏虚损为主，肺虚者气弱，脾虚者运艰，肾虚者骨弱，是为辨证要领。

三、治则思维

发作期间，应按不同的疾病治疗，同时注意小儿正虚的体质特点。

迁延期——扶正为主，兼以祛邪，正复邪自退。

恢复期——固本为要，或补气固表，或运脾和营，或补肾壮骨。

以恢复期治疗为主，此时要抓住补益的时机，使"正气存内，邪不可干"，以达到减轻、减少发作的效果。

四、辨证论治

(一)营卫失和，邪毒留恋

1. 证候

反复感冒，恶寒怕热，不耐寒凉，平时汗多，肌肉松弛；或伴有低热，咽红不消退，扁桃体肿大；或肺炎喘嗽后久不康复；脉浮数无力，舌淡红，苔薄白，或花剥，指纹紫滞。

2. 辨证

本证多见于肺气虚弱、卫阳不足小儿，或在首次感冒后治疗不当，或服解表发汗药过剂，汗出过多，余毒未尽，肌腠空虚，络脉失和，外邪极易再次乘虚而入。识证之要不在于邪多而在于正虚，其卫阳不足，营阴外泄，故汗出多而不温是本证特征。邪毒留恋的表现常见为咽红扁桃体肿大不消，或肺炎喘嗽久不康复等。

3. 治法

扶正固表，调和营卫。

4. 主方

黄芪桂枝五物汤加减。

5.处方举例

黄芪 15g，桂枝 10g，生姜 9g，白芍 12g，煅龙骨 15g，煅牡蛎 15g，炙甘草 6g，大枣 5 枚。(以 5 岁为例)

加减：汗多者加碧桃干 15g，浮小麦 15g，益气固表；形瘦体弱者加党参 10g，茯苓 15g，白术 10g，健脾益气。兼有咳嗽者加百部 10g，杏仁 5g，款冬花 10g，宣肺止咳；身热未清加青蒿 10g，连翘 10g，银柴胡 10g，清宣肺热；咽红扁桃体肿大未消加板蓝根 15g，玄参 10g，浙贝母 5g，利咽化痰消肿；咽肿便秘加瓜蒌子 10g，枳壳 10g，生大黄 5g，化痰解毒通腑。

(二)肺脾两虚，气血不足

1.证候

屡受外邪，咳喘迁延不已，或愈后又作，面黄少华，厌食，或恣食肥甘生冷，肌肉松弛，或大便溏薄，咳嗽多汗，唇口色淡，舌质淡红，脉数无力，指纹淡。

2.辨证

本证多见于后天失调，喂养不当，乏乳早断之小儿。由于小儿肺脾两虚，日久生化乏源，宗气不足，卫外不固，终成此证。

3.治法

健脾益气，补肺固表。

4.主方

玉屏风散加减。

5.处方举例

黄芪 15g，白术 12g，党参 10g，山药 15g，煅牡蛎 15g，糯稻根 15g，陈皮 6g，防风 10g。(以 5 岁为例)

加减：汗多加豆衣 10g，五味子 5g，固表止汗；唇舌色淡加当归 10g，鸡血藤 10g，养血和营；纳少厌食加鸡内金 10g，炒谷芽 10g，焦山楂 10g，开胃消食；大便溏薄加炒薏苡仁 15g，茯苓 10g，健脾化湿；便秘积滞者加全瓜蒌 10g，枳壳 10g，导滞消积。余邪未清可加大青叶 10g，黄芩 5g，连翘 10g，清其余热。

(三)肾虚骨弱，精血失充

1.证候

反复感冒，甚则咳喘，面白无华，肌肉松弛，动则自汗，寐则盗汗，睡不安宁，五心烦热，立、行、齿、发、语迟，或鸡胸龟背，脉数无力，舌苔薄白。

2.辨证

本证多因先天禀赋不足，或后天失调，固护失宜，日照不足，骨骼生长不良，肾虚骨弱，肺卫不固，故软脆不堪风寒。肾虚骨弱的特征是生长发育迟缓，出现五迟证候。

3.治法

补肾壮骨，填阴温阳。

4.主方

补肾地黄丸加减。

5.处方举例

熟地黄 12g，山药 15g，山茱萸 15g，五味子 5g，麦冬 10g，菟丝子 10g，巴戟天 10g，

泽泻 10g，茯苓 10g，牡丹皮 10g。（以 5 岁为例）

加减：五迟者，加鹿角霜 5g，补骨脂 10g，生牡蛎 15g，补肾壮骨；汗多者，加黄芪 15g，煅龙骨 15g，益气固表；低热者，加鳖甲 10g，地骨皮 10g，清其虚热；阳虚者，加鹿茸 1g(研末分冲)，紫河车 10g，肉苁蓉 10g，温阳固本。

五、病程观察

1. 在营卫失和，邪毒留恋证型中，汗多者加碧桃干 15g，浮小麦 15g，益气固表；形瘦体弱者加党参 10g，茯苓 15g，白术 10g，健脾益气。兼有咳嗽者加百部 10g，杏仁 5g，款冬花 10g，宣肺止咳；身热未清加青蒿 10g，连翘 10g，银柴胡 10g，清宣肺热；咽红扁桃体肿大未消加板蓝根 15g，玄参 10g，浙贝母 5g，利咽化痰消肿；咽肿便秘加瓜蒌子 10g，枳壳 10g，生大黄 5g，化痰解毒通腑。

2. 在肺脾两虚，气血不足证型中，汗多加豆衣 10g，五味子 5g，固表止汗；唇舌色淡加当归 10g，鸡血藤 10g，养血和营；纳少厌食加鸡内金 10g，炒谷芽 10g，焦山楂 10g，开胃消食；大便溏薄加炒薏苡仁 15g，茯苓 10g，健脾化湿；便秘积滞者加全瓜蒌 10g，枳壳 10g，导滞消积。余邪未清可加大青叶 10g，黄芩 5g，连翘 10g，清其余热。

3. 在肾虚骨弱，精血失充证型中，五迟者，加鹿角霜 5g，补骨脂 10g，生牡蛎 15g，补肾壮骨；汗多者，加黄芪 15g，煅龙骨 15g，益气固表；低热者，加鳖甲 10g，地骨皮 10g，清其虚热；阳虚者，加鹿茸 1g(研末分冲)，紫河车 10g，肉苁蓉 10g，温阻固本。

六、预后转归

本病预后良好，经过恰当治疗绝大多数病人的发作次数会明显减少，随着年龄增长，免疫功能逐步得到调整，患儿反复发作情况可以消失。只有少数患儿年长后仍表现为防御能力差。

第二章　寄生虫病证

第一节　蛲虫病

蛲虫病是由于蛲虫寄生在人体所致的小儿常见肠道寄生虫病，以夜间肛门及会阴附近奇痒并见到蛲虫为特征。蛲虫色白，形细小如线头，俗称"线虫"。《诸病源候论·九虫病诸候》首次提出蛲虫的命名，以后均沿用此名，西医学亦称之为蛲虫病。

本病无明显的季节性。蛲虫卵对外界的抵抗力强，易于传播，患儿是唯一的传染源。由于产出之虫卵不需体外孵化，可经污手感染，或相互传染，故在幼儿园等集体机构或家庭中，容易造成反复互相传播。儿童感染率高于成人，2～9 岁儿童感染率最高，尤以集体机构的儿童高发。蛲虫的寿命不超过 2 个月，如果无重复感染可自行痊愈。因此，本病强调预防为主，防治结合，杜绝重复感染，否则药物治疗也难奏效。

一、病因病机分析

病因为吞入感染期蛲虫卵。雌虫夜间在肛周皮肤的湿润区排卵，刺激皮肤而引起瘙痒，小儿用手指抓痒，手指及指甲内沾染虫卵，若再以手摄取食物，或吮吸手指，虫卵即被吞入消化道，在小肠下段及大肠内发育为成虫。此外，虫卵也可借污染的衣服被褥、玩具、尘埃等，直接或间接进入消化道；部分虫卵在肛门外孵化，逸出的幼虫再爬进肛门，侵入大肠，而造成逆行感染。雌虫排卵后大多死亡，但有的也可再返回肛门或侵入邻近的阴道、尿道等器官。

蛲虫寄生肠内造成脾胃受损，运化失司，湿热内生等一系列病理改变。虫体游行咬蚀，湿热下注，而致肛门奇痒、尿频、尿急或遗尿，如《圣济总录·蛲虫》云："蛲虫咬人下部痒。"若湿热上扰心神，则烦躁、睡眠不宁；蛲虫扰动，气机不利，可见恶心、腹痛；虫积日久，吸取精微，损伤脾胃，患儿纳食减少，气血不足，无以滋养肌肤，则面黄肌瘦，神疲乏力。

二、诊断思维

(一)辨病思维

1.诊断要点

(1)有喜以手摄取食物，吮手指等不良卫生习惯。

(2)以夜间肛门及会阴部奇痒，睡眠不安为主要临床表现，可并见尿频、遗尿、腹痛等症。大便或肛周可见 8～13mm 长白色线状成虫。

(3)因蛲虫不在肠内产卵，故粪检虫卵的阳性率极低。主要用肛门拭纸法检查虫卵，常用方法有以下几种。

透明胶纸法：用透明胶纸粘擦肛门周围皮肤，虫卵即被粘于胶面，然后将纸平贴在玻片上，镜检虫卵。

棉签拭子法：用蘸有生理盐水的消毒棉签拭擦肛周，然后将拭擦物洗入饱和生理盐水，用漂浮法查虫卵。检查均宜在清晨便前进行，检出率与检查次数有关。

2. 鉴别诊断

蛲虫病需与肛门湿疹鉴别，但肛门湿疹的瘙痒不会仅局限在夜间睡后，而且局部在未搔抓前即可见形态不一的皮疹。

(二)辨证思维

本病以八纲辨证为纲。病初多属实证，轻者一般无明显全身症状，仅有肛门及会阴部瘙痒，尤以夜间明显，以致患儿睡眠不宁；重者蛲虫较多，湿热内生，并见烦躁、夜惊、磨牙、恶心、食欲不振、腹痛；若蛲虫侵入邻近器官，可引起尿道炎、阴道炎、输卵管炎等。若病程较久，耗伤气血，可引起一些全身症状，以脾胃虚弱为主，但一般证候较轻。

三、治则思维

本病治疗以驱虫止痒为主，常内服、外治相结合。蛲虫常踞于直肠和肛门，故外治法很重要，外治多采用直肠给药和涂药法。对病久脾胃虚弱者，在驱虫、杀虫时，应注意调理脾胃。本病要重视预防，防治结合，才能达到根治的目的。

四、辨证论治

1. 证候

肛门、会阴部瘙痒，夜间尤甚，睡眠不宁，烦躁不安，或尿频、遗尿，或女孩前阴瘙痒，分泌物增多，或食欲不振，形体消瘦，面色苍黄，舌淡，苔白，脉无力。

2. 辨证

本证以肛周奇痒，夜间尤甚，肛周、大便中见到蛲虫为特征。病初无明显全身症状，因瘙痒难忍，患儿搔抓常令肛周皮肤破溃、糜烂；蛲虫爬向前阴或钻入尿道，湿热下注，见阴道分泌物增多，腹痛或尿频、尿急、遗尿；蛲虫寄生日久，损伤脾胃，则神疲，食欲不振，面黄肌瘦。

3. 治法

杀虫止痒，结合外治。

4. 主方

驱虫粉加减。

5. 处方举例

使君子粉杀虫，大黄粉泻下虫体，以 8:1 比例混合。每次剂量 0.3g×(年龄+1)，每天 3 次，饭前 1 小时吞服，每日总量不超过 12g，疗程为 7 天。此后每周服药 1～2 次，可防止再感染。

五、病程观察

蛲虫病湿热下注，肛周溃烂，加黄柏 5g，苍术 5g，百部 5g，苦参 10g，地肤子 10g，清热燥湿，杀虫止痒；尿频加黄柏 5g，苍术 5g，滑石 10g，清热燥湿，利水通淋；腹痛加木香 5g，白芍 12g，行气缓急止痛；食少，面黄肌瘦加党参 10g，茯苓 15g，陈皮 6g，砂仁 5g，神曲 10g，健脾理气。

六、预后转归

患儿是唯一的传染源。蛲虫的寿命多在 2～4 周，不超过 2 个月，如果无重复感染可自行痊愈。

第二节　蛔虫病

蛔虫病是感染蛔虫卵引起的小儿常见肠道寄生虫病，以脐周疼痛，时作时止，饮食异常，大便下虫，或粪便镜检有蛔虫卵为主要特征。蛔虫，古又称"长虫""虫""蛟虫蚘虫"。成虫寄生于小肠，劫夺水谷精微，妨碍正常的消化吸收，严重者影响儿童的生长发育。

本病无明显的季节性。农村感染率高于城市，这与粪便污染和卫生习惯不良有密切关系。小儿由于脾胃薄弱，未养成良好的卫生习惯，故感染率高于成人，尤多见于3～10岁的儿童。蛔虫寄生于肠道可有不同表现，轻者可无症状，或仅见脐周时有疼痛；重者久则耗伤小儿气血，面黄肌瘦，形成蛔疳；甚者出现并发症，其中以蛔厥证、虫瘕证多见，需积极救治。

一、病因病机分析

蛔虫病的发生，主要是吞入了感染性蛔虫卵所致。其病位主要在脾胃、肠腑。小儿缺乏卫生常识，双手易接触不洁之物，又喜吮手指，以手抓取食物，或食用未洗净的生冷瓜果，或饮用不洁之水，以致食入虫卵，进入胃肠，形成蛔虫病。此外，饮食不节，过食生冷油腻，损伤脾胃，积湿成热或素体脾胃虚弱，均可为蛔虫滋生创造有利条件。如《景岳全书·诸虫》所说："或由湿热，或由生冷，或由肥甘，或由滞腻，皆可生虫……然以数者之中，又惟生冷生虫为最。"指出乱吃生冷不洁之物为蛔虫病发生最常见的病因。

(一)虫踞肠腑

蛔虫寄踞肠内，频频扰动，致肠腑不宁，气机不利。小肠盘复于腹内中部，故腹痛多发生在脐周，虫静则疼痛缓解。蛔虫扰动胃腑，胃气不降，则见呕恶、流涎；蛔虫上窜，随胃气上逆，形成吐蛔。虫踞肠腑，劫取水谷精微，损伤脾胃，脾失健运，胃滞不化，则食欲异常，饮食不为肌肤。重者面黄肌瘦，精神疲乏，甚至肚腹胀大，四肢瘦弱，形成蛔疳。虫聚肠内，脾胃失和，内生湿热，熏蒸于上，可见齿介齿、鼻痒、面部白斑、白睛蓝斑等症。

(二)虫窜入膈

蛔虫好动而尤喜钻孔，当受到某些刺激，如肠道寒温不适或食糜异常，使蛔虫受扰，则更易在肠腑中窜动。若蛔虫上窜入膈，钻入胆道则发生蛔厥。虫体阻塞胆道，气机不利，疏泄失常，表现为右上腹部剧烈绞痛，伴有呕吐，或为胆汁、或见蛔虫，甚则肢冷汗出，形成"蛔厥"之证。正如《金匮要略·趺蹶手指臂肿转筋阴狐疝蚘虫病脉症治》中说："蚘厥者，当吐蚘，令病者静而复时烦，此为脏寒，蚘上入膈，故烦。须臾复止，得食而呕。又烦者，虫尤闻食臭出，其人当自吐蚘。"

(三)虫聚成瘕

蛔虫性喜团聚，若大量蛔虫壅积肠中，互相扭结，聚集成团，可致肠道阻塞，格塞不通，形成虫瘕。肠腑气机阻塞，不通则痛，故腹痛剧烈，腹部扪之有条索状物；胃失通降，腑气上逆，而见呕恶、大便不通。

二、诊断思维

(一)辨病思维

1. 诊断要点

(1) 可有吐蛔、排蛔史。

(2) 反复脐周疼痛，时作时止，腹部按之有条索状物或团块，轻揉可散，食欲异常，形体消瘦，可见挖鼻、咬指甲、睡眠磨牙、面部白斑。

(3) 合并蛔厥、虫瘕，可见阵发性剧烈腹痛，伴恶心呕吐，甚或吐出蛔虫。蛔厥者，可伴有畏寒发热，甚至出现黄疸。虫瘕者，腹部可扪及虫团，按之柔软可动，多见大便不通。

(4) 蛔虫性嗜酸细胞肺炎，属于蛔虫蚴虫移行症，可有咳嗽、气喘、发热，肺部体征常不明显，痰中找到蛔蚴可确诊，血中嗜酸性粒细胞计数明显增多，X 线检查可见肺部有点状、片状或絮状阴影，但病菌灶易变或很快消失。

(5) 大便病原学检查：应用直接涂片法或厚涂片法或饱和盐水浮聚法检出粪便中蛔虫卵，即可确诊，但粪检未查出虫卵也不能排除本病。

2. 鉴别诊断

(1) 急性阑尾炎：起病后转移性右下腹疼痛，并局限于右下腹，有腹肌紧张，压痛及反跳痛，血白细胞增多。

(2) 急性肠系膜淋巴结炎：多见于青少年，病变主要在回盲部，多有上呼吸道感染先驱症状，以后出现右下腹持续性疼痛。其主要区别为本病发热较显著，右下腹压痛范围较大，有时可扪及肿大的淋巴结。

(二) 辨证思维

本病以六腑辨证为纲。肠虫证最为多见，虫踞肠腑，多为实证，以发作性脐周腹痛为主要症状。蛔厥证，蛔虫入膈，窜入胆腑，腹痛在剑突下、右上腹，呈阵发性剧烈绞痛，痛时肢冷汗出，多有呕吐，且常见呕吐胆汁和蛔虫。虫瘕者，虫团聚结肠腑，腹部剧痛不止，阵发性加重，腹部可扪到条索状或团状包块，伴有剧烈呕吐，大便多不通。

三、治则思维

本病治疗以驱蛔杀虫为主，辅以调理脾胃之法，具体应用，当视患儿体质强弱、病情急缓区别对待。体壮者，当先驱虫，后调脾胃；体弱者，驱虫扶正并举；体虚甚者，应先调理脾胃，继而驱虫。如病情较重，腹痛剧烈，或出现蛔厥、虫瘕等并发症者，根据蛔"得酸则安，得辛则伏，得苦则下"的特性，予酸、辛、苦等药味，以安蛔止痛，同时或其后择机驱虫。本病腹痛，可配合外治、针灸、推拿等法。如并发症严重，经内科治疗不能缓解者，应考虑手术治疗。

四、辨证论治

(一) 肠虫证

1. 证候

脐腹部疼痛，轻重不一，乍作乍止；或不思食，或嗜异食；大便不调，或泄泻、或便秘，或便下蛔虫；面色多黄滞，可见面部白斑，白睛蓝斑，唇内粟状白点，夜寐齿介齿。甚者，腹部可扪及条索状物，时聚时散，形体消瘦，肚腹胀大，青筋显露。舌苔多见花剥或腻，舌尖红赤，脉弦滑。

2. 辨证

本证为蛔虫病最常见证型。患儿多有饮食卫生习惯不良史，以脐腹疼痛，饮食异常，大便下虫或粪检见蛔虫卵为特征。湿热内蕴，面部常见白斑，睡眠不宁，齿介齿；若兼有脾胃虚弱，则见不同程度形体消瘦，面色无华；若反复染虫，迁延不愈，形体消瘦，肚腹胀大，可发展成"蛔疳"，此时宜参照"疳病"辨证论治。

3.治法

驱蛔杀虫，调理脾胃。

4.主方

使君子散加减。

5.处方举例

使君子 10g，芜荑 10g，苦楝皮 10g，槟榔 10g，甘草 6g。（以 5 岁为例）

(二)蛔厥证

1.证候

有肠蛔虫症状。突然腹部绞痛，弯腰屈背，辗转不宁，肢冷汗出，恶心呕吐，常吐出胆汁或蛔虫。腹部绞痛呈阵发性，疼痛部位在右上腹或剑突下，疼痛可暂时缓解减轻，但又反复发作。重者腹痛持续而阵发性加剧，可伴畏寒发热，甚至出现黄疸。舌苔多黄腻，脉弦数或滑数。

2.辨证

本证以腹部绞痛，呕吐，肢冷为特征。多有肠蛔虫证的病史，常因胃肠湿热，或腹中寒甚，或寒热错杂，使虫体受扰，入膈钻胆，气机逆乱所致。以寒热夹杂多见，偏寒重者呕吐清水，面白肢冷，舌苔白腻，脉缓；偏热重者发热，呕吐胆汁，舌苔黄腻，脉滑数。若并发胆道感染、肝脓肿，甚至腹腔蛔虫，经药物治疗无效者，应及时手术治疗。

3.治法

安蛔定痛，继之驱虫。

4.主方

乌梅丸加减。

5.处方举例

乌梅 15g，细辛 3g，椒目 3g，黄连 5g，黄柏 5g，干姜 5g，附子 3g，桂枝 5g，当归 10g，人参 10g，延胡索 10g，白芍 15g。（以 5 岁为例）

(三)虫瘕证

1.证候

有肠蛔虫症状。突然阵发性脐腹剧烈疼痛，部位不定，频繁呕吐，可呕出蛔虫，大便不下或量少，腹胀，腹部可扪及质软、无痛的可移动团块。病情持续不缓解者，见腹硬、压痛明显，肠鸣，无矢气。舌苔白或黄腻，脉滑数或弦数。

2.辨证

本证以脐腹剧痛，伴呕吐、便秘，腹部条索或团状柔软包块，可移动为特征。多先有蛔虫病史，因成虫较多扭结成团，阻塞肠腔而形成。若阻塞不全，尚可排少量大便；完全阻塞则大便不下，腹痛及呕吐较重，并可能出现阴伤，甚至阴阳气不相顺接，阳气外脱。早期先考虑药物、推拿等法治疗，若梗阻不得缓解，出现腹硬、压痛、腹部闻及金属样肠鸣或气过水声，应及时手术治疗。

3.治法

通腑散结，驱虫下蛔。

4. 主方

驱蛔承气汤加减。

5. 处方举例

大黄 5g，玄明粉 5g，枳实 10g，厚朴 10g，乌梅 10g，椒目 5g，使君子 10g，苦楝皮 10g，槟榔 10g。（以 5 岁为例）

五、病程观察

1. 在肠虫证证型中，腹痛明显加川楝子 10g，延胡索 10g，木香 5g，行气止痛；腹胀满，大便不畅加大黄 5g，玄明粉 5g，杀虫泻下；呕吐加竹茹 10g，生姜 9g，降逆止呕；驱虫之后，以异功散或参苓白术散加减，调理脾胃；虫积日久，脾虚胃热，可用攻补兼施之肥儿丸，杀虫消积，调理脾胃，缓以收功。若发热，咳嗽，哮喘，属于蛔虫蚴虫移行症者，按咳喘论治，并予驱虫。

2. 在蛔厥证证型中，疼痛剧烈加木香 5g，枳壳 10g，行气止痛；兼便秘腹胀加生大黄 5g，玄明粉 5g，枳实 10g，通便驱虫；湿热壅盛，胆汁外溢，发热，黄疸，去干姜、附子、桂枝等温燥之品，酌加茵陈蒿 15g，栀子 5g，郁金 10g，黄芩 5g，大黄 5g，枳壳 10g，清热利湿，安蛔退黄。若确诊为胆道死蛔，不必先安蛔，可直接予大承气汤加茵陈蒿利胆通腑排蛔。

六、预后转归

蛔虫寄生肠道证候差别很大，轻者可无症状，或仅见脐周时有疼痛；重者可出现变证甚至危及生命；病程久者可发展成疳病，影响生长发育。

第三章　脾系病证

第一节　口疮

口疮是指以口腔内黏膜、舌、唇、牙龈、上腭等处发生溃疡为特征的一种小儿常见的口腔疾患。口疮发生于口唇两侧者，又称燕口疮；满口糜烂，色红作痛者，又称口糜。本病包括西医学所称卡他性口炎、疱疹性口炎、急性球菌性口炎、口角炎等。口疮可单独发生，也常伴发于其他疾病之中。

一、病因病机分析

小儿口疮，多由风热乘脾，心脾积热，虚火上炎所致。主要病变在脾与心，虚证常涉及于肾。

(一)风热乘脾

外感风热之邪，外袭于肌表，内乘于脾胃。脾开窍于口，胃络于齿龈，风热毒邪侵袭，引动脾胃内热，上攻于口，使口腔黏膜破溃，发为口疮。若夹湿热，则兼见口腔糜烂。

(二)心脾积热

调护失宜，喂养不当，恣食肥甘厚腻，蕴积生热；或喜吃煎炒炙烤，内火偏盛，邪热内积心脾，循经上炎口腔，发为口疮。

(三)虚火上浮

小儿"肾常虚"，若久患热病，或久泻不止，津液亏耗，肾阴不足，水不制火，虚火上浮，熏灼口舌，发生口疮。

病位在心、脾、胃、肾。脾开窍于口，心开窍于舌，肾脉连舌本，胃经络牙龈。

二、诊断思维

(一)辨病思维

1. 诊断要点

口疮的诊断主要以口腔局部症状为主。

(1)牙龈、舌体、两颊、上腭等处出现黄白色溃疡点，大小不等，甚至满口糜烂，疼痛流涎。

(2)外感引起者，初起有时可见口腔疱疹，继则破溃成溃疡，常伴发热，颌下淋巴结肿大。

(3)发病多与发热疾患或饮食失调有关。

(4)血象可见白细胞总数及中性粒细胞增高或正常。

2. 鉴别诊断

鹅口疮，多发生于初生儿或体弱多病的婴幼儿，口腔黏膜上出现白屑而不是溃疡，周围有红晕，疼痛不明显。

(二)辨证思维

1. 辨轻重

口疮轻者仅见口腔出现溃疡点，妨碍哺乳进食，饮食时可因疼痛出现哭闹。重者发热、烦躁、啼哭不安，或见呕吐、腹泻等症。

2. 辨虚实

凡起病急，病程短，口腔溃烂及疼痛较重，局部有灼热感，或伴发热、尿黄便干者，多属实证。以心火偏盛为主者，舌体溃疡较多。以脾胃积热为主者，口颊黏膜、上腭、牙龈、口唇等处溃疡较多。起病缓，病程长，口腔溃烂及疼痛较轻，兼有神疲、颧红者，多为虚证，病变脏腑以肾为主。

三、治则思维

治疗口疮，以清热泻火为基本法则，内治外治相结合。口疮是心、脾、胃脏腑功能失调的局部表现，而口疮的局部刺激，又可进一步促使内脏失调。内治是治其本而撤其源，外治是祛腐生肌，直接作用于溃疡病灶。本病实证治宜清热解毒，泻火通便。但不能一清到底，后期应以调理为主；虚证治宜滋阴降火，引火归原。但急性发作时，应清补结合。无论实证、虚证均应配合外治疗法。

四、辨证论治

(一)风热乘脾

1. 证候

以口颊、上腭、牙龈、口角溃疡为主，甚则满口糜烂，或为疱疹转为溃疡，周围掀红疼痛拒食，烦躁不安，口臭，涎多，小便短黄，大便秘结，或伴发热，咽红，舌红，苔薄黄，脉浮数。

2. 辨证

本证多为外感引起，外感风热邪毒，内引脾胃之热，上熏口舌，故发为口疮。火热熏灼，故疼痛拒食，烦躁不安。热灼肠胃，津液受劫，故大便秘结、小便短黄。兼有风热表证，故发热、咽红、舌红、苔薄黄、脉浮数。

3. 治法

疏风散火，清热解毒。

4. 主方

银翘散加减。

5. 处方举例

金银花 10g，连翘 10g，板蓝根 10g，薄荷(后下)5g，牛蒡子 10g，竹叶 10g，芦根 10g，甘草 6g。(以 5 岁为例)

(二)心火上炎

1. 证候

舌上、舌边溃疡较多，色红疼痛，心烦不安，口干欲饮，小便短黄，舌尖红，苔薄黄，脉数。

2. 辨证

舌乃心之苗，手少阴之经通于舌。心火炽盛，热毒循经上炎，故发为口疮，色红疼痛。心火内盛，津液受劫，故心烦不安，口干欲饮，小便短黄。舌尖红，苔薄黄，脉数，均为心火炽盛之象。

3. 治法

清心泻热。

4.主方

泻心导赤汤加减。

5.处方举例

黄连 3g，生地黄 10g，竹叶 10g，通草 5g，甘草 10g。

(三)虚火上浮

1.证候

口舌溃疡或糜烂，稀散色淡，不甚疼痛，反复发作或迁延难愈，神疲颧红，口干不渴，舌红，苔少或花剥，脉细数。

2.辨证

婴儿体禀虚弱，肾阴不足，水不制火，虚火上浮，故见口舌溃疡或糜烂，不甚疼痛，神疲颧红，口干不渴。舌红，苔少或花剥，脉细数，均为阴虚火旺之象。

3.治法

滋阴降火。

4.主方

知柏地黄汤。

5.处方举例

熟地黄 12g，山药 10g，山茱萸 10g，茯苓 10g，泽泻 10g，牡丹皮 10g，知母 10g，黄柏 5g，牛膝 10g。(以 5 岁为例)

五、病程观察

1.在风热乘脾证型中，发热不退，加柴胡 10g，黄芩 5g，生石膏 10g；大便秘结者，加生大黄 5g，玄明粉 3g；疮面色黄糜烂者，加黄连 3g，薏苡仁 15g。

2.在心火上炎证型中，心烦不安加连翘 10g，朱灯心 3g；口干欲饮加生石膏 10g，芦根 15g，天花粉 10g；小便短黄加车前子 10g，茯苓 10g，滑石 10g。木通可致血尿，对肾脏有害，一般小儿不宜应用，可换用通草。

3.在虚火上浮证型中，若久泻之后，脾肾大虚，无根之火上浮，而见口舌生疮，神疲面白，大便溏薄，舌淡苔白者，改用理中汤加肉桂以温补脾肾，引火归原。心肾虚火口疮可用六味地黄丸合补心丸加减，滋阴降丸清心安神。脾阴虚口疮用甘露饮滋阴生津，泻热利湿。肝肾阴虚口疮用一贯煎治疗。

六、预后转归

任何年龄小儿都可以发生口疮，以 2～4 岁为多。可单独发生，或因其他疾患致机体抵抗力降低时伴发。口疮是局部病变，一般预后良好。

第二节　厌食

厌食是指小儿较长时期见食不贪，食欲不振，甚则拒食的一种常见病证。西医亦称为厌食。若是其他外感、内伤疾病中出现厌食症状，则不属于本病。

一、病因病机分析

形成本病的病因较多。小儿时期脾常不足，加之饮食不知自调，挑食、偏食，好吃零食，食不按时，饥饱不一，或家长缺少正确的喂养知识，婴儿期喂养不当，乳食品种调配、变更失宜，或纵儿所好，杂食乱投，甚至滥进补品，均易于损伤脾胃。也有原本患其他疾病脾胃受损，或先天禀赋脾胃薄弱，加之饮食调养护理不当而成病。因此，本病多由于饮食不节喂养不当而致病，其他病因还有他病失调脾胃受损、先天不足后天失养、暑湿熏蒸脾阳失展、情志不畅思念伤脾等，均可以形成本病。

厌食的病变脏腑在脾胃，发病机制总在脾运胃纳功能的失常。胃司受纳，脾主运化，脾胃调和，则口能知五谷饮食之味。小儿由于以上各类病因，易造成脾胃受损运纳功能的失常。因病因、病程、体质的差异，证候又有脾运功能失健为主与脾胃气阴不足为主的区别。厌食为脾胃轻症，多数患儿病变以运化功能失健为主，虚象不著，因饮食喂养不当，或湿浊、气滞困脾，脾气失展，胃纳不开。部分患儿素体不足，或病程较长，表现虚证，有偏气虚、有偏阴虚者。脾为阴土，喜燥而恶湿，得阳则运；胃为阳土，喜润而恶燥，以阴为用。故凡脾气、胃阴不足，皆能导致受纳、运化失职而厌食。

二、诊断思维

（一）辨病思维

1. 诊断要点

（1）长期不思进食，厌恶摄食，食量显著少于同龄正常儿童。

（2）可有嗳气、泛恶、脘痞、大便不调等症，或伴面色少华、形体偏瘦、口干喜饮等症，但精神尚好，活动如常。

（3）排除其他外感、内伤慢性疾病。

2. 鉴别诊断

厌食要与食积、疳病、痓夏相鉴别。

（1）食积：为乳食停积中脘所致，除食欲不振，不思乳食外，伴见嗳气酸腐，大便酸臭，烦躁多啼，脘腹胀满疼痛等症，有伤食病史。厌食患儿不思进食，所进甚少，故多无腹胀疼痛等症。

（2）疳病：有食欲不振，但亦有食欲亢进或嗜食异物者；其形体明显消瘦，病可涉及五脏，出现烦躁不安或委靡不振，以及舌疳、眼疳、疳肿胀等兼证。厌食则多形体正常，或略瘦，未至羸瘦程度，为脾之本脏轻症，一般不涉及他脏。

（3）痓夏：亦有食欲不振，发病有季节性，有"春夏剧，秋冬瘥"的特点，秋凉后自行转愈，伴全身倦怠乏力，大便溏薄，或有身热、苔厚腻等。

（二）辨证思维

厌食患儿一般症状不多，辨证要区别以运化功能改变为主，还是脾胃气阴不足之象已现。脾运失健证除厌食主症外，其他症状不多，无明显虚象。脾胃气虚证伴面色少华、形体偏瘦等气虚证象；脾胃阴虚证伴口舌干燥、食少饮多等阴虚证象。若因症状不多而辨证困难时，可重点从舌象分析证候。

1. 辨病史

厌食患儿症状不多，要问初生是否胎怯，喂养史中有无喂养不当，饥饱不均。既往史中曾患哪些疾病，教育方法是否妥当，追寻发病与以上因素的联系，可以明确病因。

2. 辨证候

若嗳气，恶心，苔腻，多食后脘腹作胀呕吐，形体尚可者，多属脾运失健；食而不化，大便偏稀，伴面色萎黄，精神委靡者，多属脾胃气虚；食少饮多，大便干结，伴口干，面色欠华，皮肤不润者，多属胃阴不足。

3. 辨舌象

脾运失健者，舌质多正常，苔腻；湿浊重者为厚腻苔；食滞重者为垢腻苔；偏气虚者，舌淡少津，苔薄白；偏阴虚者，舌红少津，少苔或花剥。

三、治则思维

本病治疗，以脾健不在补贵在运为原则。宜以轻清之剂解脾气之困，拨清灵脏气以恢复转运之机，俾使脾胃调和，脾运复健，则胃纳自开。运脾疗法对厌食十分重要，要达到运脾，必须消除导致脾胃郁困的病理因素，如脾湿、食积、气郁、郁热等；若有虚象，应根据病情予以健脾、养胃、益气、育阴。又由于脾胃为相辅相成、相反相佐的两个脏腑，如脾喜燥恶湿，胃喜湿恶燥，脾主升清，胃主降浊，因此，化湿不可过于香燥，清热不可过于苦寒，行气不可过于窜烈，健脾不可壅补，养阴不宜滋腻。治疗厌食贵在调理脾胃，而用药之道贵在中和。脾运失健证固当以运脾开胃为治。若是脾胃气虚证，亦当注意健脾益气而不壅补碍胃，同时佐以助运开胃之品；若是脾胃阴虚证，亦当注意益阴养胃而不滋腻碍脾，同时适加助运开胃之品。在药物治疗的同时应注重饮食调养，纠正不良的饮食习惯，才能取效。

四、辨证论治

(一)脾失健运

1. 证候

厌恶进食，饮食乏味，食量减少，或有胸脘痞闷、嗳气泛恶，偶尔多食后脘腹饱胀，大便不调，精神如常，舌苔薄白或白腻。

2. 辨证

脾胃不和，运化失健。脾气通于口，脾胃不和则口不知味，因而食欲减退，饮食乏味，厌恶进食，食量较同龄正常儿童显著减少。脾失健运，中焦气滞则胸脘痞闷，胃气上逆则嗳气泛恶，运化不健则偶尔多食便脘腹饱胀，脾失升清则大便偏稀，胃失降浊则大便偏干。患儿饮食数量虽少而质量常较高，所以一般精神如常，形体尚可。舌苔白腻者为湿困脾阳之象。

3. 治法

调和脾胃，运脾开胃。

4. 主方

不换金正气散加减。

5. 处方举例

苍术 10g，藿香 5g，陈皮 5g，砂仁(后下)5g，鸡内金 10g，焦山楂 10g。(以 3 岁为例)

(二)脾胃气虚

1. 证候

不思进食，食不知味，食量减少，形体偏瘦，面色少华，精神欠振，或有大便溏薄夹不消化物，舌质淡，苔薄白。

2. 辨证

脾胃气虚，运化力弱。脾虚运化乏力，胃纳不开，故不思进食、食不知味、食量减少；

精微转输不足，气虚失养，故形体偏瘦、面色少华、精神欠振。脾弱清气不升，清浊相混，致大便溏薄夹不消化物。舌质淡，苔薄白，为脾胃气虚之症。

3. 治法

健脾益气，佐以助运。

4. 主方

异功散加减。

5. 处方举例

党参 10g，茯苓 10g，白术 10g，甘草 6g，陈皮 5g，焦建曲 10g。（以 3 岁为例）

(三)脾胃阴虚

1. 证候

不思进食，食少饮多，口舌干燥，大便偏干，小便色黄，面黄少华，皮肤失润，舌红少津，苔少或花剥，脉细数。

2. 辨证

脾胃阴虚，失于濡润。胃喜润而恶燥，阴虚而胃腑失濡，受纳、腐熟功能失职，因而不思进食；脾胃阴虚，津液不足，致大便偏干，口干欲饮，苔少或花剥；水津不布，致皮肤失润，面黄少华，舌上少津；阴虚生内热，致小便色黄，舌质红，脉细数。

3. 治法

滋脾养胃，佐以助运。

4. 主方

养胃增液汤加减。

5. 处方举例

沙参 10g，石斛 10g，玉竹 10g，乌梅 10g，白芍 10g，甘草 6g，香橼皮 10g，谷芽 10g，麦芽 10g。（以 3 岁为例）

五、病程观察

1. 在脾失健运证型中，舌苔白腻加半夏 5g，佩兰 5g；舌苔黄腻加薏苡仁 15g，青蒿 15g；腹胀便干加枳实 5g，厚朴 5g；大便偏稀加山药 10g，焦建曲 10g；乳食不化加麦芽 10g，莱菔子 10g。

2. 在脾胃气虚证型中，舌苔白腻加苍术 10g，扁豆 10g；脘腹作胀加木香 5g，香附 5g；大便稀溏加煨姜 5g，益智仁 10g；水谷不化加山药 10g，焦山楂 10g；多汗易感加黄芪 15g，防风 5g。参、芪为益气要药，非气虚者不用或少用，因参、芪甘味厚腻，有壅滞之弊，用之不当，或用之过量，不但不能健脾，反而碍胃，应予注意。不可一见脾虚，就用参、芪。若大便稀溏，日 3～4 次，可加炮姜 5g，益智仁 10g，煨河子 5g。

3. 在脾胃阴虚证型中，脾气薄弱加山药 10g，扁豆 10g；口渴引饮加天花粉 10g，芦根 15g；大便秘结加火麻仁 10g，瓜蒌子 10g；阴虚内热加牡丹皮 10g，知母 10g；夜寐不宁加酸枣仁 10g，莲子心 10g。

六、预后转归

本病及时、正确治疗，大多预后良好。但若病情严重，治疗失当，病久不愈则可导致严重的营养不良、体力衰减及神经精神异常，严重影响患儿的生长发育，甚至危及生命。

第三节　积滞

积滞是因小儿喂养不当，内伤乳食，停积胃肠，脾运失司所引起的一种小儿常见的脾胃病证。临床以不思乳食，腹胀嗳腐，大便酸臭或便秘为特征。又称伤食、宿食，若迁延日久，可转为疳病。常见于西医慢性消化不良。

一、病因病机分析

引起本病的主要原因为乳食不节，伤及脾胃，致脾胃运化功能失调，或脾胃虚弱，腐熟运化不及，乳食停滞不化。其病位在脾胃，基本病理改变为乳食停聚中脘，积而不化，气滞不行。

（一）乳食伤脾

小儿脾常不足，乳食不知自节。若调护失宜，喂养不当，则易为乳食所伤。伤于乳者，多因哺乳不节，过急过量，冷热不调；伤于食者，多由饮食喂养不当，偏食嗜食，暴饮暴食，或过食膏粱厚味，煎炸炙焯，或贪食生冷、坚硬难化之物，或添加辅食过多过快。盖胃主受纳，为水谷之海，其气主降；脾主运化，为生化之源，其气主升。若乳食不节，脾胃受损，受纳运化失职，升降失调，宿食停聚，积而不化，则成积滞。正如《证治准绳·幼科·宿食》所说："小儿宿食不消者，胃纳水谷而脾化之，儿幼不知撙节，胃之所纳，脾气不足以胜之，故不消也。"伤于乳者，为乳积；伤于食者，则为食积。

（二）脾虚夹积

若禀赋不足，脾胃素虚；或病后失调，脾气亏虚；或过用寒凉攻伐之品，致脾胃虚寒，腐熟运化不及，乳食稍有增加，即停滞不化，而成积滞。此即《诸病源候论·小儿杂病诸候·宿食不消候》所言："宿食不消由脏气虚弱，寒气在于脾胃之间，故使谷不化也，宿谷未消，新谷又入，脾气既弱，故不能磨之。"

若积久不消，迁延失治，则可进一步损伤脾胃，导致气血生化乏源，营养及生长发育障碍，形体日渐消瘦而转为疳病。

病位在脾胃，基本病理改变为乳食停聚，积而不化，气滞不行。

二、诊断思维

（一）辨病思维

1. 诊断要点

（1）有伤乳、伤食史。

（2）以不思乳食，食而不化，脘腹胀满，大便溏泄，臭如败卵或便秘为特征。

（3）可伴有烦躁不安，夜间哭闹或呕吐等症。

（4）大便化验检查，可见不消化食物残渣、脂肪滴。

2. 鉴别诊断

（1）厌食：厌食以较长时间食欲不振、食量减少为主症，一般无脘腹胀满、大便酸臭不调等症状。

（2）疳病：该病以形体消瘦，精神委靡或烦躁和饮食异常为主要表现，以虚证为主，而食积以实证居多，但积久可以成疳，故有"积为疳之母，无积不成疳"之说。

（3）臌胀：该病以腹部外形胀大如鼓为特征，按之腹皮急，病在大腹，多为无形气滞或有形水湿潴留；食积则是有形乳食积于中焦致腹部胀满。

(二)辨证思维

1. 辨虚实

主要从发病时间的新久鉴别：初病多实，积久则虚实夹杂，由脾胃虚弱所致者，也可初起即见虚实夹杂证候。

2. 辨寒热

一般热积多，寒积少，寒积日久也多从热化。

(1)热积：多见于素体阳盛或阴虚患儿，或由过食肥甘厚味引起，症见不思乳食，脘腹胀满或疼痛，得热则甚，遇凉稍缓，口气臭秽，呕吐酸腐，面赤唇红，烦躁易怒，大便秘结酸臭，手足心热，舌红苔黄厚腻等。

(2)寒积：多见于素体阳虚患儿，或由贪食生冷、过用寒凉药物引起，症见脘腹胀满，喜温喜按，神疲肢倦，面白唇淡，四肢欠温，朝食暮吐，或暮食朝吐，吐物酸腥，大便稀溏，舌淡苔白腻等。

3. 辨轻重

凡起病缓，病程短，仅表现不思乳食，脘腹胀满，口气臭秽，大便酸臭者为轻证；若起病急，病程长，烦躁拒食，夜卧不宁，腹痛拒按，呕吐酸腐，大便干稀不调，或面黄消瘦，神疲肢倦者为重证。若病情进展，积久不消，迁延失治，则可转化为疳病。

三、治则思维

本病治疗以消食化积，理气行滞为基本法则。正如《幼幼集成·食积证治》所言："夫饮食之积必用消导，消者散其积也，导者行其气也。"其具体治法，当视临床见证不同而有所区别。实证以消食导滞为主，积滞化热者，佐以清解积热；偏寒者，佐以温阳助运。积滞较重，或积热结聚者，当通腑导滞，泻热攻下，但应中病即止，不可过用。虚实夹杂者，宜消补兼施，积重而脾虚轻者，宜消中兼补；积轻而脾虚重者，宜补中兼消，以达养正而积自除之目的。本病治疗，除内服药外，推拿及外治等疗法也常运用。

四、辨证论治

(一)乳食内积

1. 证候

不思乳食，嗳腐酸馊或呕吐食物、乳片，脘腹胀满疼痛，大便酸臭，烦躁啼哭，夜眠不安，手足心热，舌质红，苔白厚或黄厚腻，脉象弦滑，指纹紫滞。

2. 辨证

有乳食不节史，以不思乳食，脘腹胀满，嗳吐酸腐，大便酸臭等为证候特点。从患儿所伤乳、食种类，可以区别伤乳与伤食，以及所伤食物品种之不同。食积不消可化热，症见肚腹热甚，低热，舌苔黄腻。

3. 治法

消乳化食，和中导滞。

(1)乳积者，主方选用消乳丸加减。

处方举例：麦芽 5g，砂仁(后下)3g，神曲 5g，香附 5g，陈皮 3g，谷芽 5g，茯苓 5g。(以 6 个月为例)

(2)食积者，主方选用保和丸加减。

处方举例：山楂 10g，神曲 10g，鸡内金 10g，莱菔子 10g，香附 5g，陈皮 5g，砂仁(后下)5g，茯苓 10g，半夏 5g，连翘 10g。(以 5 岁为例)

(二)脾虚夹积

1. 证候

面色萎黄，形体消瘦，神疲肢倦，不思乳食，食则饱胀，腹满喜按，大便稀溏酸腥，夹有乳片或不消化食物残渣，舌质淡，苔白腻，脉细滑，指纹淡滞。

2. 辨证

有素体脾虚、病后失调或过用寒凉药物史；或由乳食内积证日久不愈转化而来。以面黄神疲、腹满喜按之脾虚证候，及嗳吐酸腐、大便酸腥稀溏不化、指纹紫滞之食积证候为辨证要点。

3. 治法

健脾助运，消食化滞。

4. 主方

健脾丸加减。

5. 处方举例

人参 5g，白术 10g，茯苓 10g，甘草 6g，麦芽 10g，山楂 10g，神曲 10g，陈皮 5g，枳实 5g，砂仁(后下)5g。(以 5 岁为例)

五、病程观察

1. 在乳食内积证型中，腹胀明显加木香 5g，厚朴 5g，枳实 5g；腹痛拒按，大便秘结加大黄 5g，槟榔 10g；恶心呕吐加竹茹 10g，生姜 5g；大便稀溏加扁豆 10g，薏苡仁 15g；舌红苔黄，低热口渴加胡黄连 5g，石斛 10g，天花粉 10g。

2. 在脾虚夹积证型中，呕吐加生姜 5g，丁香 5g，半夏 5g；大便稀溏加山药 10g，薏苡仁 15g，苍术 10g；腹痛喜按加干姜 5g，白芍 10g，木香 5g；舌苔白腻加藿香 5g，佩兰 5g。

3. 山楂善消肉积，神曲、鸡内金善消陈腐食积，莱菔子善消面食之积。

六、预后转归

本病一年四季皆可发生，夏秋季节发病率略高。各年龄组的小儿都可能发病，以婴幼儿较多见。一般预后良好，但少数患儿积滞久治不愈，迁延缠绵，脾胃功能严重受损，影响小儿营养及生长发育，形体日渐赢瘦，可转化为营养不良。

第五篇　针灸

第一章　针灸处方总论

第一节　常用辨证知要

针灸治病就是根据阴阳、脏腑、经络学说，运用"四诊"诊察病情，通过"八纲"、脏腑、气血、经络等辨证，对临床上的各种证候进行分析、归纳，以明确疾病的病因病机，以及疾病所在的部位是在脏、在腑、在表、在里；疾病的性质是属寒、属热、属虚、属实。然后根据辨证诊断，确立治法，依治法配穴处方，依方施治，或针或灸，或针灸并用；或补或泻，或补泻兼施，以通其经脉，调其气血，使阴阳趋于相对平衡，使脏腑、经络功能趋于正常，从而达到治疗目的。

一、八纲辨证

（一）表里辨证

1.表证

表证即六淫之邪侵犯肌表所致的疾病。最常见的有以下两种：

（1）外感风寒：风寒之邪束于肌表，使卫阳被郁，肺气不宣。常见恶寒发热，无汗，头痛、身痛、四肢酸楚，鼻塞流涕，喉痒，咳嗽声重，舌苔薄自，脉浮紧。以取手太阴经、手阳明经、足太阳经、督脉腧穴为主。针用泻法。

（2）外感风热：风热之邪束于肌表，侵犯肺脏，使卫外失固，肺失清肃。常见发热微恶风，汗出，头痛，咳嗽，咽部红或兼痛抑或兼口渴，舌苔薄自或微黄，脉象浮数。以取督脉、手少阳经、手阳明经、手太阴经腧穴为主。针用泻法。

2.里证

里证即病邪已深入体内，病及脏腑所致的疾病。其范围很广，但就其病因而论不外 3种：①表证不解，外邪内传入里侵犯脏腑而成；②外邪直接侵犯脏腑而发病；③情志内伤、饮食、劳倦等因素直接影响脏腑而发病。治当根据具体病因、部位及所病功能选取有关经脉、腧穴。针用所需的手法。

3.半表半里证

半表半里证即病邪既末完全离表又末完全入里，使邪与营卫(正)相搏于表里之间。常见寒热往来，胸胁苦满，心烦喜呕，头痛如裂，目眩，口苦咽干，不欲饮食，舌苔薄白或薄黄，脉弦。以取督脉、足少阳经、手少阳经腧穴为主。针以泻法。

（二）寒热辨证

1.寒证

寒证是感受阳寒之邪或阳气耗伤太过而阴寒内盛所致。常见畏寒喜暖，面色㿠白，肢体不温，喜蜷卧，口淡不渴，小便清长，大使稀溏，舌质淡苔白，脉沉迟或紧。取穴根据所病脏腑及病情的虚实，选取有关经脉、腧穴。多用灸法，或兼用针刺，针法或补或泻，或补泻兼施，由具体病情而定。

2. 热证

热证是感受火热之邪或机体阳盛阴虚所致。常见恶热喜冷，口渴喜冷饮，面红目赤，头痛且胀，烦躁不宁，小便短赤，大便燥结，舌质红苔黄而干，脉数或滑数或洪数（虚热症候见阴虚证）。取穴根据所病脏腑及受损功能，选取有关经脉、腧穴。针用泻法，或兼用三棱针点刺出血。忌用灸法。

(三)虚实辨证

1. 虚证

虚证是由于人体正气虚弱所致的疾病。人体正气不足包括阴虚、阳虚、气虚、血虚四种：

(1)阴虚证：阴虚证是由于伤阴所致的疾病。常见午后潮热，两颧发红，手足心热，盗汗，口燥咽干，尿黄，便干，舌质红少苔或无苔，脉细数。以取足太阴经、足少阴经、手太阴经腧穴及背俞穴为主。针用补法，忌用灸法。

(2)阳虚证：阳虚证是由于伤阳所致的疾病。常见形寒肢冷，面色㿠白，神疲乏力，心悸气短，自汗，口不渴，小便清长，大便溏泄，舌质淡苔白，脉弱。以取任脉、督脉、足阳明经腧穴及背俞穴为主。以灸为主，辅以针刺用补法。

气虚证、血虚证见后气血辨证。

2. 实证

实证是由于邪气盛实所致的疾病。因为病邪的性质及所侵犯的部位不同，故其临床表现的差异也很大，常见的主要症状有壮热，腹胀痛拒按，胸闷烦躁，甚则神昏谵语，呼吸气粗，痰涎壅盛，大便秘结，或下利、里急后重，小便不利，或淋漓涩痛，舌质苍老，舌苔厚腻，脉实有力，或实数有力。取穴根据病邪性质和所病部位，选取有关经脉、腧穴。针用泻法。

(四)阴阳辨证

阴阳是概括疾病类别的一对纲领，是八纲的总纲。即表、热、实证属阳；里、寒、虚证属阴。故阴证、阳证的范围相当广泛，下面只能列举一些典型症状作为代表。

1. 阴证

阴证多是人体机能不足(衰退)的疾病。常见面色晦暗、无华，精神萎靡不振，身重蜷卧，形寒肢冷，倦怠乏力，语声低怯，纳少，口不渴，便溏腥臭，小便清长，舌质淡而胖嫩，苔白或厚，脉沉迟或细、涩、弱。取穴以病性、病位选取有关经脉、腧穴。针用补法或泻法，或补泻兼施，或并用灸法。

2. 阳证

阳证多是人体机能亢进的疾病。常见面色红赤，肌肤灼热，精神烦躁不安，语声高亢，或哭笑无常，呼吸气粗，喘促痰鸣，口干渴喜冷饮，大便秘结、秽臭，小便短赤、涩痛。取穴根据病情、病位选取有关经脉、腧穴。针用泻法。不用灸法。

二、病因辨证

导致疾病发生的原因，是各种各样的，最常见的有六淫、七情、饮食、劳倦等。病因辨证，就是通过分析病人的症状、体证，根据各种病因的特性和致病特点，来推究所患病的病因，为提供依据。

（一）六淫辨证

1. 风

风为百病之长，其性轻扬，善行数变，具有发病迅速，消病快，游走不定的特点。常见发热恶风，头痛，汗出，咳嗽，鼻塞流涕，舌苔薄白，脉浮缓。或见肢体麻木，强直痉挛，四肢抽搐，角弓反张；或皮肤瘙痒。以取手阳明经、手太阴经、足太阳经、督脉、足少阳经腧穴为主；或以病位选取有关经脉、腧穴。针用泻法，或补泻兼施法。

2. 寒

寒为阴邪，其性清冷，凝滞，收引，易伤人阳气，阻碍气血运行。常见恶寒发热，无汗，头痛、身痛，喘咳；苔薄白，弥浮紧。或手足拘急，疼痛，四肢厥冷；或肠鸣腹痛，泄泻，呕吐等。以取手阳明经、督脉、足太阳经、任脉，足阳明经腧穴为主，或以病位选取有关经脉、腧穴，针以泻法，或并用灸法。

3. 暑

暑性炎热、升散，易耗气伤津，且多夹湿伤人。常见恶热，多汗，口渴喜饮，神疲乏力，尿黄，舌质红，苔白或黄，脉象虚数。甚则发热，卒然昏倒，汗出不止，气急，或见昏迷惊厥，舌质红绛干燥，脉濡数。以取手阳明经、督脉、手厥阴经腧穴为主；或用急救穴。针用泻法，或用三棱针点刺出血。

4. 湿

湿性重着，粘滞。病情常缠绵，不易速去。常见头重胀而痛，胸闷不畅，口不渴，或渴而不欲饮，身重而痛，发热体倦，小便清长，舌苔白滑，脉象濡或缓。或见头重如裹，周身不舒，四肢懈怠，或关节酸痛、重着，屈伸不利等。以取手阳明经，足阳明经、足太阳经、足太阴经腧穴为主。或以病位选取有关经脉、胸穴。针用泻法，或补泻兼施法。

5. 燥

燥性干燥，易伤津液，在临床上燥邪有温、凉之分。温燥常见身热，有汗，口渴，咽干，咳逆胸痛，甚则痰中带血。鼻干，舌质干苔黄，脉浮数；凉燥常见头微痛，恶寒，无汗，咳嗽，喉痒，鼻塞，舌苔白而干，脉象浮。以取手太阴经手阳明经、足太阳经腧穴为主。针用泻法，或平补平泻法。

6. 火

火与热、温属同类，均为阳盛之象，但亦有别，即轻重程度不一，火最重，热次之，温最轻。有云：火为热之极，温为热之渐。所以火热、温热常相提并论。其性燔灼迫急，耗津伤液，常导致筋脉失养而动风，迫血妄行而动血。常见壮热，口渴，面红目赤，烦躁谵妄，甚则四肢抽搐、拘挛。或见衄血、吐血，斑疹，或狂躁，痈脓，舌质红绛，苔黄或黄燥，脉象洪数或滑数或细数。以取手阳明经、足太阳经、督脉、足少阳经腧穴为主。或选用急救腧穴。针用泻法，或用三棱针点刺出血法。

（二）七情辨证

七情即喜、怒、忧、思、悲、恐、惊七种情志。其致病多由于外界的刺激，造成情志的过度兴奋或抑制，从而损伤内脏造成各种疾病。其临床表现也是多种多样的，常见的有：喜伤，则心神不安，语无伦次，哭笑无常，举止失常；怒伤，则肝气逆，甚则气血并走于上见神昏暴厥，吐血；忧伤，则情志抑郁，闷闷不乐，神疲乏力，食欲不振；思伤，则心悸怔忡，失眠，健忘，纳差，形体消瘦；悲伤，则面色惨淡，精神不振；恐伤，则怵惕不安，喜静，常欲闭户独居，常表现出如有人捕之的状态；惊伤，则情绪不宁，甚则神志错乱.语言举止失常。取穴以所伤脏腑选取有关经脉、腧穴。针用泻法，或平补平泻法，或补泻兼施法。

(三)饮食劳伤辨证

1.饮食所伤

此为由于饮食不当所导致的疾病。常见伤于胃则胃脘痛，恶闻食臭，食欲不振，胸膈痞满，嗳腐吞酸，舌苔厚腻，脉滑无力。伤于肠则腹痛，肠鸣，泄泻，苔腻或黄，脉滑。如误食毒物，则恶心呕吐，或吐泻交作，腹中绞痛等。以取任脉、足阳明经、手厥阴经、手阳明经腧穴为主。针用泻法，或平补平泻法，或三棱针点刺放血法。

2.劳逸所伤

此为因过于劳倦或过于安逸所致的疾病。常见过劳，则倦怠无力，喜卧，懒言，精神不振，饮食减少，苔薄白，脉缓大，或浮或细；过逸，则体胖，行动不便，动则喘息，心悸气短，肢软无力，苔白薄或腻，脉缓。劝说病人尽量避免过劳，讲清过于安逸对身体的危害，要适当参加劳动，以取足阳明经、手阳明经、足太阴经、及任脉、背俞穴为主。针用补法，或平补平泻法，或兼用灸法。

3.房事所伤

此是过于频繁的性生活所导致的病证。常见阳虚，则腰酸腿软，面色㿠白，畏寒，四肢欠温，阳痿早泄，梦遗滑精，舌淡苔薄白，脉沉迟少力尺弱。阴虚，则腰酸腿软，骨蒸潮热，手足心热，心悸失眠，颧红盗汗，咳嗽咯血，或痰中带血，舌红少苔，脉细或细数尺弱。以取足太阳经、任脉、足少阴经、及背俞穴为主。针用补法，或兼用灸法(阴虚者忌用灸法)。

三、脏腑常见疾病辨证

人体的一切功能活动，都是通过脏腑、经络体现的，当功能活动发生异常变化时即为疾病。所以临床上的一切症候也都是脏腑、经络的病理反应，因为人体的各个脏腑、各条经络的生理功能不同，所以它们在发生病理变化后的临床表现也不同。因此要想在临床上作出正确的诊断和治疗，就必须掌握脏腑、经络的生理功能，发病规律和临床表现。否则就无从谈辨证，当然也就无从谈治疗，尤其对针灸学科来说，掌握脏腑、经络的辨证机理就更具重要的意义。

(一)肺与大肠疾病辨证

1.肺病辨证

肺居于胸中，上与咽喉相通，其经脉络大肠，与之为表里。其生理功能是：主气，司呼吸，主宣发肃降，外合皮毛，开窍于鼻。其病理表现主要是宗气不足，气机升降失常；肺为娇脏不耐寒热，且与皮毛相合，所以又常见外邪侵袭之证。

(1)风邪犯肺：风邪袭于肺使肺失宣降，而见咳嗽，痰稀白或黄稠，口不渴或渴，鼻流清涕，或咽喉疼痛，或兼恶寒发热等表证，苔薄白，脉浮紧或浮数。以取手太阴经、手阳明经腧穴为主。针用泻法。

(2)痰湿阻肺：痰湿之邪阻壅于肺则使肺气不利。常见咳嗽痰多呈泡沫状，或白色易于咯出，胸部满闷，或喉中痰鸣，气短喘息，甚则不能平卧。苔白腻，脉滑。以取手太阴经、足阳明经腧穴为主。针用泻法。

(3)痰热蕴肺：痰热之邪蕴蓄于肺，使肺失肃降，或热伤肺络。常见咳嗽，气喘息促，痰稠色黄，或吐脓痰，胸痛，胸闷，大便干，小便黄，舌质红，苔黄腻，脉滑数。以取手太阴经、手阳明经、足阳明经腧穴为主。针用泻法。

(4)肺气虚弱：肺气虚弱使气失所主，肃降无权。常见咳嗽无力，气短，劳则咳喘；痰液清稀，倦怠懒言，语声低微，恶风自汗，舌质淡，苔薄白，脉象虚弱无力。以取手太阴经、足阳明经腧穴及背俞为主。针用补法。或针灸并用。

(5)肺阴不足：肺阴亏损则使肺脏失于清润，导致肃降无权。常见干咳无痰，或痰少而粘，或痰中带血，口燥咽干，午后潮热，颧红盗汗，手足心热，舌质红少苔或无苔，脉细数。以取手太阴经、足太阴经、足少阴经腧穴及背俞穴为主。针用补法。禁灸。

2.大肠病辨证

大肠居于腹中，上接小肠，下通肛门。其经脉络于肺，与之为表里。其生理功能是：传导食物糟粕，使之变为粪便排出体外。其病理表现主要为大便异常。

(1)大肠湿热：湿热壅滞于大肠，灼伤脉络。常见腹痛，下痢脓血，里急后重，或泄泻黄水，肛门灼热，小便短赤，或发热，口渴，舌苔黄腻，脉滑数，或濡数。以取手阳明经、足阳明经腧穴和大肠募穴、下合穴为主。针用泻法。

(2)大肠液亏：大肠津液不足，使肠道不能濡润。常见大便干燥秘结，难以排出，数日一行，口干咽燥，舌红少津，脉细或细数。以取手阳明经、足太阴经、足少阴经腧穴为主。针用补法。

(3)大肠滑脱：大肠滑脱即大肠固摄无权。常见大便失禁，久泻久痢，腹胀或痛，神疲体倦，面色萎黄，舌质淡，苔薄白，脉细无力。以取手阳明经、足阳明经、任脉及背俞为主。针用补法，并用灸法。

(4)积滞内停：糟粕停于肠内，使肠道壅阻。常见腹胀腹痛，拒按，大便秘结，或下利不爽，大便秽臭，舌苔黄厚，脉象沉实或弦数。以取手阳明经、足阳明经腧穴为主。针用泻法，不宜灸。

(5)寒湿犯肠：寒湿之邪侵犯于肠，使其升降失司。常见泄泻清稀，腹痛肠鸣，身寒欠温，口不渴，舌淡苔薄白，脉象沉迟。以取足阳明经、任脉腧穴为主。针用泻法或兼用补法，并用灸法。

(二)脾与胃常见疾病辨证

1.脾病辨证

脾居于腹中。其经脉络胃，与之为表里。其生理功能是：主运化，主统血，主四肢、肌肉，开窍于口。脾气以上升为顺。它与胃共同完成对饮食的受纳、腐熟、消化、吸收及输布水谷精微的功能，为气血生化之源，以供全身营养，故称之为"后天之本"。其病理表现主要是消化、吸收方面的异常和统摄无权。

(1)脾气虚弱：脾气虚弱则使脾失运健，造成气血生化之源不足。常见面色萎黄，形体消瘦，疲倦乏力，少气懒言，纳少，腹胀便溏，或见浮肿、甚则腹部有下坠感，脱肛，子宫脱垂，内脏下垂，舌质淡，苔薄白，脉缓弱。以取足太阴经、足阳明经、任脉腧穴及其俞、募穴为主。针用补法，或兼灸法。

(2)脾阳虚弱：脾阳虚弱使脾运化无权，阴寒凝滞。常见面色自，四肢不温，纳少，腹胀，或脘腹隐痛、喜暖喜按，便溏水肿，白带稀而多，舌质淡嫩，苔白，脉沉迟。以取足太阴经、足阳明经、任脉腧穴及其背俞穴为主。针灸并用，针用补法。

(3)寒湿困脾：脾被寒湿所困，使脾运化失司。常见脘腹胀满，不思饮食，口淡不渴，头身重困，大便不实或泄泻，或肢体浮肿，舌苔白腻，脉濡缓。以取足太阴经、足阳明经、任脉腧穴为主。针用补泻兼施法，或兼用灸法。

(4)湿热中阻：湿热阻滞中焦，使脾胃受纳、运化失职，升降失常。常见脘腹痞闷，纳呆呕恶，口苦而粘腻，身重困倦，或面目、肌肤发黄，大便溏泻，小便短赤，或带下色黄，秽臭，阴痒，舌苔黄腻，脉滑数或濡数。以取足太阴经、足阳明经、任脉腧穴为主。针用泻法。

(5)脾不统血：脾不统血是由于脾气虚弱，导致统摄血循无力，使血不循经。常见便血，月经过多，崩漏，皮肤紫癜(肌衄)，兼见面色无华，体倦乏力，少气懒言等，舌质淡，苔薄白，脉细弱。以取足太阴经、足阳明经及背俞穴为主。针用补法，或并用灸法。

2.胃病辨证

胃居于膈下，上腹部，上接食道，下通小肠，与脾以膜相联，其经脉络脾，与之为表里。其主要生理功能是：受纳(接受、盛纳)和腐熟(初步消化)水谷。胃气以下降为顺。其病理表现主要是食欲和胃气下降的异常。

(1)食滞胃脘：饮食停滞于胃脘，使脘腹气机阻滞。常见脘腹胀满或胀痛，嗳腐吞酸，或呕吐酸腐食物，吐后胀痛得减，厌食，呃逆，大便不爽，舌苔厚腻，脉滑。以取足阳明经腧穴及其俞、募穴为主。针用泻法。

(2)胃气虚弱：胃气虚弱使胃纳无权。常见食欲不振，纳少，脘部痞满，或呃逆、呕吐，气弱乏力，四肢倦怠，舌淡苔薄白，脉缓弱。以取足阳明经腧穴、任脉和背俞募穴为主。针用补法，或兼用灸法。

(3)胃寒：寒邪凝滞于胃，使胃气阴滞。常见胃脘疼痛，遇冷则痛剧，得温则痛减，口淡不渴，或胃中水声辘辘，口泛清水，舌淡苔白，脉象沉迟或弦。以取足阳明经、足太阴经、任脉输穴及其俞募穴为主。针用补法，并用灸法。

(4)胃热：热邪蕴结于胃，煎灼津液，经脉阻滞。常见胃脘灼痛，吞酸嘈杂，或呕吐，渴喜冷饮，消谷善饥，或齿龈肿痛、溃烂、出血，口臭，大便干结，小便短赤，舌质红，苔黄燥，脉数或洪大。以取足阳明经、足太阴经、手阳明经腧穴为主。针用泻法，忌用灸法。

(5)胃阴不足：胃的阴液不足使胃失润，和降失常。常见胃脘隐痛，嘈杂似饥，饥不欲食，口干咽燥，或干呕呃逆，大便干结，舌红少津，脉象细或细数。以取足太阴经、足阳明经腧穴为主。针用补法，忌用灸法。

(三)心与小肠疾病辨证

1.心病辨证

心居于胸中，其脉络于小肠，而与之为表里。其生理功能是：主血脉，主神志，开窍于舌。其病理表现主要足血脉和神志的异常变化。

(1)心气虚：心气不足则使血液运行无力。常见心悸，气短，神疲体倦，自汗，舌质淡，苔薄白，脉细弱。以取手少阴经腧穴和背俞穴为主。针用补法。

(2)心阳虚：心阳不足使血液运行无力，温煦无权。常见心悸。气短，自汗，形寒肢冷。口唇青紫，甚则大汗淋漓，四肢厥冷，呼吸气微，神志不清，舌质淡胖嫩或暗紫，苔薄白，脉象微弱，或结代。以取手少阴经、手厥阴经、任脉、督脉腧穴为主。针用补法，并用灸法，或以灸法为主。

(3)心血虚：心血不足则使心神失养。常见心悸，失眠，多梦，健忘。眩晕，唇淡无华，舌质淡，苔薄自，脉细。以取手厥阴经、手少阴经、足太阴经腧穴及背俞穴为主。针用补法。

(4)心血瘀阻：心血瘀阻使血液运行不畅，经脉阻滞。常见心悸，心痛(心前区或胸骨后刺痛或闷痛)常痛及肩臂，时发时止，重者则面、唇、爪甲青紫，肢冷，自汗出，舌质紫暗，或有瘀斑，脉细涩，或结代。以取手厥阴经、手少阴经腧穴、本脏俞、募穴为主。针用泻法。

(5)痰迷心窍、痰热内扰：痰饮壅滞心窍，痰热内扰则使也神无主。常见心悸，不寐，心胸烦热，或为癫为狂，或为痴呆，语无伦次，哭笑无常，大便干结，小便短赤，舌质红，苔黄腻，脉滑数。以取手少取经、手厥阴经、足阳明经、足厥阴经腧穴及其背俞穴为主。针用泻法。

(6)心火炽盛、循经上炎：心火盛而上炎使心神被扰，心窍热盛。常见心烦失眠，面赤口渴，口舌糜烂、疼痛，咽喉肿痛，小便短赤，舌质红，苔黄，脉数或弦数。以取手少阴经、手厥阴经、足少阴经腧穴为主。针用泻法。

2. 小肠病辨证

小肠居于腹中，上接幽门与胃相通，下接阑门与大肠相连。其经脉络于心，而与之为表里。其主要生理功能是：分泌清浊。其病理表现主要是大小便异常。

(1)小肠实热：小肠实热多为心热下移所致。可见心烦口渴，口舌生疮，咽痛，小便短赤，尿道灼痛，或尿血，小腹胀痛，舌质红，苔黄，脉数或滑数。以取手少阴经、手太阳经腧穴及其下合穴、募穴为主。针用泻法。

(2)小肠虚寒：小肠虚寒则使其分清泌浊功能失常。常见小腹隐痛，肠鸣，大便溏泻，小便频数。舌质淡，苔薄白，脉象细而缓。以取足阳明经腧穴及本脏俞、募、下台穴为主。针用补法，并用灸法。

(四)肾与膀胱疾病辨证

1. 肾病辨证

肾居于腰部左右各一。其经脉络于膀胱，而与之为表里。其主要生理功能是：藏精，主水，主命门之火，主骨，生髓，主纳气，开窍于耳、二阴。为先天之本，为生长发育之源。其病理表现主要是生殖、发育、水盐代谢的异常。

(1)肾气虚弱：肾气不足则使腰、骨失常，封藏失司。常见腰脊酸软，腿足无力，小便频数而清，或尿后余沥不尽，或遗尿，尿失禁，或夜尿频，男子遗精、早泄，女子带下，或胎动易下，听力减退，舌质淡，苔薄白，脉弱尺部尤甚。以取足少阴经、任脉、督脉经腧穴及本脏俞穴为主。针用补法，并用灸法。

(2)肾阳不足：肾阳虚则使肾府、骨、髓不得温养。生髓不足，脑失所养。常见腰膝酸软而痛，畏寒肢冷，头晕目眩，精神不振，面色㿠白：或黧黑，阳痿不育，宫寒不孕，或浮肿腰以下为重，或小便不利，大便溏薄，舌质淡，苔薄白，脉沉迟尺弱。以取任脉、督脉及足少阴经腧穴及本脏背俞穴为主。针用补法，并用灸法。

(3)肾阴不足：肾阴虚则不能生髓、充骨、养脑。常见形体虚弱，头晕耳鸣，失眠健忘，腰膝酸软，遗精口干，或午后潮热，颧红，盗汗，五心烦热，小便黄，大便干，舌红少苔，脉象细数。以取足少阴经、足太阴经腧穴及本脏背俞穴为主。针用补法。忌灸。

(4)肾不纳气：肾不纳气是由肾气虚所致。使肾摄纳无权，气不归元。常见短气喘咳，呼多吸少，动则喘甚，神疲自汗，语声低怯，头晕，腰膝酸软，舌质淡，苔薄白，脉象虚弱尺部尤甚。以取足少阴经、足太阳经、任脉、督脉腧穴为主。针用补法，并用灸法。

2.膀胱病辨证

膀胱居于少腹，上经输尿管与肾相接；下经尿道通前阴。其经脉络于肾，而与之为表里。其主要生理功能是：贮存和排泄尿液。其病理变化主要是小便的异常。

(1)膀胱湿热：膀胱蕴积湿热则使之气化功能失常。可见尿频、尿急、尿道灼热疼痛，或小便淋漓不畅，或排尿中断，尿色黄赤，混浊，或尿血，或尿中有砂石，亦可伴有小腹胀满或腰痛，舌苔黄腻，脉数或滑数。以取足太阴经、足太阳经腧穴和任脉腧穴为主。针用泻法。

(2)下焦虚寒：下焦虚寒则使膀胱气化无权。常见小便频数或遗尿，小腹有凉感，肢冷畏寒，腰膝酸软，冷痛，舌质淡，苔白，脉沉迟。以取足太阳经、足少阴经、任脉腧穴及本腑募穴为主。针用补法，并用灸法。

(五)肝与胆疾病辨证

1.肝痛辨证

肝居于右胁肋部。其经脉络于胆，而与之为表里脏腑。其主要生理功能是：藏血，主疏泄。主筋，开窍于目。其病理表现主要是藏血、疏泄功能失常和筋脉不利等。

(1)肝气郁结：肝气郁结则使气机不畅，经气不利。常见精神抑郁，易怒，胁肋胀痛，或窜痛，乳房作胀或胀痛，经前尤甚，胸闷不舒，喜太息，脘腹胀痛，纳呆嗳气，或咽部有阻塞感，吞之不下，吐之不出(梅核气)，月经不调，痛经，苔薄白，脉弦。日久可见胁肋刺痛，或见症瘕，舌质紫暗。或有瘀斑，脉弦。以取足厥阴经、足少阳经、足阳明经、足太阴经腧穴为主。针用泻法。

(2)肝火上炎：肝火(热)循经上炎，则使头目被火热侵扰。常见头胀痛，头晕目眩，目赤肿痛，口苦咽干，胁肋灼痛，耳鸣如潮，心烦失眠，多做恶梦，或吐血、衄血，大便秘结，小便黄赤，舌质边红，苔黄，脉弦数。以取足厥阴经、足少阳经腧穴为主。针用泻法，或兼用三棱针点刺出血。

(3)肝阳上亢：肝阳不能潜藏而上亢，则使气血并走于上。常见头目胀痛，面红，眩晕，耳鸣，急躁易怒，失眠多梦，腰膝酸软，头重脚轻，舌质红，脉弦细或兼数。治宜平肝滋阴潜阳法。以取足厥阴经、足少阳经、足太阴经、足少阴经腧穴为主。针用补泻兼施法。忌用灸法。

(4)肝风内动：肝风内动则使气机逆乱，神明被扰。常见轻者头目晕眩、胀痛，肢体麻木，或兼震颤，语言蹇涩；重者则卒然昏倒，不省人事，舌强不语或半身不遂。舌红，脉弦有力。以取足厥阴经、足少阳经、足太阴经、足少阴经腧穴为主。针用泻法，或补泻兼施法。忌用灸法。

(5)肝血不足：肝血虚则使头目、筋脉失养。常见头目眩晕、隐痛，面色无华，耳鸣耳聋；两目干涩，视物不清，或为雀盲，爪甲不荣，肢体麻木，手足震颤，肌肉瞤动，或口燥咽干，午后潮热，经血色淡、量少，或闭经，舌淡或舌红少津，脉弦细，或弦细数。以取足厥阴经、足少阳经、足太阴经、足少阴经腧穴及背俞穴为主。针用补泻兼施法。忌用灸法。

(6)寒滞肝脉：寒邪郁滞肝经，则使阳气被遏，气血运行不利。常见少腹牵引睾丸坠胀、冷痛，或阴囊收缩引痛，受寒则甚，得热则缓；舌苔白滑，脉沉迟或弦紧。以取足厥阴经、足太阳经、足少阴经、足少阴经腧穴及任脉腧穴为主。针用泻法，并用灸法。

2.胆病辨证

胆附于肝，居于右胁肋部。其经脉络于肝，二者为表里脏腑。其主要生理功能是：贮存胆汁，并将胆汁不断排入小肠中以助消化食物，但要靠肝的疏泄功能协助完成。其病理表现主要是胆汁贮、泄的异常。

(1)肝胆湿热：湿热之邪蕴于肝胆，则使疏泄功能失常。可见胁肋胀痛，或有热感，口苦纳呆，恶心呕吐，腹胀，大便不调(软溏)，小便短赤，或面目、周身发黄(黄疸)，或发热。苔黄腻，脉弦数。如湿热下注，则可见阴囊湿疹，睾丸肿大、热痛；或带下色黄、秽臭，外阴瘙痒，舌苔黄腻，脉滑数或弦数。以取足少阳经、足厥阴经、足太阴经腧穴及背俞穴为主。针用泻法。

(2)胆气虚弱：胆气不足则使决断失司。常见易惊善恐，胆怯，失眠多梦，夜寐不安，舌苔薄白，脉象弦细。以取足少阳经、足厥阴经腧穴及背俞穴为主。针用补法，或兼用灸法。

(六)心包与三焦疾病辨证

1.心包病辨证

心包又名心包络。居于胸中，位于心之外围。其经脉络于三焦，二者为表里脏腑。其主要功能就是护卫心脏，可代心受邪。因其病理变化、临床表现及治疗方法。皆与心病相同，故不再重复。

2.三焦病辨证

三焦不是一个具体的腑，而是对体内脏腑部分功能的概括。是体腔上、中、下三焦的总称。其经脉络于心包，而与之为表里。其主要生理功能是：保持人体水液的正常输布及代谢。这是三焦气化的作用。其病理表现主要是水液代谢的异常。

(1)三焦气化功能失常：其气化功能失常则使水液内停。可见肌肤肿胀；腹中胀满，气逆，腹凉，或遗尿，小便失禁，舌苔白滑，脉沉细，或沉滑。以取任脉、足太阴经腧穴及背俞穴为主。针用补法，并用灸法。

(2)湿热蕴结三焦：湿热之邪蕴于三焦则使水液潴留。可见身热气逆，肌肤肿胀，小便不利。舌质红，苔黄腻，脉滑数。以取足太阴经、足少阴经、任脉腧穴及背俞穴为主。针用泻法。忌用灸法。

(七)脏腑兼病辨证

人体各脏腑之间，在生理上具有相互资生，相互制约的关系，所以当某一脏或某一腑发生疾病时，不但在本脏腑出现症状，而且在一定的条件下，会影响其他脏腑发生病变而出现症状。凡同时见到两个脏腑有病变的，即为脏腑兼病。现将临床上最常见的脏腑兼病辨证叙述如下：

1.心肾不交

心肾不交是指心肾水火既济失调所致的病证。常见心烦失眠，心悸不安，头晕耳鸣，健忘，腰酸腿软，遗精，或见五心烦热，口燥咽干，舌红少苔，脉细数。以取手少阴经、足少阴经、足太阴经腧穴及背俞穴为主。针用平补平泻法，或用补泻兼施法。

2. 心脾两虚

心脾两虚是指心血不足，脾气虚弱所致的病证。常见心悸怔忡，头晕目眩，失眠多梦，健忘，面色萎黄，食欲不振，腹胀便溏，神倦乏力，或皮下出血(肌衄)，妇女月经量少色淡，或淋漓不尽。舌质胖淡，苔薄白，脉细弱。以取手少阴经、足阳明经、足太阴经腧穴及背俞穴为主。针用补法，或兼用灸法。

3. 脾肺气虚

脾肺气虚是指脾、肺两脏气虚所致的病证。常见久咳不止，气短而喘，痰多稀白，食欲不振，腹胀便溏，语声低微、懒言，疲倦乏力，面色㿠白，甚则面浮足肿，舌质淡苔薄白，脉细弱。以取足阳明经、任脉腧穴及背俞穴为主。针用补法，或兼用灸法。

4. 脾肾阳虚

脾肾阳虚是指脾、肾两脏之阳亏损所致的症证。常见面色㿠白，畏寒肢冷，腰膝或下腹冷痛，久泻久痢，或五更泻，或下利清谷，小便不利，面浮肢肿，舌质淡胖，苔薄白，脉象沉细而弱。以取任脉、足阳明经腧穴及背俞穴为主。以灸法为主兼用针刺补法。

5. 肺肾阴虚

肺肾阴虚是指肺、肾两脏阴液亏损所致的症证。常见咳嗽痰少，或痰中带血，口燥咽干，或声音嘶哑，形体消瘦；腰膝酸软，头晕目眩，耳鸣，骨蒸潮热，颧红盗汗，男子遗精，女子月经不调。舌红少苔，脉细数。以取足少阴经、足太阴经腧穴及背俞穴为主。针用补法，忌用灸法。

6. 肝肾阴虚

肝肾阴虚是指肝、肾两脏阴液亏损所致的症证。常见头晕目眩，耳鸣，健忘，失眠多梦，口燥咽干，腰膝酸软，胁肋灼痛，五心烦热，颧红盗汗，或见手足蠕动，男子遗精，女子经血量少，舌红少苔，脉细数。以取足少阴经、足太阴经、足厥阴经腧穴及背俞穴为主。针用补法，忌用灸法。

7. 肝脾不调

肝脾不调是指肝失疏泄，横逆犯脾，脾失健运所致的病证。常见胸胁胀满窜痛，喜太息，情志抑郁或急躁易怒，纳呆腹胀，便溏不爽，肠鸣矢气，或腹痛欲泻，泻后痛减。舌苔白或腻，脉弦。以取足厥阴经、足少阳经、足阳明经腧穴及背俞穴为主。针用补泻兼施法。

8. 肝胃不和

肝胃不和是指肝失疏泄，横逆犯胃，胃失和降所致的病证。常见胃脘、胁肋胀痛，嗳气呃逆，嘈杂吞酸，烦躁易怒，或情志抑郁不畅，舌红苔黄，脉弦或弦数。以取足厥阴经、足少阳经、足阳明经、任脉腧穴为主。针用泻法。

若见巅顶疼痛，遇寒则甚，得温痛减，呕吐涎沫，形寒肢冷，舌淡苔白滑，脉沉弦或兼紧。以取足厥阴经、足阳明经、任脉腧穴为主。针用平补平泻法，或泻法，并兼用灸法。

四、气血辨证

(一)气病辨证

气病的范围很广，临床常见的气病有气虚、气陷、气滞、气逆4种：

1. 气虚证

它是由于脏腑功能减退(衰弱)所导致的疾病常见头晕目弦，少气懒言，神疲乏力，自汗，动则诸症加剧，舌质淡，苔薄白，脉虚无力。以取任脉、足阳明经、足太阴经腧穴及背部腧穴为主。针用补法，或兼用灸法。

2. 气陷证

它是因气虚甚无力升举而下陷所致的疾病。常见头晕目眩，少气乏力，腹部坠胀，脱肛，子宫脱垂(阴挺)，胃、肾等内脏下垂，舌质淡，苔薄白，脉虚无力。以取任脉、督脉、足阳明经腧穴及背部俞穴为主。针用补法，并用灸法。

3. 气滞证

它是气机部分阻滞的疾病。常见情志不畅，脘腹胀闷或胀痛，攻窜移动，病位不定，舌苔薄白，脉弦。由于病因的不同及其兼症的各异，治宜理气止痛法。以取任脉、足少阳经、足厥阴经为主。针以泻法。或针以平补平泻法。

4. 气逆证

它是气机升降失常所致的疾病。临床常见的气逆证有肺气上逆证、胃气上逆证及肝气升发太过证。肺气上逆证常见咳嗽，喘息。胃气上逆证常见呃逆、暖气、恶心、呕吐。肝气上逆证可见头痛，眩晕，昏厥，吐血。取穴根据所病脏腑，选取有关经脉的腧穴。针以泻法。

(二)血病辨证

血病临床常见的有血虚、血瘀、血热3种：

1. 血虚证

是血液亏损，脏腑经脉失养所致的疾病。常见面色淡白无华，或萎黄，唇色淡白，爪甲苍白，头晕眼花，心悸，失眠，手足发麻，妇女经血量少色淡，延期或闭经。舌质淡，苔薄白，脉细或细而无力。以取足阳明经、足太阴经腧穴及背部俞穴为主。针用补法。

2. 血瘀证

血瘀证是由于瘀血内阻所致的疾病。常见疼痛如刀割、针刺，痛有定处，拒按，肿块(体表或见青紫，体内症积)，或面色黧黑，肌肤甲错，口唇、爪甲紫暗，或皮下紫斑，或下肢青筋胀痛；妇女痛经，经血有血块，或闭经腹痛。舌质紫暗，或有瘀斑；脉细涩。以取足厥阴经、足太阴经、手阳明经腧穴及背部俞穴为主。针用泻法，或兼用灸法。

3. 血热证

是血分有热所致的疾病。常见心烦甚则狂躁，口干不喜饮，咳血、吐血、尿血、衄血，妇女经血先期、量多，姐色鲜红，舌质红绛，脉数或滑数。以取足太阴经、足厥阴经、足少阴经、手太阴经腧穴及背部俞穴为主。针用泻法，禁用灸法。

五、经络辨证

经络辨证是以经络理论为指导，根据经络的循行部位和脏腑属络，以辨别经络症候的一种辨证方法。

(一)十二经脉病辨证

十二经脉中，每一条经脉都有一定的循行径路和所属经的脏腑。如果经络发生病变则各有不同的症候。其症候可分属两个部分：一是本经络的脏腑功能失常的症状；二是本经循行部位所发生的病变症状。

1. 手太阴肺经病候

咳嗽，气喘，胸部胀满，咳血，咽喉肿痛；缺盆部、肩背及手臂内侧前缘疼痛，麻木不仁。以取手太阴经、手阳明经腧穴为主。针用泻法，或兼用灸法。

2. 手阳明大肠经病候

鼻衄，鼻痛，鼻流清涕，齿痛，咽喉肿痛，颈、肩前、上肢外侧前缘疼痛，酸楚，麻木；肠鸣腹痛，泄泻，下痢赤白等。以取手阳明经、手太阴经、足阳明经腧穴为主。针用泻法，或兼用灸法。

3. 足阳明胃经病候

胃脘痛，肠鸣腹胀，呕吐，水肿，易饥，鼻衄，咽喉肿痛，胸腹部及下肢外侧前缘疼痛，发热，或麻木不仁，甚则痿痹不用。以取足阳明经、任脉、足太阴经腧穴为主。针用泻法，或用补法，或兼用灸法。

4. 足太阴脾经病候

腹胀腹痛，便溏，胃脘痛，呕吐，身重无力；舌根强痛，股膝内侧肿痛，屈伸不利。以取足太阴经、足阳明经、任脉及背俞穴为主。针用泻法，或补法。

5. 手少阴心经病候

心痛，心悸，咽干口渴，失眠，健忘，胸胁痛，上臂内侧后缘疼痛，发热。以取手少阴经、手厥阴经、手太阳经及背俞穴为主。针用泻法，或用补法，或通经活络法。

6. 手太阳小肠经病候

耳聋，目黄，咽喉痛，颊肿，少腹胀痛；肩臂外侧后缘疼痛，麻木不仁。以取手太阳经、足太阳经及其下合穴为主。针用泻法，或兼用灸法。

7. 足太阳膀胱经病候

小便不通(利)，遗尿，癫狂，目痛，迎风流泪，鼻塞，鼻衄，头痛，项背腰臀部以及下肢后面疼痛，酸楚，拘急，麻木，痿痹不用。以取足太阳经、足少阴经、足阳明经腧穴为主。针用泻法，或用补法，或兼用灸法。

8. 足少阴肾经病候

遗尿，尿频，遗精，阳痿，月经小调，气喘，咳血，咽喉肿痛，舌干，水肿，腰脊疼痛，股内侧后缘疼痛，下肢无力，足心热。以取足少阴经、任脉、足太阳经腧穴为主。针用补法，或补泻兼施法，或兼用灸法。

9. 手厥阴心包经病候

心痛，心悸，心烦，胸闷，面赤，癫狂，腋下肿，上肢拘急、疼痛，手心热。以取手厥阴经、手少阴经、任脉、足太阳经腧穴为主。针用泻法，或用补法，或用补泻兼施法。

10. 手少阳三焦经病候

腹胀，水肿，小便不利，耳鸣耳聋，目外眦痛，颊肿，咽喉肿痛，耳后、肩、上肢外侧疼痛，麻木。以取手少阳经、手阳明经、足太阴经、足阳明经腧穴为主。针用泻法，或补泻兼施法，或兼用灸法。

11. 足少阳胆经病候

头痛，目外眦痛，颔痛，目眩，口苦，缺盆部肿痛，腋下疼痛，胸、胁肋、股及下肢外侧疼痛，麻木不仁，甚则痿痹。以取足少阳经、足厥阴经、足太阳经、足阳明经腧穴为主。针用泻法，或用补泻兼施法，或兼用灸法。

12. 足厥阴肝经病候

腰痛，胸满，少腹疼痛，疝气，头顶痛，咽干，呃逆，遗尿，小便不利，神志失常，下肢内侧中间疼痛，麻木，转筋拘急，掣痛。以取足厥阴经、足少阳经、足少阴经、手厥阴经腧穴为主。针用泻法，或补泻兼施法，或兼用灸法。

(二)奇经八脉病辨证

奇经八脉对正经具有加强联系、调节气血的作用。它除本经循行与体内外器官相连属外，还通过十二经脉与脏腑发生间接的联系，特别与肝、肾及女子胞、脑、髓等关系更为密切，在生理和病理上都能互相影响。

1. 督脉病候

脊柱强直、疼痛，甚则角弓反张，头痛，癫痫。以取督脉、足太阳经腧穴为主。针用泻法。

2. 任脉病候

带下，月经不调，不孕，不育，疝气，遗精，遗尿，尿闭，胃脘痛，小腹痛，阴中痛。以取任脉、足太阴经、足厥阴经、足少阴经腧穴为主。针用补法，或补泻兼施法，或兼用灸法。

3. 冲脉病候

腹内拘急而痛，月经不调，不孕、不育，咳喘。以取任脉、足厥阴经、足太阴经腧穴为主。针用补法，或用泻法，或兼用灸法。

4. 带脉病候

腹部胀满，腰部弛缓无力，带下，子宫脱垂，下肢无力。以取任脉、足阳明经、足太阴经、足厥阴经，足太阳经腧穴为主。针用补法，或补泻兼施法，或兼用灸法，或重用灸法。

5. 阳跷脉病候

癫痫，不眠，目内眦赤痛，腰背痛，下肢痉挛，足外翻等。以取足厥阴经、足太阳经、手少阴经腧穴为主。针用泻法，或补泻兼施法。

6. 阴跷脉病候

癫痫，多眠，少腹痛，腰胯连及阴中痛，下肢痉挛，足内翻等。以取足厥阴经、足少阴经、足太阴经腧穴为主。针用泻法，或补泻兼施法。

7. 阳维脉病候

恶寒发热等。以取足太阳经、督脉腧穴为主。针用泻法。

8. 阴维脉病候

胸痛，心痛，胃脘痛。以取足太阴经、手少阴经、手厥阴经、任脉腧穴为主。针用泻法，或平补平泻法。

第二节　针灸处方原则

一、常用治法与处方总则
(一)常用治法

治法，是依据辨证、诊断所确立的治疗大法。它是针灸理、法、方、穴的组成部分。针灸临床上常用的治法是补法、温法、泻法、清法、升法、降法、和法七种。

1. 补法

此法是用针灸扶助正气即补益人体阴阳、气血及脏腑虚损的治法。适用于治疗各种虚证。如阴虚证取三阴交、太溪、照海等穴，针用补法，气虚证取气海、足三里等穴，针用补法。但应用补法时要注意：当邪气盛时不宜用；邪气未尽除时不宜早用；虚中挟实时不宜单用。

2. 泻法

此法是利用针灸驱除邪气、消除积滞以利于正气恢复的一类治法。适用于治疗各种实证。如外感表实证取风池、曲池、合谷等穴，针用泻法。治疗里实(热结便秘)证取曲池、天枢、大横、足三里等穴，针用泻法。但应用泻法时要注意：虚证不能用；虚实挟杂者不宜单用。

3. 温法

此法是用针灸祛寒温阳法。即温经通络、温煦阳气、温中散寒、回阳救逆的一类治法。适用于治疗一切寒证。如寒凝经络证，根据病位选取有关经穴，针灸并用，以寒证的虚实决定针用补法或泻法。治疗阳气衰微证，取百会、神阙、关元等穴，施以灸法。但应用温法时要注意：温热证禁用；阴虚证不宜用。

4. 清法

此法是用针刺清解邪热的一类治法。即清热解表、清热凉血、清胃泻火、清肺止咳、清利湿热等均属此法。如治疗身热证取大椎、曲池、合谷等穴，针用泻法。治疗脏腑热证，取有关腧穴，针用泻法；或用三棱针点刺出血。但应用清法时要注意：寒证禁用；气滞血瘀证不宜用；虚证慎用。

5. 升法

此法是用针灸升阳益气、升举下陷的一类治法。适用于清阳不升，气虚下陷等证。如治疗中气下陷证，取百会、气海、足三里等穴，针用补法，并用灸法。使用升法时要注意：阴虚阳亢证、气机上逆证均不宜用。

6. 降法

此法是用针刺降逆、潜阳的一类治法。适用于治疗气机上逆之证。如治疗胃气上逆证取中脘、内关、太冲等穴，针用泻法。治疗肝阳上亢证取风池、太冲、侠溪等穴，针用泻法。应用降法时要注意：上虚证，上虚下实证，均不宜用。

7. 和法

又称为"平法"，适用于治疗妇女、老人体弱者，选用平补平泻手法。对于多种慢性疾病，诸如关节痹痛、偏头痛，眩晕症等的早期刚开始针刺时，待针 3~5 次后，可改用其他治法。

(二)处方总则

处方总则，即针灸治病处方必须遵守的总体原则。它体现了中医的整体观念和辨证论治的基本精神，对于治疗每种疾病的立法、处方都具有普遍的指导意义。

1. 调整阴阳

疾病的发生，从根本上讲都是阴阳失去了相对平衡，即阴阳出现了偏盛偏衰，影响了正常的阴阳关系而发生的。所以调整阴阳的偏盛偏衰就成为治疗疾病处方的总体原则之一。

(1)阴阳偏盛：此即阴或阳的过盛、有余。阳盛则阴病，即阳热亢盛则容易损耗阴液而导致阴病。阴盛则阳病，即阴寒亢盛则容易损伤阳气而导致阳病。在治疗时可采用"损其有余""盛则泻之"的方法。对阳盛者用清泻阳热法，对阴盛者用温散阴寒法。因阴阳之间有相互消长的关系，故在调整阴或阳偏盛的时候，一定要注意有无相应的阴或阳偏衰的情况存在，如有相对一方偏衰时，在针治时亦当兼顾其偏衰者，即当清泻阳热时佐以滋补阴液；温散阴寒时佐以温补阳气。这样就可避免调整了偏盛又出现了偏衰。

(2)阴阳偏衰：此即阴或阳的虚损、不足。或为阴虚，或为阳虚。阴虚则不能制阳，常表现为阴虚阳亢的虚热证；阳虚则不能制阴，多表现为阳虚阴盛的虚寒证。在治疗时，由阴虚而导致的阳亢，应通过补阴以制阳，即壮水之主以制阳亢法。因阳虚而导致的阴盛，应通过补阳以制阴，即益火之源以消阴翳法。如阴阳两虚则阴阳双补。因为阴阳是相互依存的，所以在治疗阴阳偏衰时还要兼顾其对方的阳阴。故常用"阴中求阳""阳中求阴"法。在针灸治疗中常是"从阴引阳"。如运用募穴、俞穴，就是调养脏腑的阴气和阳气，使其阴阳平衡而病愈。

从广义上讲，很多治法都属于调整阴阳的范围。如补虚、泻实、散(温)寒、清热、调和营卫、调和气血等。针灸治疗疾病就是通过对不同腧穴，采取不同的针、灸方(手)法，使偏盛、偏衰的阴阳恢复平衡，从而达到治疗疾病的目的。

2.扶正祛邪

疾病的发生、发展与转归的过程，就是正气与邪气双方相互斗争的过程。扶正祛邪可以调整邪正力量的对比，促使疾病向痊愈的方向转化。所以扶正祛邪亦成为指导临床治疗处方的总体原则之一。

扶正，就是扶助正气，恢复脏腑、经络的正常生理功能，增强体质，提高机体的抗病能力。从而达到正复邪自去的目的。祛邪，就是祛除邪气。消除对脏腑、经络正常生理功能的干扰、破坏，从而达到邪去正自安的目的。扶正与祛邪二者相辅相成，密切相关。扶正有助于祛邪；祛邪亦有利于安正。

在临床实际运用扶正与祛邪时，必须细致地观察邪正盛衰的具体情况。根据当时邪正在病程中各自所占的地位，来决定扶正与祛邪的主次与先后。扶正适用于正虚而邪不盛或并无邪可祛的病证；祛邪适用于邪气盛实而正气未伤的病证。如正气虚，邪气又盛的病证，则应扶正与祛邪同时进行，但也应分清主次。若病情以正虚为主，则应用扶正为主兼以祛邪；反之，则以祛邪为主兼以扶正。当病邪较重，而正气虚弱已不耐攻伐时，则应先扶正后祛邪；当病邪甚盛，而正气虽虚但尚能耐受攻伐时，可先祛邪后扶正。审察疾病的虚实，尤当辨明真假，以免犯及虚虚实实之诫。

3.调整气机

人体脏腑、经络、阴阳，气血的生理功能无不依赖于气机的升降出入，所以疾病的发生、发展与转归过程，也与气机的升降出入有着密切的关系，因此调整气机也成为治疗原则之一。

气机的升降出入失去常态就会产生疾病，通过治疗使失常的气机恢复正常则疾病痊愈。在临床治疗中调整气机时，首先要清楚气机失常的关键所在，方能决定具体的升、降、出、入的治法。升，适用于气虚时该升者不能升，或反而下降(陷)。如脾气虚则清阳不升，甚则下陷；肾阴虚不能上济于心，均需升之(同时还需补之方可)。降，适用于气逆者，即不该升而升者，或该降而不降者，或虽该升但升发太过者。如肺气上逆、胃气上逆、胃气不降、肝火上炎、肝阳上亢、心火上炎等，皆当降之。出，适用于该向外宣散而不宣散，该外泄而不外泄者。如肺气不能宣散、膀胱气化失常小便不能外泄者，均应出之。入，适用于不应外越而外越，该入内而不入内者。如浮阳外越、肾不纳气等都应入之。即引火归元(原)，纳气归根。总之，通过升降出入的调整，使失常的气机转为顺畅通达，从而使疾病转愈。

4. 因人、时、地制宜

人与自然环境的关系非常密切，疾病的发生发展直接受到外界的影响；每人的体质各异，对病因的耐受性也不同。所以治病时，要考虑到季节、地理环境不同及每人个体的差异，亦是治疗处方总体原则之一。

(1)因人制宜：即治疗时应根据病人的性别、年龄、体质强弱、生活习惯、工作性质等不同，而制定适宜的治疗方法。如性别不同就有不同的生理特点，尤其对妇女在经、带、胎、产的不同情况下，治疗用穴尤当加以注意；年龄不同，其生理特点、病理特点亦不同；体质强弱有别，对针刺的耐受也不同，选穴、手法均当有别；生活习惯、工作性质之差异，对疾病也有不同的影响，因此在治疗上也当有所区别，只有这样才能提高疗效。

(2)因时制宜：即治病时应根据四季气候的不同特点，来制定适宜的治疗方法。如一般春、夏之时，病邪侵犯人体多在浅表，针刺宜浅；秋、冬季节，病邪伤人多在深部，针刺宜深。另外，对某些定时发作的疾病，治疗时间更为重要。如治疗疟疾时应在发病前2～3小时进行针刺；治疗痛经应在月经来潮前开始治疗。

(3)因地制宜：即治病时应根据不同地区的自然条件及生活习惯，制定适宜的治疗方法。如西北地区，地势高、气温低而且干燥，病多寒、燥，治多用温、润法。东南地区，地势低，气温高而且潮湿，病多湿、热，治多用清利法。

5. 治病求本

任何一种疾病的发生，都有其原因，所以消除病因就成为治疗疾病的最基本的原则。治病求本，就是说治病首先要找到疾病的根本原因，然后治之(消除病因)方能取效。在运用治病求本这一基本原则时，还要根据疾病的主、次、缓、急分清标本，然后根据"缓则治其本""急则治其标"或"标本同治"的不同方法，进行针对性的治疗。

缓则治其本，适用于病情较缓时，要抓住疾病的本质(病因)治疗以除病源。如阴虚所致的发热、咳嗽，阴虚为本，发热，咳嗽为标，治疗时采用滋阴法治其本的方法，待阴复后其发热、咳嗽则不治自愈。

急则治其标，适用于标病甚急，已给病人带来极大的痛苦，甚或危及生命，并直接影响到本病的治疗时。如慢性咳喘(本)病人，突患感冒高热(标)，它不仅加重了原来的咳喘病情，而且影响了本病的治疗，此时必须先治其感冒(标)，待感冒治愈后，再治其咳喘(本)。

由此可见急则治其标，只不过是对某些疾病在标症表现较急剧时的一个临时措施，但这也是求得治本病不可缺少的基本条件。

标本同治，适用于疾病的标本均急，都必须治疗时，如气虚病人又感外邪(旧病为本，新病为标)，此时气虚不足以驱邪，单驱邪又会加重气虚，单扶正又碍祛邪，此时必须采取既扶正(治本)又祛邪(治标)，标本同治的方法。但应该说明的是标本同治并不意味着不分主次的平均对待，而要根据疾病的具体情况有所侧重，或以扶正为主或以祛邪为主，这样才能取得满意的效果。

二、处方内容及选穴原则

针灸处方直接关系着疾病的预后与疗效，因而在格式上与处方组成的选穴上均有它的原则。

(一)处方内容及常用符号

一张针灸处方就是运用针灸治疗某一疾病的具体实施方法。其内容除姓名、性别等一般项目外，还有施术穴位和方法。即腧穴名称、刺灸方法、补泻手法，以及治疗(留针)时间和次数等。书写格式通常先列出腧穴名称，按穴位的上、下、背、胸、腹顺序排列，或按腧穴在该方中所起作用的主、次排列，并注明用单侧或双侧(一般都用双侧穴，故双侧可不另注明，而只注明用单侧者)，刺灸法(多用符号标出)和留针时间及疗程等。

处方举例

(1)治寒邪内积腹痛处方：中脘、神阙、关元、足三里、公孙。每日1次，留针20分钟，连针5次。

(2)治肝气犯胃处方：中脘、内关、足三里、太冲。每日1次，留针30分钟，连针5次。

(3)治实热咽喉肿痛处方：少商、合谷、陷谷。每日一次，留针20分钟，连针3次。

(4)治腰腿痛处方：肾俞、大肠俞、环跳、昆仑。每日1次，留针30分钟，连针10次。

(二)处方选穴原则

针灸处方的腧穴选用，是以经络学说为指导，根据病证的具体脏腑、经络，以循经取穴为主。常用的选穴原则有4点。

1. 局部选穴

即在病变部位局部选取穴位进行治疗。这是根据每一个腧穴都能治疗所在部位的疾病而选用的。多用于治疗体表部位和症状较局部的疾病，如眼病取睛明、攒竹；鼻病取迎香；牙痛取颊车；胃痛取中脘等。但局部如有溃疡、创伤、瘢痕等异常情况则不宜直接针刺或艾灸。

2. 邻近选穴

即在病变的邻近部位选取有关腧穴进行治疗。这是根据每个腧穴能够治疗邻近部位的病痛和有关脏腑经络的内在功能联系而选用的。如鼻病取上星、通天；胃痛取梁门、章门、天枢等。

3. 远道选穴

即在距离病变处较远的部位选取有关腧穴进行治疗。这是根据阴阳、脏腑、经络学说及腧穴的功能、主治来选取的。通常以取四肢腧穴，尤其是肘膝以下的腧穴为主。如牙痛取合谷；咳嗽取列缺；腰痛取委中、承山、昆仑等。在应用此原则时既可取所病脏腑的本经腧穴，又可取表里经腧穴及与其有内在联系的经脉腧穴，如胃脘痛既可取本经腧穴足三里、又可取表里经脾经腧穴公孙，或与其有内在联系的肝经腧穴太冲，心包经腧穴内关等。

4. 随证选穴

又名对证选穴。这是根据中医理论辨证和腧穴的功能主治来选取的。但与局部选穴、邻近选穴和远道选穴不同，前三者都是以病变部位为依据选取有关腧穴。即其病变有特定的部位，症状亦较局限，而随证选穴是对一些无特定部位或病位不局限的疾病，应用的一种选穴原则。如发热、自汗、盗汗、虚脱、昏厥等。外感发热取大椎、曲池、合谷；阴虚盗汗取阴郄、复留；昏迷取素髎、人中等。另外常用的八会穴应用时也属此范畴，如气病取膻中；血病取膈俞；筋病取阳陵泉等等。

以上 4 种选穴原则在临床上应用时，既可单用，也可两种以上相互配合使用，主要根据疾病治疗的需要而决定。

三、常用处方配穴法

处方配穴是为了取得更好的疗效将功效(或主治)相同，或功效相近的腧穴同时配合使用，以发挥其协同作用，使其相得益彰，而达到增强疗效的目的。处方选穴有局部、邻近、远道和随证选穴的原则在临床上经常使用。处方配穴实际也属选穴的一种方法，它是历代针灸家的临床经验总结。常用的有以下几种：

（一）本经配穴法

此法即当某一脏腑、经络发生病变时，就选取该脏腑经络的腧穴配成处方进行治疗。如肺病咳嗽取中府、尺泽、列缺；胃脘痛取梁门、足三里、内庭；耳鸣、耳聋取耳门、翳风、中渚等。都属本法的具体应用。

（二）表里配穴法

此法是以脏腑、经络的阴阳、表里配合关系为依据来配成处方的方法。当某一脏腑、经络有病时，专取其表里经腧穴配穴组方。如肝病取胆经阳陵泉、足临泣，这是里病取表经腧穴组方。胃脘痛取脾经大都、公孙，这是表病取里经腧穴组方。胃病呕吐取胃经足三里、脾经公孙，这是取表里经腧穴配合组方。在特定腧穴应用中的原络配穴法，也属本法的具体应用之一。

（三）前后配穴法

此法又叫腹背阴阳配穴法。前指胸、腹为阴；后指脊背为阳。本法就是以前、后部位的腧穴配合组成处方的一种方法。如胃脘痛前取中脘，后取胃俞。治阳痿前取关元，后取命门。治聋哑前取廉泉，后取哑门等。在特定腧穴应用中的俞募配穴法，也属本法的具体运用之一。如小儿夜尿症选中极配膀胱俞；京门配肾俞。

（四）上下配穴法

这是泛指用人体上部腧穴与下部腧穴配合组成处方的一种方法。如眼病取上部腧穴睛明，与下部腧穴太冲(或光明)；耳鸣耳聋取上部腧穴听宫、翳风、与下部腧穴侠溪。这是上下并用法。还有上病取下穴、下病取上穴，均属此法。如鼻病取内庭；偏头痛取侠溪。下肢瘫痪取腰阳关、次髎等。在特定腧穴应用中的八脉交会穴配合应用法，也为本法具体运用之一。

每经的起穴与止穴相配治疗本经与表里经的疾病，称为"首尾配穴法"亦属于上下配穴范畴内。如商阳配迎香治疗咽喉痛、鼻病。

（五）左右配穴法

此法是根据所病经络的不同部位选用左右腧穴配伍组成处方的一种方法。它既可左右双穴同用，也可左病取右，右病取左。若脏腑经络所病涉及双侧时，则左右腧穴并用。如中风证只见半身不遂时，则可采取左病取右，或右病取左，或左右腧穴并用。

以上几种配穴法，既可以一种单用，也可以两种以上配穴法同用，须据具体病情的需要而定。

(六)独穴处方法

近年临床有些人喜欢选用单一穴来作为一组处方为病人治疗疾病。称为"独穴处方法"。如喘息选用膻中穴或定喘穴；感冒选用大椎穴或选用曲池穴、或选用孔最穴；急性胃痛选梁丘穴或足三里穴；痛经选用地机穴或血海穴或公孙穴。

第二章　针灸处方各论

第一节　常见与疑难病的针灸处方

一、内科病症

(一)冠心病

冠心病为冠状动脉硬化性心脏病之简称。冠状动脉是供应心脏的血管，容易发生动脉粥样硬化，在发生硬化的过程中，动脉的管壁逐渐增厚变硬，管腔愈来愈小，有的分枝可能闭塞，导致心肌血液供应的减少，因而引起心脏病。当管腔狭窄到一定程度，它所供应的血液满足不了心脏需要量增加时(如剧烈劳动或情绪激动)心肌的血液供应就会不足，产生心绞痛、心律不齐和心力衰竭。

中医根据本病的临床表现，归属于"胸痹"，"胸痛"，"真心痛"，"厥心痛"等范畴，认为其病可以由于饮食失节，过食甘美厚味，损伤脾胃，痰湿内恋，上犯心胸，心阳受阻，也可由于情志郁结，气机不舒，气滞则血瘀，血瘀则心脉受阻。

1. 治法

活血化瘀，温心阳，益心气。

2. 处方

(1)毫针法：①膻中、内关、手三里；②巨阙、通里、曲池；③郄门、膻中、三阴交；④膻中、间使、足三里；⑤厥阴俞、心俞、膈俞、膻中。

方法：选1～2组处方，留针30～40分钟，隔日1次，20次为1疗程。

(2)耳针法：①心、交感(均双侧，针刺)；②神门、皮质下(均双侧，针刺)。

方法：中等刺激，每天或隔天1次，10次为1疗程。也可针刺1侧，用药籽贴敷另1侧。

(3)舌针法：心穴、小肠、肾穴。

方法：毫针点刺0.3～0.5寸深，不留针，每日1次或隔日1次，20次为1疗程。

(4)穴位注射法：①郄门、手三里；②内关、曲池；③心俞、膈俞、足三里。

方法：选1组处方，用维生素 B_{12} 注射液，每穴注入0.5毫升。隔日1次，15次为1疗程。

(二)心律失常

心律失常是指由于各种原因使心跳过快、过慢或不规则。心律失常既包括节律又包括频率的异常。各种心脏病、甲状腺功能亢进、大量出血、休克、急性颅内病变等均可引起心律失常，包括窦性心动过速、窦性心动过缓、窦性心律不齐、早搏、阵发性心动过速、心房颤动、房室传导阻滞、心室颤动等，主要症状为心悸、胸闷、气急、头晕、乏力，偶有恶心、呕吐、心前区疼痛或晕厥。心律失常归属于祖国医学"心悸"、"怔忡"、"胸痹"等范畴，脉象表现为迟、数、促、结、代。主要由于心血不足、心阳不足、或瘀血阻络所致。

1. 治法

益气滋阴、活血化瘀。

2. 处方

(1)毫针法：①身柱、神道、心俞；②膻中、巨阙、内关；③膻中、气海、足三里；④膻中、关元、阴陵泉；⑤巨阙、曲泽、神门、三阴交；⑥厥阴俞、心俞、三阴交、太溪。

方法：选1组处方；每日或隔日1次，留针30分钟，20次为1疗程。

(2)耳针法：①心，交感、内分泌(均双侧，针刺)；②神门，皮质下，脾(均双侧，针刺)。

方法：选1组处方，中等刺激，留针1小时，每日针1次。也可针刺1侧，用药籽贴敷另1侧。

(3)舌针法：心穴、脾穴、肾穴。

方法：毫针点刺0.3～0.5寸深，不留针，每日或隔日1次，20次为1疗程。

(4)穴位注射法：①内关、通里；②巨阙、足三里；③气海、三阴交。

方法：选1组处方，用维生素 B_{12} 注射液，每穴注入0.5～1毫升药液，隔日1次，10次为1疗程。

(三)高血压病

高血压，是以动脉血管内压力增高为主的一种疾病。症见血压长期超过18.7/12.0千帕(140/90毫米汞柱)以上，伴有头晕、头痛、心悸、失眠、耳鸣、心烦、记忆力减退、颜面潮红或有肢体麻木等。如血压突然升高，出现剧烈头痛、恶心呕吐、心动过速、视力模糊、气喘气急，甚至昏迷抽搐等症状，为高血压危象，属于危重之症。

本病属中医的"眩晕"、"肝阳头痛"范畴。由于水不涵木，肝阳上亢，与肝肾两经关系甚密，金元时代的名著《丹溪心法》又记载："无痰不眩，无火不晕"。因此本病又与痰火有关。如情志激动，紧张恼怒，可以肝气内郁，郁久化火，耗伤肝阴，阴不敛阳，肝阳偏亢，上扰头目，出现眩晕。

1. 治法

滋阴潜阳，平肝息风。

2. 处方

(1)毫针法：①百会、风池、曲池、外关；②印堂、头维、肩髃、外关、合谷；③上星、安眠、太阳、足三里、三阴交；④心俞、膈俞、肝俞、脾俞、肾俞、委中、太溪；⑤百会、头维、头临泣、阳陵泉、悬钟；⑥神庭、瞳子髎、足三里、丰隆、太冲、太溪。

方法：选1～2组处方，每隔日1次，留针30～40分钟，20次为1疗程。

(2)耳针法：①降压沟，心，皮质下(双侧，针刺)；②降压沟，神门，脑点(双侧，针刺)。

方法：隔天1次，10次为1疗程，处方①、②交替使用。中等刺激，也可针刺1侧，用药籽贴敷另1侧。

(3)梅花针法：①印堂、太阳、头维、肩髃至曲池或至合谷；②百会、天柱、风池、夹脊、风门至肾俞、膏肓至志室；③曲泽至大陵，阴陵泉至三阴交、足三里至解溪、阳陵泉至悬钟。

方法：选1组处方，或3组处方交替应用均可。每日或隔日用皮肤针，中等叩刺，每穴 30～60 次。20 天为 1 疗程。

(四)低脉压综合征

脉压是生理学中收缩压与舒张压的差，正常人体脉压为 5.31 千帕。脉压稍低，一般不产生或很少产生临床症状，而脉压过低，在 2.65 千帕以下时，可产生一系列临床表现，可谓之低脉压综合征。临床上，常见头晕、乏力、嗜睡、心悸、气短、胸闷、出汗、恶心、脉细微等不适的表现。

1. 治法

益气活血。

2. 处方

(1)毫针法：①内关、通里；②太渊、曲池；③印堂、百会、膻中、足三里。

方法：选 1 组处方，每日 1 次，留针 20～30 分钟，10 次为 1 疗程。

(2)耳针法：心、脾、内分泌。

方法：毫针刺，留针 30 分钟，或 1 侧针刺，另 1 侧用药籽压穴。隔日 1 次，10 次为 1 疗程。

(五)心绞痛

心绞痛系指心肌急剧暂时、局限性缺血缺氧所致的临床综合征。多数病人常在劳累、情绪激动、饱餐以及寒冷刺激等条件下发作，称稳定型心绞痛。也可诱因不明显，病情较重，称为不稳定型心绞痛。以胸骨后或左胸的压榨性或烧灼痛，疼痛部位比较固定，并向左肩及左臂放射为主要特征。时间大多持续 3～5 分钟，一般不超过 30 分钟。休息或服硝酸甘油可缓解，属于中医"胸痹"、"真心痛"、"厥心痛"的范畴。

1. 治法

活血化瘀，通经止痛。

2. 处方

(1)毫针法：①内关、通里、膻中②郄门、中冲、关冲、少冲；③间使、神门、足三里、三阴交；④膻中、巨阙、血海、地机、三阴交；⑤身柱、心俞、膈俞、夹脊、承山、内关。

(2)穴位注射法：①内关、心俞；②巨阙、足三里；③通里、血海。

方法：选 1 组处方，用川芎嗪注射液 4 毫升分别注入穴内，每穴注入 1 毫升，每日 1～2 次，直至症状消失。

(六)高脂血症

本症系指人体血浆中一种或多种脂质(包括胆固醇、胆固醇酯、甘油三酯、低密度脂蛋白等)含量异常升高。由于血浆脂质为脂溶性的，必须与蛋白质结合为水溶性复合物而运转全身，故高脂血症常表现为高脂蛋白血症。该症与高血压、冠心病、糖尿病及脑血管疾病关系密切。

1. 治法

健脾利湿，活血化瘀。

2. 处方

(1)毫针法：①中脘、足三里、曲池；②天枢、丰隆、三阴交；③中脘、梁门、足三里、阴陵泉；⑧肝俞、胆俞、脾俞、胃俞。

方法：选 1～2 组处方，隔日 1 次，留针 30 分钟，10 次为 1 疗程。

(2)穴位注射法：①曲池、足三里；②内关、三阴交；③阴陵泉、手三里。

方法：选 1 组处方，用维生素 B_{12} 或川芎嗪注射液，每穴注入 1 毫升药液，隔 2 日 1 次，10 次为 1 疗程。

(七)心脏神经官能症

心脏神经官能症是神经官能症的一种特殊类型，以心血管系统功能失常为主要表现，可兼有神经官能症的其他症状。

大多数发生在青年和壮年，以 20～40 岁间者为最多，多见于女性，尤其是伴更年期综合征时。一般并无器质性心脏病证据，但可与器质性心脏病同时存在，或在后者的基础上发生。症状多种多样，时好时坏。除心血管系统的症状外，尚可有神经系统或其他系统的症状。症状多在睡前、刚醒或清醒、安静时出现，劳动、运动时反而不发病，发病与情绪波动有关。最常见的症状是心悸、心前区痛、气短或过度换气；此外尚有乏力、头晕、多汗、失眠、焦虑等症状。

属中医的"心悸"、"胸痹"范畴。本病为世界卫生组织(WHO)于 1996 年 11 月在意大利米兰会议提出的 64 种针灸适应症之一。

1.治法

益气活血，镇静安神。

2.处方

(1)毫针法：①膻中、印堂、内关；②巨阙、通里、曲泽、三阴交；③膻中、神门、间使、足三里；④水沟、印、神门、三阴交；⑤厥阴俞、心俞、膈俞、肝俞、膏肓。

方法：选 1 组处方，留针 15～20 分钟，每日 1 次，10 次为 1 疗程。

(2)耳针法：①心、神门、小肠；②脾、内分泌、脑。

方法：两组处方交替应用，针刺或药籽压穴均可，隔日 1 次，留针 30 分钟，药籽贴敷 2～3 天，10 次为 1 疗程。

(八)肠弛缓症

本病在平卧时，腹部平坦而沿结肠部位则出现膨满形态。临床以便秘、便干伴有头痛、头晕、心悸、恐惧、失眠等症状。多因先天性肌肉发育不充分或因缺少运动，久坐或患有慢性肠炎而致病。

1.治法

健脾润肠。

2.处方

(1)毫针法：①天枢、大横、足三里；②建里、关元、归来、上巨虚、下巨虚；③中极、腹结、足三里、支沟、合谷；④脾俞、胃俞、大肠俞、次髎、承山、委阳。

方法：选 1～2 组处方，每日或隔日 1 次，留针 30 分钟，10 次为 1 疗程。

(2)穴位注射法：①天枢、上巨虚；②大横、足三里；③关元、归来、下巨虚。

方法：选 1 组处方，用维生素 B_1 或 B_{12} 注射液，每穴注入 1 毫升药液，隔日 1 次，10 次为 1 疗程。

(九)肠痉挛

本病肠体之本质无病理变化，仅为肠间膜神经丛或腹下神经丛所发之神经痛。又称肠疝痛。多因神经官能症、癔病、子宫病、肠寄生虫反射或因腹部受凉，暴食冷饮，肠中浊气郁积而致。属中医"腹痛"范畴。

1. 治法

通经止痛。

2. 处方

(1)毫针法：①内关、公孙；②天枢、足三里；③关元、大横、上巨虚；④脾俞、大肠俞、次髎、委阳、合阳。

方法：选 1 组处方，留针 30～40 分钟，每日 1 次，5 次为 1 疗程。

(2)穴位注射法：①天枢、曲池；②大横、足三里；③气海、关元、上巨虚。

方法：选 1 组处方，用维生素 B_1 或 B_{12} 注射液，每穴注入 1 毫升药液，每日 1 次，5 次为 1 疗程。

(十)过敏性结肠炎

本病又称结肠过敏综合征，肠道激惹综合征，肠功能紊乱，痉挛性结肠，结肠神经症等。是以结肠功能紊乱为特征的全身神经官能症。临床以腹痛伴有坠胀感，痛后即泻，或肠鸣即泻，疼痛多为脐周围或左下腹，腹泻多为水样便，含消化不良食物或带粘液，每日数次，有全身症状，消瘦、失眠多梦、心悸、烦躁、焦虑不安、精神紧张或抑郁。

属中医"泄泻"范畴。本病为世界卫生组织(WHO)于 1996 年 11 月在意大利米兰会议提出的 64 种针灸适应症之一。

1. 治法

健脾止泻，佐以安神。

2. 处方

(1)毫针法：①百会、内关、天枢、上巨虚；②印堂、通里、大横、足三里；③安眠、率谷、中脘、关元、大横、上巨虚；④内关、神门、天枢、关元、足三里、上巨虚、下巨虚；⑤风池、心俞、膏肓、脾俞、胃俞、大肠俞、次髎；⑥百会、中脘、曲泽、神门、天枢、大横、地机、三阴交、公孙。

方法：选 1～2 组处方，交替针刺，每日或隔日 1 次，留针 40 分钟，20 次为 1 疗程。

(2)穴位注射法：①天枢、足三里；②大横、上巨虚；③大肠俞、委阳。

方法：选 1 组处方，用注射用水或维生素 B_{12} 注射液，每穴注入 1 毫升药液，隔日 1 次，15 次为 1 疗程。

(十一)肺结核

结核病是由结核杆菌引起的一种慢性传染病，人体感染结核杆菌后，只有在某种原因使机体抵抗力下降时才会发病，可侵犯全身多个脏器，但以肺结核最多见。临床呈慢性过程，低热、乏力、咳嗽、咯血或痰中带血、偶有盗汗等症状。近年来，肺结核病有卷土重来之势，尤其在老年人群中发病呈上升趋势。很多肺结核病人属有耐药性，因而能配合中医针灸在临床应用，对该慢性传染病的控制十分有利。

属祖国医学的"肺痨"范畴。

1. 治法

扶正祛邪、润肺止咳。

2. 处方

(1)毫针法：①风门、孔最、太渊、合谷；②肺俞、心俞、尺泽、列缺、足三里；③膻中、中脘、天枢、气海、三阴交、太溪；④风门、肺俞、心俞、膈俞、肝俞、脾俞、肾俞、膏肓。

方法：选用 1～2 组处方，隔日 1 次，留针 30～40 分钟；15～20 次为 1 疗程，休息一周后进行第 2 疗程。

(2)灸法：①神阙、关元、足三里、三阴交；②膻中、中脘、天枢、气海、曲池、列缺、血海、阴陵泉；③大椎、定喘、风门、肺俞、心俞、膏肓、承山。

方法：选 1 组处方，用艾条温灸，每穴 10 分钟左右或用艾炷灸，每穴 5～7 壮，局部皮肤红润为度，每日或隔日 1 次，15～20 次为 1 疗程。

(3)穴位注射法：①尺泽、足三里、丰隆；②孔最、血海、三阴交；③肺俞、心俞、膏肓。

方法：三组处方交替应用或选 1 组处方，用维生素 B_1 或 B_{12}，每穴注入 1 毫升药液，隔日 1 次，20 次为 1 疗程。

(十二)过度通气综合征

过度通气综合征，又称过度呼吸综合征，是指以精神为主要因素或在器质性疾病的基础上加上精神性因素而引起的发作性过度呼吸，导致呼吸功能障碍，不安状态和一系列神经血管症状及运动功能障碍的综合征。发作时，快而大的深呼吸反复进行，病人主观感觉吸气不完全，因此胸部呈紧迫感，四肢甚至周身麻木感，重者可有抽搐，强直性痉挛。精神状态多不正常，可表现为过度焦虑，紧张和恐怕，每每自觉心跳停止而急诊送医院，本病发作具有周期性，多为一过性，常持续 30 分～1 小时，一般预后良好。

1. 治法

益气安神。

2. 处方

(1)毫针法：①膻中、百会、内关、风池；②印堂、曲池、足三里、三阴交；③上星、太阳、孔最、鱼际、合谷；④水沟、劳宫、涌泉。

方法：选 1 组处方，留针 10～15 分钟。

(2)穴位注射法：①孔最、曲池；②内关、足三里；③尺泽、三阴交。

方法：选 1 组处方，用注射用水或维生素 B_{12} 注射液，每穴注入 1 毫升药液即可。

(十三)慢性支气管炎

慢性支气管炎是因呼吸道局部防御及免疫功能减低，感染或理化、气候等因素刺激，引起气管、支气管粘膜的慢性非特异性炎症。临床以咳嗽，咳痰或伴有喘息，及反复发作的慢性过程为特征。根据其病情可分为急性发作期、慢性迁延期和临床缓解期。

近年研究认为，本病由多种因素相互作用所致。外因有病毒或细菌感染、大气污染、吸烟、气候变化和致敏因素等；内因有免疫功能降低及过敏性反应、植物神经功能失调和遗传等因素。其病理变化为气管、支气管早期腺体增生，分泌亢进，粘膜充血、水肿、渗出，最后发展为支气管及管壁增厚、管腔狭窄、阻塞及其组织纤维化，进而导致肺气肿。

祖国医学认为，本病属"咳嗽"、"喘证"等范畴。与外邪反复侵袭，肺、脾、肾三脏功能失调密切相关。急性发作期，大多由于外邪犯肺，肺失清肃而引起咳嗽。久咳伤肺，肺气亏虚，进而损及脾、肾及心脏功能。脾虚不能运化水湿，则湿凝生痰，上干于肺，肺气不宣则咳，痰浊壅肺或肾不纳气则喘。故慢性迁延期多为正气不足或虚实夹杂证。

1. 治法

健脾补肾、润肺止咳。

2. 处方

(1)毫针法：①大椎、定喘、合谷、列缺、尺泽；②膻中、中脘、天枢、足三里、丰隆；③合谷、偏历、尺泽、璇玑、丰隆；④身柱、风门、肺俞、心俞、膈俞、脾俞；⑤大椎、定喘、风门、肺俞、膏肓、丰隆。

方法：选1组处方，每日或隔日1次，留针30～40分钟，20次为1疗程。

(2)皮肤针法：①尺泽至太渊、足三里至解溪；②曲池至阳溪、阴陵泉至三阴交；③大椎至至阳、定喘、夹脊、风门至脾俞、膏肓至志室、委中至承山。

方法：选1～2组处方，或3组处方交替应用，每日1次，用梅花针叩刺50～60次，中等刺激，30次为1疗程。

(3)穴位注射法：①尺泽、肺俞；②孔最、膏肓；③列缺、丰隆。

方法：选1组处方，用维生素B$_{12}$注射液，每穴注入1毫升药液，隔日1次，15次为1疗程。

(十四)单纯性甲状腺肿

单纯性甲状腺肿大多数因缺碘，少数为高碘及致甲状腺肿物质或酶缺陷所致代偿性甲状腺肿大。可分为地方性或散发性，一般不伴有甲状腺功能失常。祖国医学认为本病多因情志郁结，气机失于疏畅，痰湿瘀凝经络所致。本病属中医"气瘿"、"肉瘿"范畴。

1. 治法

化瘀散结。

2. 处方

(1)毫针法：①天柱、人迎、合谷；②阿是(肿块局部)、外关；③风池、扶突、支沟。
方法：选1组处方，留针30分钟，每日或隔日1次，10次为1疗程。

(2)穴位注射法：①天柱、外关；②风池、支沟。

方法：两组处方交替应用，用维生素B12注射液，每穴注入0.5毫升药液，隔日1次，10次为1疗程。

(十五)甲状腺功能亢进

本病简称"甲亢"，中医称"瘿瘤"。是一种内分泌疾病。女性多见，表现为情绪易激动、失眠、心悸、心动过速、性情急躁、怕热、多汗、面赤、低热、食欲亢进、形体消瘦、手颤、眼突等。多因情志郁结，肝脾失调，郁而化火，耗伤心阴，痰瘀内结，经络凝滞所致。

1. 治法

化瘀散结。

2. 处方

(1)毫针法：①水突、风池、合谷；②迎香、天柱、外关；③阿是(甲状腺体中心)、天容、支沟。

方法：选1组处方，留针30～40分钟，每日或隔日1次，30次为1疗程。

(2)耳针法：①神门、心、内分泌；②脑、小肠、肝、内分泌。

方法：两组处方交替应用，留针 20 分钟，隔日 1 次，30～50 次为 1 疗程。亦可用药籽压穴，隔 2 日 1 次，30 次为 1 疗程。

（3）穴位注射法：①风池、外关；②天柱、支沟；③天容、足三里。

方法：选 1 组处方，用维生素 B$_{12}$ 注射液，每穴注入 1 毫升药液，隔日或隔 2 日 1 次，20 次为 1 疗程。

（十六）甲状腺功能减退症

甲状腺功能减退症是由于甲状腺激素合成或分泌不足所起。因起病年龄不同，所产生症状也各异。可分为呆小症（克汀病）、幼年及成年黏液性水肿等型。

1. 治法

益气活血。

2. 处方

（1）毫针法：①天突、天容、合谷；②风池、人迎、足三里；③廉泉、水突、外关、三阴交。

方法：选 1 组处方，隔日 1 次，留针 30 分钟。或 3 组处方交替应用，隔日 1 次，20 次为 1 疗程。

（2）穴位注射法：①风池、足三里；②天柱、曲池；③天容、三阴交。

方法：用维生素 B$_{12}$ 注射液，每穴注入 1 毫升药液，3 组处方交替应用，每隔日 1 次，30 次为 1 疗程。

（十七）桥本甲状腺炎

桥本甲状腺炎又称慢性淋巴细胞性甲状腺炎，是一种自身免疫性疾病。本病多见于中年女性，也为儿童散发性甲状腺肿的常见原因。起病缓慢隐匿，常在无意中发现甲状腺肿大，大多为正常甲状腺的 2～3 倍。初起时甲状腺功能正常，有时可伴有甲状腺功能亢进表现，但晚期当甲状腺破坏到一定程度，许多患者逐渐出现甲状腺功能减退，少数呈粘液水肿，有时可伴有恶性贫血。

近年研究认为，本病的发病机理很可能与自身免疫疾患及遗传缺陷有关。目前，已发现血清中有 TGA、TMA、甲状腺细胞膜、T3、T4、TSI 等 7 种抗体，其中某些参与甲状腺腺泡的破坏与致病。现进一步阐明细胞介导免疫参与本病，激活的 K 细胞可发挥其细胞毒性作用，造成永久性自身甲状腺细胞的破坏。此外，遗传倾向及免疫监护功能缺陷也可能是发生自身免疫反应的基础。

祖国医学根据其主要临床表现，将其归属于"瘿病"、"虚劳"等范畴。其病因病机为：长期精神抑郁，情志失畅，肝失和调，导致肝气郁结，气滞血瘀。若肝气郁结日久，气郁化火，灼伤阴液，则见阴虚内热或肝阳上亢诸证；若病情迁延日久，阴虚而渐损及阳，而见脾肾阳虚。

1. 治法

滋阴理气，祛瘀散结。

2. 处方

（1）毫针法：①气舍、水突、支沟、合谷；②人迎、水突、三阴交、太溪、太冲；③扶突、风池、完骨、天突、天容、足三里；④气舍、肝俞、肾俞、太溪、太冲、照海；⑤天柱一、人迎、天容、心俞、肝俞、脾俞、肾俞、关元、三阴交、太溪。

方法：选 1 组处方，每日或隔日 1 次，留针 30 分钟，20 次为 1 疗程。

(2)穴位注射法：①水突、曲池；②天容、足三里；③天柱、三阴交；④脾俞、肾俞。

方法：选 1 组处方，或 4 组处方交替应用。每穴注入维生素 B₁₂注射液 0.5～1 毫升，隔日 1 次，20 次为 1 疗程。

(十八)血小板减少性紫癜

血小板减少性紫癜是由于血小板减少致使皮肤黏膜出现紫癜的病症。多由于骨髓病变、感染、放射线和化学品的作用，脾脏功能亢进等原因所致。祖国医学认为，多由脾虚气弱、脾不统血所致。属祖国医学"斑疹"范畴。

1.治法

补气益血。

2.处方

(1)毫针法：①中脘、天枢、足三里；②上脘、关元、血海、三阴交；③阴陵泉、地机、涌泉、太溪；④心俞、膈俞、肝俞、脾俞、胃俞、肾俞。

方法：选 1～2 组处方，留针 30～40 分钟，每日或隔日 1 次，20 次为 1 疗程。

(2)穴位注射法：①中脘、足三里；②血海、三阴交；③心俞、肝俞、脾俞。

方法：选 1 组处方，用维生素 B₁或 B₁₂注射液，每穴注入 0.5～1 毫升药液，或 3 组处方交替应用，隔日 1 次，15～20 次为 1 疗程。

(十九)白细胞减少症

当外周血液中的白细胞计数持续低于 4×10^9/升以下时称为白细胞减少症。其主要病因是急性感染、物理或化学因素、血液疾病等。

本症为世界卫生组织(WHO)1996 年 11 月在意大利米兰会议通过的 64 种针灸适应症之一。

1.治法

健脾益气补血。

2.处方

(1)毫针法：①血海、阴陵泉、三阴交；②中脘、曲池、足三里；③天枢、关元、足三里；④心俞、膈俞、肝俞、脾俞、胃俞。

方法：选 1～2 组处方，每日 1 次，留针 30 分钟，20 次为 1 疗程，休息 5～7 天，进行第 2 疗程，直至白细胞恢复正常。

(2)穴位注射法：①血海、三阴交；②曲池、足三里；③中脘、关元、足三里。

方法：选 1 组处方，隔日 1 次，用维生素 B₁或 B₁₂注射液，每穴注入 1 毫升，20 次为 1 疗程。

(3)灸法：①神阙、天枢、足三里；②中脘、梁门、关元、上巨虚；③大椎、心俞、膈俞、肝俞、脾俞、胃俞、命门。

方法：选 1 组处方；隔日用艾条灸，每穴 5～10 分钟；或用艾炷灸，每穴 5～7 壮，以局部皮肤红润为宜，20 次为 1 疗程。

(十九)失眠

失眠是指经常不能获得正常的睡眠而言。其表现不一，轻者入寐困难，或寐而不酣，时寐时醒，醒后不能再寐，严重者可整夜不能入寐。在中医文献中，有称"不寐"或"不得卧"，或"不得眠"。其病因病机主要有气郁化火，扰动心神；胃中不和，痰热内扰；阴虚火旺，心肾不交；思虑劳倦，内伤心脾；以及心胆气虚，神摇善惊等。本病常兼见头晕、头痛、心悸、健忘，以及心神不安等症。失眠多见于现代医学的神经官能症、更年期综合征等。

在治疗失眠的同时，应当考虑其原发疾病，采用同时治疗效果更佳。本病为世界卫生组织(WHO)1996 年 11 月在意大利米兰会议通过的 64 种针灸适应症之一。

1. 治法

益气安神。

2. 处方

(1)毫针法：①四神聪、印堂、内关、神门；②百会、太阳、头维、风池、足三里、三阴交；③百会、四神聪、大陵、通里、三阴交、太溪；④印堂、神庭、大陵、神门、后溪；⑤太白、太溪、太冲；⑥天柱、心俞、膏肓、膈俞、肝俞、脾俞、肾俞、志室；⑦膻中、中脘、神门、足三里、三阴交。⑧中极、归来、血海、三阴交、太溪、内关。

方法：依据辨经处方，选 1 组或 2 组处方，每日或隔日 1 次，留针 30～40 分钟，每 10 分钟施呼吸或捻转补泻手法，10 次为 1 疗程。

(2)耳针法：①神门、心、脾、胃；②神门、肾、脑、内分泌。

方法：选 1 组处方，毫针刺留针 30 分钟，或用药籽压穴均可。

(3)皮肤针法：①印堂、曲泽至大陵、阴陵泉至三阴交；②巨阙至神阙、梁门至天枢、足三里至解溪；③夹脊、肺俞至肾俞、膏肓至志室。

方法：选 1 组处方，用梅花针叩刺 50～60 次，每日或隔日 1 次；中等刺激，10 次为 1 疗程。

(4)穴位注射法：①内关、三阴交；②曲池、太溪；③神门、足三里；④心俞、膏肓、肝俞。

方法：选 1 组处方，用注射用水或维生素 B_{12} 注射液，每穴注入 0.5～1 毫升药液，隔日 1 次，10 次为 1 疗程。

(二十)精神分裂症

本病是一种常见的精神病。青壮年发病较高。临床表现有思维、情感、感知和行为等多方面的障碍，一般无意识及智能障碍，病程长，部分病人最后可导致人格缺损。症状：情感淡漠，对周围事物甚至自己的亲人漠不关心，思维古怪离奇，意志低下，常出现幻觉妄想症候群及青春型兴奋，木僵状态等症状。属祖国医学的"郁证"、"癫狂"范畴。本病为世界卫生组织(WHO)于 1996 年 11 月在意大利米兰会议通过的 64 种针灸适应症之一。

1. 治法

滋阴降火，宁心安神。

2. 处方

(1)毫针法：①劳宫、涌泉、百会、素髎、内关、足三里；②水沟、少商、隐白、大陵、风府、劳宫、曲池、间使、太溪、太冲；③印堂、太阳、素髎、劳宫、后溪、十宣；④天柱、风府、大椎、身柱、神道、命门、长强、涌泉；⑤水沟、承浆、长强、中极、合谷、太冲；⑥百会、四神聪、太阳、安眠、神门、内关、足三里、三阴交。

方法：选 1～2 组处方，每日或隔日 1 次，留针 30 分～40 分钟，20 次为 1 疗程。

(2)穴位注射法：①间使、曲池、后溪；②内关、手三里、三阴交；③中脘、关元、血海、足三里。

方法：选1组处方，用维生素 B_{12} 或注射用水，每穴注入1毫升药液，隔日1次，10～15次为1疗程。

(二十一)抑郁症

抑郁症是一组常见的精神病，表现有三联征，即情绪低落，思维迟钝和言语动作减少为主要特征。近年来，生活工作压力过大。该病是新世纪的主要慢性多发病之一。抑郁心境是本病特征之一。如情绪低沉，心烦意乱、悲观绝望、自觉生活没意思，并呈昼重夜轻的节律变化。病人早晨抑郁情绪最明显，自杀、自伤、行为多在这时发生，午后情绪渐好，夜晚可恢复正常，上床后又陷入了困境。思想常极端悲观，为小事而自责自罪。伴有失眠、多梦、早醒、食欲减退等症状。常常感到精力不足、身心疲劳，对任何事情都十分被动，显得力不从心，对生活不感兴趣，对工作学习缺乏信心。

属祖国医学的"郁证"、"不寐"范畴。本病为世界卫生组织(WHO)于1996年11月在意大利米兰会议通过的64种针灸适应症之一。

1.治法

益气活血，宁志安神。

2.处方

(1)毫针法：①百会、头维、太阳、膻中、内关、通里②印堂、率谷、风池、后溪、外关；③水沟、劳宫、鱼际、曲泽、足三里、三阴交；④素髎、内关、通里、中脘、天枢、气海、血海、三阴交；⑤天柱、大椎、身柱、心俞、膈俞、肝俞、肾俞、膏肓、志室；⑥百会、神庭、率谷、天柱、安眠、膻中、气海、太冲、太溪、合谷。

方法：选1～2组处方，每日或隔日1次，留针30～40分钟，30次为1疗程。

(2)电针法：①百会、印堂；②内关、曲池；③足三里、三阴交。

方法：选1组处方，用G6805型电针治疗仪，中等刺激，频率为80～90次/分，留针40～50分钟，每日1次，30次为1疗程。

(3)穴位注射法：①后溪、手三里；②通里、曲池；③血海、三阴交；④足三里、丰隆。

方法：选1组处方，每日1次，用维生素 B_{12} 注射液，每穴注入药液1毫升，20次为1疗程。

(二十二)脑动脉硬化症

本病是指中年以后脑动脉内膜的增厚，同时伴有类脂质的沉着。早期出现头痛、头昏、眩晕、乏力、记忆力明显减退，伴有睡眠障碍，中晚期可出现情感淡漠，抑郁状态甚至痴呆等。

属祖国医学的"头痛"、"眩晕"、"郁证"范畴。

1.治法

滋阴潜阳佐以活血化淤。

2.处方

(1)毫针法：①神庭、头维、率谷、膻中、曲池、外关、合谷；②百会、风池、安眠、内关、通里、后溪；③印堂、太阳、中脘、梁门、气海、足三里、解溪、申脉；④四神聪、膻中、合谷、太冲、太溪、涌泉；⑤大椎、身柱、心俞、膈俞、肝俞、脾俞、肾俞、承山。

方法：选 1 组处方，每日或隔日 1 次，留针 30 分钟，20 次为 1 疗程。

(2)穴位注射法：①风池、曲池；②天柱、手三里；③足三里、悬钟；④血海、三阴交。

方法：选 1 组处方，用维生素 B_{12} 注射液或川芎嗪注射液，每穴注入 0.5 毫升药液，隔日 1 次，20 次为 1 疗程。

(二十三)枕神经痛

枕神经痛是指枕大神经，枕小神经支配的枕区和上颈部的疼痛。常由于感受风寒，或颈椎病等引起，其他如脊柱结核、脊髓肿瘤、各种感染等也可引发。疼痛部位在枕区和上颈部，可为自发性，亦可因头部及颈部的动作、喷嚏、咳嗽等而诱发。临床表现主要为后头部及上颈部发作性剧痛，痛引颞、顶部，甚则伴恶心、呕吐、头晕等，解热止痛剂疗效不满意，且无发热或感染体征。属祖国医学的"太阳经头痛"或"后头痛"。

1.治法

通经止痛。

2.处方

(1)毫针法：①风池、外关、后溪；②完骨、安眠、百会、昆仑；③天柱、大椎、中渚、通里；④风池、风府、承山、申脉。

方法：选 1 组处方，每日 1 次，留针 30～40 分钟，10 次为 1 疗程。

(2)耳针法：①神门、心、脑；②脑、肾、脾、内分泌。

方法：2 组处方交替应用，留针 20 分钟，每日 1 次，10 次为 1 疗程。

(3)穴位注射法：①天柱、支沟；②风池、外关。

方法：2 组处方交替应用，隔日 1 次，用维生素 B_{12} 注射液，每穴注入 0.5 毫升药液，5 次为 1 疗程。

(二十四)紧张性头痛

本病又称肌收缩性头痛，是由于长期焦虑，紧张及抑郁引起头面肌及颈肌的持久收缩以及头颈部血管收缩和缺血而产生的头痛。本病症状是以头痛的发作与精神因素有关，呈弥漫性，有如绳索束紧样痛，伴有头部闷胀、受压及沉重感。疼痛日夜连续存在，无中间缓解为其主要特征。头痛持续时间短者数小时，长者可达数月。常伴有睡眠不实、多梦、心烦、急躁等神经症状。

属祖国医学"头痛"范畴。本病为世界卫生组织(WHO)于 1996 年 11 月在意大利米兰会议通过的 64 种针灸适应症之一。

1.治法

通经止痛。

2.处方

(1)毫针法：①百会、天柱、大椎、支沟、后溪；②风池、翳风、完骨、曲池、外关；③率谷、头维、太阳、列缺、合谷；④印堂、瞳子髎、安眠、血海、三阴交、太冲；⑤四神聪、率谷、颔厌、阳陵泉、悬钟、足临泣。

方法：选 1 组处方，每日 1 次，留针 30 分钟，10 次为 1 疗程。

(2)耳针法：①神门、脑、上屏尖；②心、脑、内分泌。

方法：两组处方交替应用，每日 1 次，留针 20～30 分钟，10 次为 1 疗程。

(3)穴位注射法：①曲池、支沟；②后溪、承山；③外关、悬钟。

方法：选 1 组处方，用维生素 B_1 或 B_{12} 注射液，每穴注入 1 毫升药液，隔日 1 次，6 次为 1 疗程。

(二十五)原发性低血压

本病是指血压为 90/60 毫米汞柱以下并伴有头晕等症状，但未发现有器质性疾病而持续低血压者。约半数病人有眩晕、头痛、头重、耳鸣、乏力、注意力不集中、失眠、四肢冷感、厌食、便秘、腹胀等症状。本病虽原因不明，但与遗传、体质、环境、气候等因素有密切关系，女多于男性。

属祖国医学"眩晕"、"头痛"、范畴。本病为世界卫生组织(WHO)于 1996 年 11 月在意大利米兰会议通过的 64 种针灸适应症之一。

1. 治法

益气活血，健脾强心。

2. 处方

(1)毫针法：①百会、太阳、曲池、合谷、足三里；②印堂、风池、中脘、天枢、关元、三阴交；③四神聪、膻中、气海、血海、手三里、外关、合谷；④天柱、大椎、身柱、心俞、膈俞、肝俞、脾俞、肾俞。

方法：选 1 组处方，每日或隔日 1 次，留针 30～40 分钟，15～20 次为 1 疗程。

(2)穴位注射法：①曲池、三阴交；②中脘、关元、血海；③天枢、足三里。

方法：选 1 组处方，隔日 1 次，用维生素 B_{12} 注射液，每穴注入 1 毫升药液，15 次为 1 疗程。

(3)灸法：①神阙、关元、足三里；②膻中、气海、三阴交。

方法：选 1 组处方，每日艾条灸 10 分钟或艾炷灸 5～7 壮，20 次为 1 疗程。

(4)耳针法：心、肾上腺、交感、脑。

方法：留针 30～40 分钟，每日 1 次，或用药籽压穴，以痛为佳。

(二十六)类风湿性关节炎

本病是一种以关节病变为主的慢性全身性自身免疫性疾病，凡构成关节的各种组织如滑膜、软骨、韧带、肌腱和相连的骨骼均有病变，病变还累及心、肺、血管等器官与组织。本病女性多于男性 3 倍，虽可发生任何年龄，但以 20～40 岁多见，病情顽固，病程长。多以感染，情绪波动、手术或外伤为诱因。其临床症状变化多端，常有前驱症状如乏力，体重下降，关节周围疼痛及晨僵，即清晨关节僵硬，活动后消失。对称性广泛的关节肿痛，一个关节肿胀至少 6 周以上，类风湿因子阳性等。

本病属祖国医学"痹证"的范畴。多因素体虚弱，或外邪直中致使风寒湿邪流注经络关节，气血运行不畅，凝而成痹。本病为世界卫生组织于 1996 年 11 月在意大利米兰会议通过的 64 种针灸适应症之一。

1. 治法

散寒除湿，通经活络。

2. 处方

(1)毫针法：①肩髃、曲池、阳池、合谷、足三里、解溪；②肩髎、手三里、外关、三间、阳陵泉、上巨虚；③肩贞、天宗、支沟、中渚、血海、三阴交；④大椎、风门、肺俞、尺泽、孔最、列缺、阴陵泉、悬钟；⑤中脘、气海、天枢、血海、足三里、三阴交；⑥大肠俞、次髎、环跳、风市、阳陵泉、悬钟、昆仑；⑦肾俞、命门、志室、次髎、膀胱俞、居髎、膝阳关、阳陵泉、光明、足临泣。

方法：选 1～2 组处方，每日或隔日 1 次，留针 30～40 分钟，20 次为 1 疗程。

(3) 穴位注射法：①曲池、外关、三阴交；②肩髃、手三里、上巨虚；③肩髃、曲池、足三里；④次髎、居髎、风市；⑤承扶、阳陵泉、悬钟。

方法：选 1～2 组处方，每隔日 1 次，用丹参或防风注射液，每穴注入 0.5～1 毫升药液，15～20 次为 1 疗程。

(二十七) 硬皮病

硬皮病是一种以皮肤变硬为特征的结缔组织疾病。一般分为两型，即系统型硬化症和局限型硬化症。前者多称为进行性系统性硬化症，通常又有肢端硬化型和弥漫型两种主要类型。本病病程缓慢，临床表现主要有皮肤呈点滴状、片状或带状硬化，好发于面部、颈部、胸部、腹背部及臀部。带状者常好发于头皮，点状者多见于躯干，往往成群分布，边缘清楚。系统性硬化症皮肤变化广泛并多累及全身，可出现内脏损害。弥漫型发展迅速，皮损遍及全身，内脏受累亦较严重，肢端硬化型的皮损变化以四肢最为明显。

本病初起常有雷诺氏现象，同时有低热、全身乏力及关节疼痛。皮肤病变可分为三期，开始为水肿，其次为硬化，最后为萎缩。一般无内脏损害，预后良好，而内脏受累者，5 年存活率为 36%～37%，男性、老年患者预后更差。

本病的病因及发病机理尚未完全清楚，一般认为有以下几种：各种免疫异常。血管病变，胶原代谢障碍等。

祖国医学认为，本病属"痹证"、"皮痹"、"风痹"等范畴。

1. 治法

益气活血、滋补脾肾。

2. 处方

(1) 毫针法：①曲池、合谷、中脘、膻中、血海、三阴交；②尺泽、外关、阳池、中脘、梁门、关元、足三里、太溪；③大椎、身柱、心俞、肝俞、肾俞、膏肓、志室；④肩髃、手三里、支沟、三间、风市、阳陵泉、悬钟、三阴交。

方法：选 1 组处方，每隔日 1 次，留针 30 分钟，30 次为 1 疗程。

(2) 灸法：①神阙、气海、足三里；②关元、膻中、三阴交；③膏肓、心俞、脾俞、肾俞；④命门、肾俞、气海、血海。

方法：选 1 组处方，或 4 组处方交替应用，艾条灸每穴 5～10 分钟，艾炷灸 5～7 壮，每日 1 次，30 次为 1 疗程。

(二十八) 风湿性关节炎

本病是因感染引起变态反应所致的急性或慢性全身性结缔组织炎症。临床以心脏炎、关节炎及皮肤损害等表现为特征。根据病情，一般可分为急性期和慢性期。

现代医学认为，本病与 A 族乙型溶血性链球菌或柯萨奇病毒感染引起的变态反应有关。风湿病的病理改变是结缔组织炎症，主要累及心瓣膜、心肌间质小动脉和浆膜腔。其病理过程有变形渗出期、增殖期及瘢痕期。在浆膜腔以渗出为主，渗出物多可完全吸收。风湿病反复发作，可使心瓣膜瘢痕增多，而形成慢性心瓣膜病。风湿性关节炎是一种反复发作的全身性疾病，多发于青壮年，急性活动期以多发性、游走性大关节红肿热痛为特征。急性期过后自觉关节酸痛和活动不便。往往在气候变化、寒冷潮湿时病情加重。

祖国医学认为本病属"痹证"、"心痹"等范畴。由于人体正气虚弱，腠理空虚，卫阳不固，复因饥饱劳倦、雨淋或久居潮湿之地等，使风寒、湿热之邪乘虚而入。由表入里，由气入血，久之病邪由经络及脏腑，使气血壅塞不通。病在肌肉筋脉则可见皮下小结；侵袭关节经络，则见关节肿痛而发为"痹证"。

热入营血可出现皮肤红斑，累及心脏，使成"心痹"。

1. 治法

益气养阴，通经活络。

2. 处方

(1) 毫针法：①肩髃、手三里、外关、三间、阳陵泉、三阴交；②肩髎、曲池、支沟、阳池、合谷、血海、足三里；③大椎、肩贞、天宗、曲池、后溪、环跳、风市、悬钟、昆仑；④风池、肩髃、曲池、外关、合谷、八邪、次髎、环跳、居髎；⑤命门、肾俞、志室、大肠俞、次髎、膀胱俞、承山；⑥中脘、梁门、天枢、气海、足三里、三阴交、太溪。

方法：选 1～2 组处方，每日或隔日 1 次，留针 30～40 分钟，20 次为 1 疗程。

(2) 耳针法：①心、肾、肝、内分泌；②神门、脑、脾、胃、内分泌。

方法：2 组处方交替应用，每日 1 次，用毫针刺，留针 20 分钟，也可用药籽压穴。10～15 次为 1 疗程。

(3) 穴位注射法：①曲池、三阴交、血海；②肩髃、手三里、阳陵泉；③肩髎、足三里、血海；④心俞、肝俞、肾俞；⑤次髎、环跳、风市。

方法：选 1 组处方，用地塞米松 5 毫克(1 毫升)加利多卡因 2 毫升与注射用水 2 毫升混合后，每穴注入 0.5～1 毫升药液，隔日 1 次，10 次为 1 疗程。

(二十九) 多发性大动脉炎(无脉病)

多发性大动脉炎系慢性血管炎症性疾病，好发于主动脉及其大的分支，病变可累及动脉各层，产生不同程度的管径狭窄或闭塞，引起各种临床症状，上肢脉搏消失是本病最突出征象。故又称无脉病、高安病、主动脉弓动脉炎、主动脉缩窄大动脉炎综合征等。

本病病因尚不明了，但免疫机理参与发病，尤其是自身免疫异常。本病可伴有其他胶原性血管疾病，有高丙种球蛋白血症和阳性的狼疮细胞。病变主动脉部有丙种球蛋白，血中有抗动脉壁抗原抗体。本病多见于青年女性患者。

祖国医学并无大动脉炎的病名，但根据其临床表现，可大致归属于"脉痹"、"厥证"、"虚损"、"眩晕"等病证范畴。其病因病机为素体亏虚，复感风、寒、湿、热之邪，导致血脉瘀滞，甚至闭塞心窍，气血运行不畅，使脏腑组织失去温煦濡养，而出现各种症状，如眩晕、失眠、昏仆、肢麻疼痛，或四肢厥冷，脉沉伏或无脉等，但血脉瘀滞为其基本病理。

1. 治法

益气活血，通经复脉。

2. 处方

(1) 毫针法：①风池、大椎、太渊、合谷；②曲池、血海、足三里、三阴交；③天柱、曲池、外关、合谷、鱼际；④风市、阳陵泉、肝俞、肾俞、足临泣、太冲。

方法：选1～2组处方，每日1次，留针30分钟，20次为1疗程。

(2)穴位注射法：①曲池、足三里；②外关、三阴交；③风市、血海；④肝俞、肾俞。

方法：选1～2组处方，用维生素 B_{12} 注射液，每穴注入1毫升药液，隔日1次，亦可配合毫针法应用。10次为1疗程。

(三十)克隆病

克隆病又称局限性肠炎、节段性肠炎、肉芽肿性小肠结肠炎。其病因尚未完全明了，主要是因感染引起的免疫反应所致。临床以腹痛、腹泻、腹部包块、瘘管形成和肠梗阻为特点。可伴有发热、营养障碍、关节炎等表现。根据临床可分为活动期和缓解期。

近年研究认为，本病的主要病理改变是迟发型变态反应的组织变化，即肉芽肿性炎症。在组织培养中，患者的淋巴细胞对正常的结肠上皮细胞有细胞毒作用；约半数患者的血清中发现抗结肠上皮细胞抗体，或病变组织中查到抗原抗体复合物；患者对结核菌素和2,4-二硝基氯苯皮肤试验常为阴性，提示细胞免疫功能低下；本病常并发肠外表现，如关节炎、虹膜睫状体炎等，经肾上腺糖皮质激素治疗有效，说明有自身免疫现象。其基本病理特征是肠道淋巴管闭塞，淋巴液外漏，粘膜下水肿及肠壁肉芽肿性炎症等一系列病理改变。

祖国医学认为本病属"腹痛"、"泄泻"和"积聚"等范畴。多由于感受寒热暑湿，或饮食不洁，或情志抑郁，或因脏腑虚弱，使脾胃受损，运化失司，致水湿、痰浊、宿食、瘀血停滞肠道，阻遏腑气则见腹痛；积滞不化，合污下趋而作泻利；热毒蕴结，则见高热；瘀热交结，若腐肠蚀肉，则见瘘管形成；若痞结于肠道，则见癥瘕积聚。

1. 治法

健脾益气，温肾固肠。

2. 处方

(1)毫针法：①中脘、天枢、足三里；②梁门、气海、大横、上巨虚；③足三里、上巨虚、下巨虚、三阴交；③肝俞、胆俞、脾俞、胃俞、肾俞、大肠俞；⑤中脘、天枢、大横、关元、阑尾穴、足三里。

方法：选1～2组处方，每日1次，留针30分钟，15～20次为1疗程。

(2)耳针法：①阑尾、大肠、内分泌；②盆腔、小肠、肺、神门。

方法：2组处方，交替针刺，强刺激，留针20～30分钟，每日1次，10次为1疗程。

(3)穴位注射法：①天枢、足三里；②大横、上巨虚；④曲池、阑尾穴；④次髎、大肠俞；⑤脾俞、肾俞。

方法：选1～2组处方，用注射用水或维生素 B_1 或 B_{12} 注射液，每穴注入1毫升药液，隔日1次，10次为1疗程。

(三十一)震颤麻痹

震颤麻痹是发生于中年以上的中枢神经系统变性疾病，其病理改变是脑组织的变性，特别是中脑可产生神经递质多巴胺的黑质及其传出通路的变性，以致纹状体缺乏多巴胺而导致发病。本病主要症状为震颤、僵硬和运动减少。原发性震颤麻痹多发于50～65岁之间，男多于女，部分病人有家族史。在临床上每每遇到因脑炎、动脉硬化症、颅脑损伤、一氧化碳及药物中毒引发的类似震颤麻痹症状的患者统称为"震颤麻痹综合征"(帕金森氏综合征)。

祖国医学根据本病临床表现，归之于"肝风"一类。《素问·至真要大论》载："诸暴强直，皆属于肝"。肝主藏血，若肝血不足，血不养筋，可出现手足震颤、肌肉强直。属中医的"肝风"、"痉证"范畴。

1. 治法

滋阴平肝，熄风止痉。

2. 处方

(一)毫针法：①百会、率谷、风池、合谷、太冲；②印堂、头维、颔厌、天柱、内关、神门；③天柱、大椎、身柱、心俞、肝俞、肾俞、承山；④曲泽、后溪、阳陵泉、悬钟、太溪、太冲；⑤神庭、头临泣、安眠、八邪、支沟、足三里、三阴交。

方法：选1组或2组处方，每日1次，交替应用，留针40分钟，30次为1疗程。

(二)头针法：①顶中线、顶颞前斜线；②额中线、顶旁2线；③顶中线、顶颞后斜线。

方法：选1组处方，应用捻转手法，约每分钟200次左右，留针20～30分钟，每5～10分捻转手法1～2分钟，以加强针感。隔日1次，20次为1疗程。

(三)舌针法：①心穴、肝穴、上肢；②脾穴、肾穴、下肢。

方法：2组处方交替应用，隔日1次，每穴点刺0.3～0.5寸深即可。20次为1疗程。

(三十二)多发性硬化症

本病是一种青壮年起病的中枢神经系统脱髓鞘疾病。因视神经、脊髓和脑内有散在的脱髓鞘硬化斑块而得名。病因尚未清楚，目前认为与感染有关，还有受寒、精神刺激和过度劳累是诱因。本病的首发症状以视力障碍为最多见，复视、面瘫、头晕、行走不稳、听力减退、肢体瘫痪、截瘫多见，亦可有偏瘫、单瘫及三肢瘫。病程长，有缓解和复发的倾向。

本病属祖国医学的"眩晕"、"痿证"范畴。

1. 治法

健脾益气、通经活络。

2. 处方

(1)毫针法：①攒竹、太阳、风池、肩髃、手三里、外关；②印堂、丝竹空、肩髎、曲池、支沟、合谷；③百会、天柱、大椎、身柱、心俞、膈俞、肝俞、脾俞；④上星、瞳子髎、率谷、下关、风市、阳陵泉、光明、悬钟；⑤百会、头维、太阳、翳风、膻中、气海、足三里、三阴交。

方法：选1组处方，留针30～40分钟，每日或隔日1次，20次为1疗程。

(2)穴位注射法：①风池、阳陵泉；②天柱、足三里；③心俞、肝俞、脾俞；④曲池、三阴交。

方法：选1组处方，用维生素B12注射液，隔日1次，每穴注入1毫升药液，15次为1疗程。

(三十三)假性延髓麻痹

假性延髓麻痹又称中枢性延髓麻痹，是由双侧上运动神经元病损所造成的。常见的病因是高血压及脑血管病，尤其多见于反复发作的双侧脑血管病。其他原因如脑炎、颅脑外伤、多发性硬化、颅内肿瘤、急慢性缺氧性脑病等。主要临床表现为构音障碍和吞咽障碍。构音障碍主要表现为言语不清，同语反复，和个人所独具的音色消失。轻者吞咽困难，主要是舌不能将食物运至咽部，但吃固体或半固体食物时，只要细嚼慢咽，仍可吞咽，流质饮食易出现呛咳。

祖国医学根据临床表现属于"语言蹇涩"、"噎膈"范畴。

1. 治法

滋阴平肝，通经醒脑。

2. 处方

(1)毫针法：①水沟、廉泉、内关、合谷、三阴交；②百会、承浆、天柱、天突、膻中、后溪、内关；③风池、曲池、合谷、太溪、太冲、三阴交；④印堂、廉泉、旁廉泉、天柱、翳风、中冲、少冲；⑤百会、风池、大椎、身柱、心俞、肝俞、肾俞、承山。

方法：选 1 组处方，留针 30～40 分钟，每日或隔日 1 次，20 次为 1 疗程。

(2)舌针法：①心、肝、上肢；②脾、肾、下肢。

方法：选 1 组处方，或 2 组处方交替应用，毫针点刺 0.3～0.5 寸深即可，每日或隔日 1 次，20 次为 1 疗程。

(3)头针法：①额中线、顶颞前斜线；②顶中线、顶颞后斜线。

方法：选 1 组处方，应用捻转手法，约每分钟 200 次左右，留针 20 分钟，隔日 1 次，20 次为 1 疗程。

(4)穴位注射法：①曲池、三阴交、太冲；②天柱、内关、足三里；③天容、通里、太溪。

方法：选 1 组处方，用维生素 B_{12} 注射液，每穴注入 0.5～1 毫升药液，隔日 1 次，15 次为 1 疗程。

(三十四)共济失调

本病分感觉性共济失调和小脑性共济失调两种，均表现为运动障碍，协调动作失灵。前者由于脊神经后根、脊髓后柱等处发生病变，如某些遗传性共济失调等。张眼时可以纠正活动的失调，一旦闭目更为明显。后者的特点是共济失调、肌张力低和眼球震颤，张眼时也不能纠正共济失调。

祖国医学根据本病临床表现，认为属于风动于上，阴亏于下，上盛下虚，可致风邪捐动，火气亢浮，出现步履不正，行走飘忽，头目眩晕。肝阴不足，可致视力模糊。属中医的"中风"、"眩晕"等范畴。

1. 治法

平肝育阴，通经活络。

2. 处方

(1)毫针法：①百会、率谷、风池、阳陵泉；②四神聪、头维、天柱、太冲、太溪；③印堂、头临泣、完骨、合谷、三阴交、太溪；④心俞、膈俞、肝俞、脾俞、肾俞、承山、申脉；⑤神庭、瞳子髎、率谷、曲池、后溪、足三里、三阴交、太冲。

方法：选 1 组处方，留针 30 分钟，每日或隔日 1 次，30 次为 1 疗程。

(2)头针法：①额中线、颞后线；②枕上正中线、枕下旁线；③颞后线、枕上旁线。

方法：选 1 组处方，单独应用，亦可配合毫针法应用，隔日 1 次，20 次为 1 疗程。

(三十五)脊髓空洞症

本病是一种缓慢进展的脊髓退行性病变。其病理特征为髓内有胶质增生与空洞形成。

临床主要症状是受损节段的分离性感觉障碍，下运动元病变及营养障碍。本病多发于青壮年人，以颈、胸段脊髓空洞为多见，因而上肢出现单侧或双侧的温觉、痛觉消失、而轻触觉，振动觉和位置觉仍存在，同时手部肌肉进行性无力和萎缩，可逐渐加重扩大至上肢肌和肩带肌；腰骶段脊髓空洞相当少见，临床以下肢、足部、会阴部及生殖器的痛觉及温觉消失，伴有下肢及足部肌肉萎缩。本病进展缓慢，目前无特效疗法。

祖国医学认为，脾虚血亏或肝肾不足而致精血不能输注百脉，筋脉失去濡养，发为痿证。属中医"痿证"的范畴。

1. 治法

健脾益气，滋补肝肾。

2. 处方

(1) 毫针法：①肩髃、曲池、外关、三间、足三里；②天柱、大椎、夹脊、委中、承山、昆仑；③百会、太阳、膻中、中脘、天枢、梁丘、三阴交；④肩髎、手三里、支沟、合谷、上巨虚、阳陵泉；⑤风池、天柱、大椎、身柱、风门、心俞、膏肓、肝俞、肾俞、志室；⑥膻中、中脘、气海、天枢、曲池、合谷、足三里、阴陵、三阴交。

方法：选1~2组处方，每隔日1次，留针30~40分钟，30次为1疗程，休息1周进行第2疗程。每年春分、秋分或夏至、冬至坚持进行治疗1~2个疗程。

(2) 皮肤针法：①肩髃至曲池、尺泽至太渊、足三里至解溪、阴陵泉至三阴交；②曲池至合谷、曲泽至大陵、阳陵泉至悬钟；③大椎至至阳、夹脊、膏肓至志室、风门至肾俞、足三里至解溪、曲池至合谷。

方法：3组处方交替应用，每日或隔日1次，用梅花针叩刺50~60次，中等刺激，以局部皮肤红润为宜，20次为1疗程。

(3) 穴位注射法：①肩髃、足三里；②曲池、阳陵泉；③心俞、肝俞、肾俞。

方法：选1组处方，用维生素B_{12}注射液，每穴注入1毫升药液，隔日1次，15~20次为1疗程。

(三十六) 发作性睡病

发作性睡病是一种原因不明的睡眠障碍，其主要表现为阵发性难以自我控制的睡眠，每次持续数分钟至数小时，可一日数次。多数病人伴有一种或数种其他症状，包括猝倒症、睡瘫症和入睡幻觉等。发病年龄一般在儿童期至成人期，以10~20岁最多见，男女发病率相同。祖国医学称为"多寐"、"嗜卧"。

1. 治法

益气醒神。

2. 处方

毫针法：①印堂、太阳、内关；②百会、丝竹空、天柱；③合谷、太冲；④水沟、劳宫、后溪；⑤劳宫、涌泉、三阴交。

方法：选1~2组处方，留针60分钟，每10分钟施捻转手法1次，每日1次，10次为1疗程。

(三十七) 糖尿病

凡是空腹血糖增高者，超过6.1mmol/L即可诊断为"糖尿病"。是由于体内胰岛素分泌的相对不足或绝对不足而引发的代谢紊乱性疾病，近年我国糖尿病随着生活水平的提高而增多，尤其无症状糖尿病较多。很多病人既没有口渴、多尿及饥饿症状，亦无消瘦等症状。据国外医学报告，在发展中国家约有4/5的糖尿病患者不知道自己患有糖尿病，迟至已产生了心、脑、眼、肾、神经系统的并发症后，才明确诊断，我国某省一项全省糖尿病防治普查结果显示，毫无症状的糖尿病人占糖尿病患者总数的52.84%。

糖尿病是一种严重影响人类健康的疾病。据最新的学术资料估计，在今后的10年内全世界的糖尿病发病人数将增加一倍，而在亚洲和非洲，糖尿病的病人将增加3倍，在中国将增加4倍。这种病将导致心、脑、肾脏并发症、眼盲、肢体坏疽等。

近年研究本病不仅有家族史，且与基因有着密切关系。

祖国医学认为心火偏亢，消烁肺阴发为上消，脾胃积热，化燥伤津而消渴善饥发为中消，阴虚燥热而致下消。属于"消渴"的范畴.

1. 治法

滋阴益气，润燥生津。

2. 处方

(1)毫针法：①承浆、关冲、然谷、太溪、中脘、天枢、太白；②金津、玉液、曲池、劳宫、商丘、照海、隐白；③肺俞、心俞、胃俞、胰俞、脾俞、肾俞、小肠俞、阳池、三阴交；④胰俞、肺俞、心俞、内关、通里、合谷；⑤胰俞、肝俞、胃俞、脾俞、三阴交、足三里、内庭；⑥胰俞、肾俞、膀胱俞、委阳、阳池、太溪、行间。

方法：选2组处方，交替应用，每日或隔日1次，留针30～40分钟，每10分钟行针1次。15～20次为1疗程。

(2)耳针治：①胰、肾、三焦、内分泌；②神门、心、肝、脾。

方法：2组处方，交替应用，隔日1次，留针20～30分钟，15次为1疗程。

(3)穴位注射法：①肺俞、胰俞、孔最；②胃俞、胰俞、足三里；③肾俞、胰俞、三阴交。

方法：3组处方，交替应用，每只1次，用维生素B_{12}注射液，每穴注入0.5毫升药液，20次为1疗程。

(4)皮肤针法：①肺俞至肾俞、尺泽至太渊、阴陵泉至三阴交；②身柱至至阳、曲池至阳溪、足三里至解溪；③夹脊(胸3～10)、阳陵泉至悬钟、曲泽至大陵。

方法：3组处方，交替应用，用梅花针叩刺30～50次，隔日1次，15～20次为1疗程。

(三十八)老年性和早老性痴呆症

本病是一组慢性进行性精神衰退性疾病。病理改变以大脑的萎缩和变性为主。因而又称为"脑萎缩"。凡是60岁以上者称为老年痴呆症，而在中年或老年前期发生的称为早老痴呆。本病原因尚未完全明确，从临床研究证明与代谢障碍、内分泌减退、衰老，机体解毒功能减弱，反复发作的脑中风等有密切关系。

该病起病缓慢，发病日期难以确定，呈进行性加重，其临床表现与脑萎缩或反复脑梗塞的部位及程度有关。主要症状为记忆力减退，性格主观任性，固执自私，对家人淡漠、急躁、易怒、多疑。神情呆滞，反应迟钝，行走不稳，遇事善忘，理解多误，计算力差，定向力障碍。有时伴有头晕目眩，语言不畅，手足震颤，重者二便失禁，生活不能自理等；现代检查，CT或核磁共振表现为脑室扩大，脑沟增宽，脑回变平，蛛网膜下腔增宽或出现软化灶。也可发生于丘肺、基底节、小脑及中脑黑质。

祖国医学认为脑为髓海，脑是依赖肾精充养。年老体衰之人肾精亏损，髓海不得充养，瘀血痰浊阻遏清阳，上蒙头窍；如遇中风，风火痰瘀痹阻脑络，致神明失养。

1. 治法

通经豁痰，醒神开窍。

2. 处方

(1)毫针法：①水沟、太阳、内关、三阴交；②印堂、率谷、风池、间使、太溪、太冲；③百会、四神聪、天柱、曲池、外关、血海、复溜、照海；④大椎、身柱、心俞、膈俞、肝俞、肾俞、次髎、风市、阳陵泉、承山、申脉。

方法：选2组处方，交替应用，留针40～60分钟，每10分钟行针1次，每日或隔日1次，15～20次为1疗程。

(2)穴位注射法：①风池、三阴交；②天柱、足三里；③曲池、太溪；④内关、血海；⑤肝俞、肾俞；⑥承山、悬钟。

方法：选2组处方，交替应用，用维生素B_{12}注射液，每穴注入0.5毫升药液，隔日1次，15～20次为1疗程。

(3)舌针法：①心穴、肝穴、肾穴；②舌柱、海泉、金津、玉液。

方法：2组处方，交替应用，毫针点刺，每穴0.5寸深，少量出血。每日1次，10次为1疗程。

(4)头针法：①顶中线、颞前线、顶旁线；②额中线、颞后线、顶旁2线。

方法：2组处方，交替应用，留针30分钟，每10分钟行针1次。每日或隔日1次，10次为1疗程。

(三十九)痉挛性斜颈

痉挛性斜颈是指颈肌痉挛性或强直性收缩，引起头向一侧扭转或痉挛性倾斜。其原因目前认为系锥体外系器质性疾患，少数可为精神因素或局部刺激所引起。本病可发生于任何年龄，但以成人最多见。每因精神紧张或情绪激动而加重，口重夜轻，睡眠时正常。

本病属祖国医学的"痉证"范畴。

1. 治法

通经安神。

2. 处方

(1)毫针法：①百会、天柱、完骨、合谷；②四神聪、风池、翳风、支沟；③率谷、头维、天柱、大椎、后溪；④上星、天容、扶突、风池、完骨、外关、三间；⑤神庭、印堂、翳风、天柱、风府、大椎一、曲池、后溪；⑥百会、风府、大椎、肩井、天宗、风门、心俞、膏肓、三阴交、太冲。

方法：选1组处方，留针30～60分钟，每日1次，20次为1疗程。

(2)舌针法：①心、海泉、肾；②脾、肝、金津、玉液。

方法：选1组处方，用毫针法点刺0.3～0.5寸深即可，每隔口1次，单独针刺或配合毫针法均可.

(3)穴位注射法：①天柱、后溪；②风池、曲池；③完骨、支沟；④天容、外关。

方法：选1组处方，隔日1次，用注射用水或维生素B_1、B_{12}注射液，每穴注入1毫升药液，15 次为 1 疗程。

(四十) 不宁腿综合征

本病又称不安腿综合征或艾克包姆氏综合征。病因尚未明确，目前认为与糖尿病、脑血管病、脑动脉硬化症、贫血等疾病有一定关系，在人群中约有 5% 的发病率。临床症状，主要是小腿及足部深处在黄昏和夜晚休息时出现难以忍受和令人烦心的沉重，酸懒、胀麻、紧箍、烧灼感。多在傍晚休息或上床准备睡觉时发作，起床下地活动后渐渐好转。如果停止活动上述症状又立即出现，迫使病人在室内不停的行走或用拳头打小腿部以减轻腿和足部的症状。该病多发生在老年人群中，男女均可患病。

祖国医学认为，年老气虚，不能催血运行，致使下肢经脉，经筋失于濡养，故而发病。属"痹证"的范畴。

1. 治法

活血化瘀，通经活络。

2. 处方

(1) 毫针法：①次髎、居髎、风市、悬钟、昆仑；②肾俞、志室、承扶、阳陵泉、申脉；③环跳、足三里、下巨虚、内庭；④血海、阴陵泉、地机、三阴交、太溪；⑤梁丘、上巨虚、光明、丘墟、照海、太冲；⑥百会、印堂、膻中、气海、血海、足三里、三阴交。

方法：选 1 组处方，每日 1 次，留针 30～40 分钟，10 次为 1 疗程。

(2) 耳针法：①神门、心、内分泌；②脾、肾、脑。

方法：2 组处方交替应用，每隔日 1 次，用王不留行药籽压穴，可配合毫针或穴位注射法同用。

(3) 穴位注射法：①风市、三阴交；②阳陵泉、地机；③足三里、太溪；④血海、悬钟。

方法：选 1 组处方，隔日 1 次，用维生素 B_{12} 或川芎嗪注射液，每穴注入 1 毫升药液，10 次为 1 疗程。

(四十一) 面肌痉挛

面肌痉挛是一种以中老年妇女为多见的常见病。表现为半侧面部肌肉呈阵发性不规则不自主的抽搐。通常多见于眼睑、口角或颊部，精神紧张、过度疲劳时加重，入睡后停止。有原发性和继发性两种，原发性面肌痉挛其病因不明，而继发性多有其他疾病史，如面神经炎后遗症、脑炎、脑血管疾病、脊髓空洞症等疾病。

本病属祖国医学"眼睑瞤动"症。

1. 治法

安神止痉。

2. 处方

(1) 毫针法：①攒竹、阳白、颧髎、合谷；②丝竹空、太阳、下关、地仓、外关、三间；③瞳子髎、风池、曲沟、支沟；③四白、迎香、地仓、后溪；⑤印堂、瞳子髎、颧髎、颊车、翳风、外关、三间。

方法：选 1 组处方，每日 1 次，留针 40～60 分钟，20 次为 1 疗程。

(2) 穴位注射法：①翳风、曲池；②下关、外关；③颧髎、手三里。

方法：选 1 组处方，用利多卡因 1 毫升与注射用水 3 毫升混合后，每穴注入 1 毫升药液，隔日 1 次，10 次为 1 疗程。

(四十二)阳痿

阳痿即阳事不举，或临房举而不坚。阳痿有神经系统器质性病变，如肿瘤、损伤、炎症等引起的神经功能紊乱而影响，也有些为大脑皮层加强勃起的抑制所影响，是神经衰弱的一种表现，患者可能会兼有头昏眼花、乏力、失眠等合并症。

祖国医学认为本病与命门火衰、心脾受损、恐惧伤肾、湿热下注有关。属中医"阳痿"范畴。《灵枢》称为"阴痿"。

本病为世界卫生组织(WHO)于 1996 年 11 月在意大利米兰会议通过的 64 种针灸适应症之一。

1. 治法

补脾益肾、宁心安神。

2. 处方

(1)毫针法：①天柱、心俞、脾俞、肾俞；②百会、膻中、气海、血海、三阴交；②中极、归来、足三里、太溪；④次髎、膀胱俞、承山、三阴交；(5)关元、大赫、足三里、三阴交、太溪。

方法：选 1 组处方，或选 2 组处方交替应用，每日或隔日 1 次，留针 30～40 分钟，10 次为 1 疗程。

(2)穴位注射法：①心俞、肾俞、志室；②中极、三阴交；④大赫、足三里；④次髎、太溪。

方法：选 1 组处方，每隔日 1 次，用维生素 B_1 或 B_{12} 注射液，每穴注入 1 毫升药液，15 次为 1 疗程。

(3)耳针法：①心、肾、精宫；②脑、脾、内分泌。

方法：处方①②交替使用，中等刺激，15 次为 1 疗程。也可针刺 1 侧，用药籽贴敷另 1 侧。

(四十三)尿潴留

尿潴留又称尿闭，是指膀胱内大量尿液不能随意排出的一种常见症状。以排尿困难、少腹胀满，甚至小便闭塞不通为主症。尿潴留分为阻塞性和非阻塞性两类。前者常因尿道梗阻、包茎、前列腺肥大、膀胱颈部狭窄、膀胱肿瘤或结石等引起；后者多因大脑及脊髓受伤，或因产后以及下腹部、会阴部、肛门等处手术后引起。

祖国医学根据本病的临床表现，归之于"癃闭"范畴。早在《素问·宣明五气篇》就载有"膀胱不利为癃。"《灵枢本输》载："实则闭癃，虚则遗溺，遗溺则补之，闭癃则泻之。"中医对非阻塞性尿潴留认为属于膀胱气化失常所致，多由肾气不足，膀胱气化无权；湿热下注，气机阻滞，外伤膀胱，气化受损所致。本病为世界卫生组织(WHO)于 1996 年 11 月在意大利米兰会议通过的 64 种针灸适应症之一。

1. 治法

补肾益气，通调水道。

2. 处方

(1)毫针法：①关元、水道、三阴交；②中极、归来、太溪；③大赫、曲骨、足三里、阴陵泉；④次髎、膀胱俞、白环俞、太溪；⑤中极、大赫、足三里、三阴交、太冲、然谷。

方法：选 1 组处方，每日 1~2 次，留针 30~40 分钟。

(2) 耳针法：处方：尿道，肾，膀胱。

方法：强刺激，每天 1~2 次。

(3) 穴位注射法：①阴陵泉、太溪；②足三里、三阴交；③次髎、膀胱俞。

方法：选 1 组处方，用维生素 B_1 或注射用水，每穴注入 1 毫升药液，每日 1~2 次。

(四十四) 尿失禁

尿失禁是一种常见的症状，病人不能控制排尿，致使尿液淋漓不尽或不自主的外溢。临证见有小便失禁和睡中遗尿两种，前者多见于老人，后者多见于未成年人。本病的发病原理有器质性与习惯性两类。器质性中又有多种因素，如泌尿生殖系畸形、隐性脊柱裂、大脑发育不全等先天性疾病；泌尿系感染、寄生虫病、脊柱或颅脑受伤、发育营养不良等原因，均可能导致大脑的功能紊乱或脊髓的反射弧失常或因局部性刺激，而发生本病。或因自幼尿床，不加纠正，日久成为习惯而致病。老年人因糖尿病或中风后遗症，脑动脉硬化症，脑萎缩等也可并发本病。本病为世界卫生组织(WHO)于 1996 年 11 月在意大利米兰会议通过的 64 种针灸适应症之一。

1. 处方

(1) 毫针法：①水沟、印堂、水道、三阴交；②次髎、秩边、承山、委阳；③中极、足三里、阴陵泉、太溪；④关元、归来、血海、三阴交、太冲；⑤气海、大赫、太溪、然谷；⑥大肠俞、肾俞、志室、上髎、中髎、三阴交。

方法：选用 1~2 组处方，留针 30 分钟，每日 1 次，10 次为 1 疗程。

(2) 穴位注射法：①水道、三阴交；②次髎、足三里；③归来、太溪；④气海、中极、阴陵泉。

方法：选 1 组处方，用维生素 B_{12} 或注射用水，每穴注入 1 毫升药液，隔日 1 次，10 次为 1 疗程。

(四十五) 阴茎异常勃起

阴茎持续性勃起称为阴茎异常勃起。此症多由功能性病变引起，往往发生于性交过频所致，亦有因久病如肺结核或中毒痢疾病后体虚而出现的性神经功能紊乱。

祖国医学称之为"阳强"、"强中"，亦有文献记载称其为"茎纵"。《灵枢·经筋》篇所说："足厥阳之筋病，……伤于热则纵挺不收"就是描述"阴茎异常勃起"之症。祖国医学认为此症的主要病机是肝经湿热，相火偏亢。

1. 治法

平肝益气，宁心安神。

2. 处方

(1) 毫针法：①蠡沟、太溪、太冲；②中极、归来、足三里；③关元、太赫、三阴交；④气海、水道、阴陵泉；⑤肝俞、脾俞、肾俞、志室、承筋；⑥百会、水沟、膻中、足三里、三阴交、然谷。

方法：选 1 组处方，每日 1 次，留针 60 分钟，每 10 分钟施用提插或呼吸泻法 1 次，10 次为 1 疗程。

(2) 耳针法：①神门、心、内分泌；②脑、脾、肾。

方法：选 1 组处方或 2 组处方交替应用，针刺留针 20 分钟，或用药籽压穴，每日 1

次，10 次为 1 疗程。

(3) 穴位注射法：①三阴交、太冲；②足三里、太溪；③次髎、肾俞。

方法：选 1 组处方，每穴用维生素 B_1 或 B_{12} 注射液注入 1 毫升药液，每日 1 次，10 次为 1 疗程。

二、外科病症

(一) 血栓性深静脉炎

本病常发生在下肢的深静脉，因栓子阻塞而致静脉血流不畅而发生的疾病。病人常有手术、外伤或中风后久卧床等病史，发病急，患肢疼痛、肿胀、肤温升高，皮肤颜色可为暗红色。如患部在髂股深静脉者，自臀部以下整个下肢疼痛、肿胀，大腿部明显压痛，或有腿足部浅静脉曲张；病在小腿深静脉者，腓肠肌压痛，或下肢抬高伸直勾脚时，疼痛更为明显。

祖国医学认为经络闭阻不通而致，属"痹证"、"热痹"范畴。

1. 治法

通经活络，活血止痛。

2. 处方

(1) 毫针法：①髀关、风市、阳陵泉、悬钟、申脉；②血海、地机、三阴交、公孙、行间；③次髎、白环俞、居髎、承山、太溪、复溜、然谷；④伏兔、足三里、丰隆、阴陵泉、中封、太冲。

方法：选 2 组处方，交替应用；留针 30～40 分钟，每 10 分钟行针 1 次，每日 1 次，10 次为 1 疗程。

(2) 穴位注射法：①髀关、血海；②足三里、地机；③风市、三阴交；④伏兔、悬钟；⑤阳陵泉、太溪；⑥阴陵泉、丰隆。

方法：依据患病部位选 2 组处方，交替应用，用川芎嗪注射液，每穴注入 0.5～1 毫升药液，每日 1 次，10 次为 1 疗程。

(二) 胆道蛔虫症

胆道蛔虫症是因蛔虫钻进胆道而导致的急腹症，多见于青少年及儿童。症见突发腹中剧痛，按之有块，或脘部剧痛，甚至出现肢冷而厥，或右腹疼痛拒按，右腿屈不能伸，或右胁剧痛等，其痛有钻、顶、撕裂样感觉，常伴有恶心、呕吐。

祖国医学依据其临床症状，属"厥证"范畴的"蛔厥"。

1. 治法

通经止痛。

2. 处方

(1) 毫针法：①迎香透四白、阳陵泉；②日月、中脘、胆囊穴；③章门、日月、天枢、足三里、阳陵泉；④迎香、合谷、曲池、足三里。

方法：选 1 组处方，留针 40 分钟，每 10 分钟施捻转或提插泻法 1 次，每日 1～2 次。

(2) 穴位注射法：①中脘、胆囊穴；②曲池、阳陵泉；③胆俞、足三里。

方法：选 1 组处方，用维生素 B_1 或 B_{12} 注射液，每穴注入 1 毫升药液，每日 1～2 次。

(三) 单纯性阑尾炎

阑尾炎有急性和慢性两种。阑尾由于腔细小，又是盲管，所以腔内粪便容易滞留而成梗阻，并由于阑动脉为终末动脉，一旦血供应有障碍时，容易坏死穿孔。慢性阑尾炎为急性期经非手术治疗而又未治愈，并反复发作，即转变为慢性阑尾炎。

本病相当于中医"肠痈"范畴，多因湿热积滞肠腑，气血瘀阻昕致。

1. 治法

通经利肠。

2. 处方

(1)毫针法：①阑尾穴、足三里、内关；②天枢、大横、足三里、上巨虚；③曲池、合谷、阑尾穴、内庭；④足三里、上巨虚、下巨虚；⑤大肠俞、次髎、承山、上巨虚。

方法：选 1～2 组处方，留针 30～40 分钟，急性者每日 2～3 次，慢性者每日 1 次，直至症状消失。

(2)耳针法：处方：阑尾，交感，神门(均双侧，针刺)。

方法：强刺激，每天 1～2 次，留针 1～2 小时，也可针刺 1 侧，用药籽贴敷另 1 侧，频频按压，以痛为佳。

(3)穴位注射法：①阑尾穴、天枢；②上巨虚、大横；③次髎、大肠俞。

方法：选 1 组处方，用双黄连注射液，每穴注入 1～2 毫升药液，急性者每日 1～2 次；慢性者每日或隔日 1 次即可。

(四)肾绞痛、泌尿道结石

肾绞痛多由小结石向下移动引起肾盂、输尿管痉挛所致。结石由尿内的结晶与胶体物质混合而成，多发于一侧；以男性为多见。其形成因素常与感染、尿液郁结及新陈代谢紊乱等有关。泌尿系结石包括肾、输尿等、膀胱、尿道结石。发作时以剧烈绞痛开始，以腰痛、下腹痛为主，疼痛由腰向下腹、外阴部放散，痛苦难言，并伴有尿频、尿痛、淋漓不断、血尿等。

祖国医学认为湿热蕴积于下焦，尿液受其煎熬，日积月累，尿中杂质结为砂石淤阻膀胱，排泄失畅，气机滞塞不通所致。本病属于"淋证"的"石淋"范畴。

本病为世界卫生组织(WHO)于 1996 年 11 月在意大利米兰会议通过的 64 种针灸适应症之一。

1. 治法

通经止痛。

2. 处方

(1)毫针法：①京门、大横、太溪、然谷；②肾俞、志室、次髎、承山、涌泉；③关元、天枢、足三里、三阴交、太冲；④肾俞、大肠俞、次髎、血海、太冲、然谷；⑤脾俞、胃俞、肾俞、志室、中髎、秩边、居髎、承山、昆仑、申脉。

方法：选 1～2 组处方，留针 30 分钟，每日 1～2 次，10 次为 1 疗程。

(2)舌针法：肾、膀胱、心、胆。

方法：用毫针点刺 0.3～0.5 寸，每日 1～2 次，10 次为 1 疗程。

(3)穴位注射法：①次髎、承山；②足三里、太溪；③肾俞、三阴交。

方法：选 1～2 组处方，交替应用，用维生索 B_1 或 B_{12} 注射液，每穴 1 毫升药液，每日 1 次，10 次为 1 疗程。

(4)耳针法：神门、肾、内分泌。

方法：每日1次，留针20~30分钟，10次为1疗程。可配合毫针法或穴位注射法同用。

(五)颈椎病

颈椎病为骨外科常见病，多因颈椎骨、椎间盘及其周围纤维结构的损害致使颈椎间隙变窄，压迫神经、血管、脊髓引起的一组症状。多表现为头、颈、臂、手指麻木，严重者有肌肉萎缩，甚至伴有头晕、头痛等全身症状。

本病早期属中医"痹证"范畴，而晚期出现肌肉萎缩则属"萎证"的范畴。

本病为世界卫生组织(WHO)1996年11月在意大利米兰会议通过的64种针灸适应症之一。

1. 治法

活血化瘀，通经活络。

2. 处方

(1)毫针法：①风池、大椎、外关；②天柱、定喘、肩髃、中渚；③崇骨、大椎、定喘、支沟；④大椎、陶道、定喘、后溪；⑤颈夹脊、完骨、曲池、中渚；⑥大椎、陶道、肩外俞、手三里、外关。

方法：选1~2组处方，交替应用，留针30~40分钟，每日或隔日1次，20次为1疗程。

(2)耳针法：①神门、肩、肾；②颈、脑、内分泌。

方法：2组处方交替应用，每隔日1次，留针20分钟，或用药籽压穴，10次为1疗程。

(3)穴位注射法：①大椎、肩髃；②陶道、支沟；③定喘、外关；④颈夹脊、曲池。

方法：选2组处方，交替应用，将利多卡因注射液1毫升与地塞米松注射液(5毫克)1毫升，注射用水1毫升混合后，每穴注入0.5毫升药液，每隔日1次，10次为1疗程。

(六)颈肩痛

颈肩部疼痛是临床上常见的症状。颈肩部骨折、脱位、炎症、肿瘤、神经和血管等疾患均可引起颈肩部疼痛。临床上以急性软组织损防、慢性软组织劳损、颈椎病等颈部疾病引起的颈肩痛最为常见。患者可有外伤或受风着凉史。颈项部疼痛，可向肩背部放散，颈肌僵硬或痉挛，颈部活动时患处有牵扯感或不适。局部往往有明显的压痛。

祖国医学认为气血不足时，感受风、寒、湿邪或过度劳累后致经络闭阻不通而致病，属于"痹证"范畴。

本病为世界卫生组织(WHO)于1996年11月在意大利米兰会议通过的64种针灸适应症之一。

1. 治法

通经止痛。

2. 处方

(1)毫针法：①大椎、肩井、肩髎；②陶道、巨骨、肩贞；③天柱、肩髃、外关；④崇骨、肩外俞、天宗、支沟；⑤大椎、夹脊(胸1~3)、风门、手三里、后溪；⑥风池、风门、肺俞、阿是、曲池。

方法：选1~2组处方，留针30~40分钟，每日或隔日1次，10次为1疗程。

(2)穴位注射法：①肩髃、天宗；②肩髎、支沟；③风门、肩贞。

方法：选 1 组处方，或 3 组处方交替应用均可，用维生素 B_1 或 B_{12} 注射液，每穴注入 1 毫升药液，隔日 1 次，15 次为 1 疗程。

(七)肩背痛

肩背痛是指肩关节及其周围肌肉组织疼痛，并连及肩胛的症状。患者自觉肩背部酸痛不舒，肩部用力及上肢活动时疼痛加剧。肩胛骨内缘、肩胛内缘、肩胛区处常有明显的压痛点。有时可触及硬结或条索状物。

祖国医学认为，汗后、劳损后风寒湿邪乘虚而侵入人体经筋而致闭阻不通，属"痹证"范畴。

本病为世界卫生组织(WHO)于 1996 年 11 月在意大利米兰会议通过的 64 种针灸适应症之一。

1.治法

通经止痛。

2.处方

(1)毫针法：①身柱、风门、天宗、委中；②灵台、心俞、肩髃、承山；③大椎、肩外俞、肩髎、曲池、后溪；④肩髃、天宗、手三里、外关；⑤肩贞、天宗、肩外俞、膈俞、肝俞、承筋、阳陵泉；⑥风门、肺俞、心俞、膈俞、委中、昆仑、申脉；⑦夹脊(胸 3～8)、肩髎、阳陵泉、悬钟。

方法：依据疼痛的部位辨经选 1 组处方，每日或隔日 1 次，留针 30 分钟，亦可选 2 组处方交替应用。10 次为 1 疗程。

(2)皮肤针法：①大椎至至阳、夹脊(胸 3～8)、肩髃至曲池；②风门至膈俞、委中至承山、曲池至阳溪；③夹脊(胸 3～10)、心俞至脾俞、阳陵泉至悬钟。

方法：选 1 组处方，用梅花针重刺 60～100 次，隔日 1 次， 10 次为 1 疗程。

(3)穴位注射法：①肩髎、曲池；②肩髃、手三里；③肩贞、承山；④天宗、阳陵泉。

方法：选 1 组处方，用利多卡因注射液 1 毫升与地塞米松注射液(5 毫克)1 毫升，注射用水 1 毫升混合后，每穴注入 0.5～0.8 毫升药液，隔日 1 次；10 次为 1 疗程。

(八)梨状肌综合征

梨状肌综合征是指因梨状肌充血、水肿、痉挛、肥厚等刺激或压迫坐骨神经而引起的综合征。多有外伤史，以臀部疼痛和坐骨神经痛为主要症状，腰部无明显痛，活动正常。在梨状肌处有明显压痛和放射痛，梨状肌痉挛、肿胀或肥厚，可触及条索状物，沿坐骨神经可有压痛，直腿抬高试验阳性。

本病属祖国医学的"痹证"、"腰腿痛"范畴。

1.治法

通经止痛。

2.处方

(1)毫针法：①居髎、风市、足三里；②环跳、阳陵泉、昆仑；③次髎、阿是、委中；④秩边、中髎、承山。

方法：选 1 组处方，留针 30～40 分钟，每日 1 次，10 次为 1 疗程。

(2)艾灸法：①阿是、足三里；②居髎、风市；③环跳、阳陵泉。

方法：选 1 组处方，或 3 组处方交替应用，每日或隔日艾条灸，每穴 5～10 分钟，艾炷灸 7～9 壮。10 次为 1 疗程。

(3)穴位注射法：①居髎、阳陵泉；②阿是、风市。

方法：2 组处方交替应用，用维生素 B_1 注射液，每穴注入 2 毫升，隔日 1 次，10 次为 1 疗程。

(九)腰椎后关节紊乱症

腰椎后关节紊乱症是腰椎后关节滑膜嵌顿、腰椎后关节错缝、腰椎后关节炎的统称，为临床最常见的引起腰痛的病因之一。患者有腰扭伤史或着凉史，腰痛以下部为主或单(双)侧腰肌酸痛，甚至向臀部、大腿或骶尾部放射痛，一般无腰腿串痛。卧床翻身时疼痛加剧，尤以晨起明显。无神经根刺激症状。X 线检查无明显阳性发现。

祖国医学认为，正气虚损，风、寒、湿、邪或劳损过度，致使经筋气血不能濡养而发病，属"痹证"、"腰痛"的范畴。

1.治法

通经止痛。

2.处方

(1)毫针法：①百会、大肠俞、肾俞、志室、委中、昆仑；②后顶、次髎、居髎、风市、承筋；③风府、身柱、命门、肾俞、上髎、承山；④天枢、气海、血海、三阴交、太溪；⑤阿是、夹脊(腰 1～5)、委阳、阳陵泉、悬钟。

方法：选 1 组处方，每日或隔日 1 次，留针 30 分钟，10 次为 1 疗程。

(2)穴位注射法：①次髎、承山；②大肠俞、委中；③阿是、阳陵泉。

方法：选 1 组处方或 3 组处方交替应用，用利多卡因 1 毫升，地塞米松(5 毫克)1 毫升与注射用水 2 毫升混合，每穴注入 1 毫升药液，隔日 1 次，6 次为 1 疗程。

(十)腰椎小关节紊乱综合征

腰椎小关节紊乱综合征是因为关节退变不光滑、肌肉疲劳及腰部运动突然发生不协调导致腰椎小关节嵌顿，产生突发性的腰痛。极少数患者出现下肢放射痛。中老年肥胖体质者易患本病，除急性发作外，亦有反复发作，以腰部疼痛，多为单侧，也有双侧同时出现，弯腰时加重。

祖国医学认为，年老后气血虚衰，风、寒、湿、邪或过劳而致，属于"痹证"、"腰痛"的范畴。

1.治法

补肾益气，通经活络。

2.处方

(1)毫针法：①肾俞、志室、承山；②脾俞、大肠俞、承筋；③次髎、志室、阳陵泉、悬钟；④命门、腰阳关、上髎、风市、昆仑；⑤阿是、夹脊(腰 1～5)、阳陵泉、三阴交、太溪。

方法：选 1 组处方，每日或隔日 1 次，留针 30～40 分钟，10 次为 1 疗程。

(2)艾灸法：①命门、腰阳关、肾俞；②志室、次髎；③肾俞、大肠俞、神阙；④夹脊(腰 2～4)、志室、阳陵泉。

方法：选 1～2 组处方，每隔日 1 次，艾条灸 5～10 分钟或艾炷灸 5～7 壮，以局部皮肤红润为宜。10 次为 1 疗程。

(3)穴位注射法：①夹脊(腰 2～4)、承山；②大肠俞、阳陵泉；③次髎、承筋；④命门、腰阳关、委中。

方法：选 1 组处方，每隔日 1 次，用维生素 B_1 或 B_{12} 注射液，每穴注入 1 毫升药液，10 次为 1 疗程。

(十一)腱鞘囊肿

腱鞘囊肿是指关节囊或腱鞘附近某些组织的黏液变性所形成的囊肿，有单房性和多房性之分。本病发生与各种急、慢性外伤史有密切关系。症见囊肿部隆起，有时伴有酸痛、乏力，多见于腕关节背面、足背、膝的内外侧，腘窝内亦可发生，触诊呈核状，可稍有滑动，当囊肿内充满液体致张力增大时，则显得坚硬。

1. 治法

通经活络。

2. 处方

(1)毫针法：①阿是穴(肿块局部)、合谷；②阿是穴(肿块局部)、曲池；③阿是穴(肿块局部)、手三里。

方法：选 1 组处方，阿是穴的操作为在囊肿局部皮肤以 75%酒精常规消毒，在囊肿四周扎 3～4 针，针尖要针透囊肿壁斜向囊肿基部，囊肿正中部加扎 1 针至基部，用强刺手法，然后用 G6805 晶体管治疗仪，将导线夹在毫针柄上，调节旋钮通电 10～15 分钟，用断续波电流量以病人能耐受为度。出针后，用酒精棉球加压按摩 2～3 分钟。每隔日 1 次。

(2)三棱针法：①阿是、足三里；②阿是、曲池。

方法：选 1 组处方，阿是穴(肿块局部取穴)。单房性在囊肿最高点垂直进针；多房性在每个结节状的最高点进针，用三棱针进针后，针尖向四周做旋转式深刺，勿用力过猛，出针后及时在针孔周围挤压，挤净内容物，加压包扎固定，每日 1 次或隔日 1 次。

三、皮肤科病症

(一)带状疱疹

带状疱疹是一种病毒性皮肤病，本病症为皮肤起红斑、水疱、皮疹累累如珠形，沿周围神经分布区排列呈带状，多数水疱簇集成群，伴有神经痛，好发于胸胁，亦见于头面及其他部位。本病骤然发病，多见于春秋季节，虽不受年龄限制，但近年以老年患病较多。一次罹患后，一般可获免疫。偶有在局部及胸胁的隐性带状疱疹，只有剧疼，日轻夜重，皮肤表面并无皮疹。过度疲劳，抵抗力下降每每是本病的诱因。

祖国医学认为本病多因肝胆火郁和脾胃湿热内蕴，又复感受火热时邪。肝火、湿热与时邪相互蕴蒸，浸淫肌肤，损伤脉络而发为疱疹。中医对本病称为"缠腰火丹"、"缠腰龙"、"蜘蛛疮"。

1. 治法

祛风利湿，和血止痛。

2. 处方

(1)毫针法：①曲池、外关、血海、委中、太冲；②肩髃、曲池、血海、阴陵泉、行间；③手三里、支沟、阴陵泉、地机、内庭；④血池、孔最、血海、地机、三阴交；⑤大椎、身柱、灵台、夹脊(胸 1～7)、脾俞、膈俞、心俞。

方法：选 1 组处方，每日 1 次，留针 40 分钟，10 次为 1 疗程。

(2)耳针法：神门、肺、脾、内分泌。

方法：每日 1 次，留针 20～30 分钟，10 次为 1 疗程。

(3)皮肤针法：①大椎至灵台、夹脊(胸 1～12)、曲池至合谷；②风门至膈俞、尺泽至太渊、阴陵泉至三阴交；③阿是穴(疱疹周围上、下、左、右)、支沟至阳池。

方法：选 1 组处方.用梅花针叩刺，重刺激，每目 1 次，叩刺 50～60 次。10 次为 1 疗程。

(二)疣

疣是病毒感染的皮肤病，多见于青少年，以手背、颜面、足背等处为多见，以寻常疣和扁平疣为多见，寻常疣俗称"瘊子"。祖国医学认为是血虚风燥，精气不荣所致。

1.治法

祛风和血。

2.处方

(1)毫针法：①阿是、曲池、合谷、②四白、颧髎、手三里、外关；③阿是、三阴交、行间。

方法：选 1 组处方，每日 1 次，留针 30 分钟，10 次为 1 疗程。

(2)穴位注射法：①曲池、外关；②足三里、三阴交。

方法：选 1 组处方，用双黄连注射液，每穴注入 1 毫升药液，隔日 1 次，10 次为 1 疗程。

3.皮肤针法：用梅花针轻轻叩打局部，以微出血为度，每日或隔日治疗 1 次，10 次为 1 疗程。

(三)真菌性皮肤病

真菌性皮肤病是皮肤科常见疾病，是由于真菌感染所致。分为头癣(祖国医学称为"秃疮")、手癣(属祖国医学"鹅掌风"范畴)、足癣(祖国医学中称"臭田螺"，俗称脚气)、甲癣(祖国医学称为"灰指甲"、"鹅爪风")、股癣(祖国医学称为"阴癣")、体癣(祖国医学称为"钱癣"、"圆癣")等。

1.治法

祛风和血，通经止痒。

2.处方

(1)毫针法：①风池、曲池、足三里；②百会、合谷、外关、八邪；③血海、三阴交、八风。

方法：依据病变选 1 组处方，每日 1 次，留针 30～40 分钟，10 次为 1 疗程。

(2)三棱针法：(1)阳白、太阳、印堂；(2)孔最、八邪；(3)向海、委中、八风。

方法：头癣选(1)组处方，手癣选(2)组处方，股癣、足癣选(3)组处方，均用三棱针放血，每隔日 1 次，10 次为 1 疗程。

(四)黄褐斑

黄褐斑是一种以面部发生黄褐斑片为特征的皮肤病。由于妊娠妇女及肝病患者常有黄褐斑，故又有妊娠斑、肝斑之称。因为黄褐斑的形状似蝴蝶，又名蝴蝶斑。本病好发于青壮年，女性多于男性。一般妊娠期黄褐斑可视为生理现象，半年至 1 年内不能自然消退者，可视为疾病。本病属于祖国医学中"黎黑斑"、"面黑皯"、"面黑皰"、"皯黯"等病的范畴。

1. 治法

活血化瘀，健脾血利湿。

2. 处方

(1)毫针法：①印堂、阳白、曲池、颧髎；②上星、太阳、颊车、合谷；③丝竹空、下关、血海、三阴交、足三里；④风池、大椎、风门、肺俞、心俞、肝俞、脾俞。。

方法：选1～2组处方，每日或隔日1次，留针30分钟，15次为1疗程。

(2)耳针法：①神门、面颊、内分泌；②心、肺、肝、脾、脑穴。

方法：2组处方，交替应用，隔日1次，毫针刺留30分钟。或用三棱针点刺上述穴位。20次为1疗程。

(3)穴位注射法：①风池、手三里；②天柱、曲池；③足三里、血海。

方法：选1组处方，用维生素B_{12}注射液，每穴注入1毫升药液，隔日1次，15次为1疗程。

(五)银屑病(牛皮癣)

银屑病是一种慢性、反复发作、以表皮细胞过度增生为特点的常见皮肤病，俗称"牛皮癣"。皮损为红色斑丘疹或斑块，其表面覆盖着多层发亮的银白色鳞屑，境界清楚，大多发生在四肢伸侧和头皮部位，自觉痒感，男女老少均可患病，且以青壮年为多见，男性多于女性，城市高于农村，北方高于南方。

近年研究认为，银屑病的病因病机与遗传因素、免疫机能异常、表皮生成障碍性疾病、病毒或链球菌感染，以及精神因素有关。近年来，由于皮肤免疫学的不断发展，有人认为银屑病的发病机理可能是有一种尚未明了的抗原，活化巨噬细胞和真皮肉细胞，导致产生γ-干扰素，后者结合在角朊细胞的受体，由此引起角朊细胞 HLA-DR 及 ICAMI 表达。角朊细胞可产生多种细胞因子，如白细胞介素-1、白细胞介素-3、白细胞介素-6、白细胞介素-8和TNF及各种集落刺激因子等，促进外周血液单核细胞和淋巴细胞的生长，引起一系列免疫反应。

祖国医学认为，本病成因不外乎与风、热、寒和血热、血燥、血瘀及肝肾不足等有关。本病属中医学"松皮癣"、"干癣"、"蛇虱"等范畴。

1. 治法

活血化瘀，通经止痛。

2. 处方

(1)毫针法：①风池、曲池、太渊、阴陵泉、太自；②天柱、风门、肺俞、膈俞、血海、三阴交；③百会、印堂、中脘、天枢、气海、足三里、太溪、太白、太冲。

(2)皮肤针法：①大椎至灵台、夹脊(胸1～12)、足三里至解溪、曲池至合谷；②风门至肾俞、膏肓至志室、肩髎至由池、尺泽至太渊；③中脘至神阙、天枢至归来、阳陵泉至悬钟、阴陵泉至三阴交。

方法：选1组处方，每日1次，用梅花针叩刺50～60次，隔日1次，15次为1疗程。

(3)穴位注射法：①曲池、血海、中脘；②手三里、三阴交、天枢；③尺泽、阴陵泉、足三里。

方法：选 1 组处方，用地塞米松(5 毫克)1 毫升，利多卡因 2 毫升与注射用水 2 毫升混合注入，每穴 0.8～1 毫升药液，隔 2 日 1 次，15 次为 1 疗程。

(六)湿疹

湿疹是常见的病因尚不清楚的可由多种诱因引发的变态反应性疾病。在有些专著中又被称为特殊性皮炎、异位性皮炎、遗传过敏性皮炎等。临床表现多种多样。炎症的情况可分为急性(红斑、丘疹、水疱、肿胀、渗出、糜烂、结痂等)、慢性(皮肤呈褐红色，浸润、肥厚、皲裂、鳞屑，或者苔藓样改变，脱屑性片块等)和亚急性三种，皮损往往呈对称性分布，有剧烈瘙痒，慢性病程，反复发作与难于治疗等特点。引起各类湿疹的因素可能与下列几种有关：①体质因素：与遗传基因有关，病人有形成 IgE 的素质，对体内外的致病因子的敏感性较常人为高，同时还易伴发与 IgE 有关的其他过敏性疾病，或家族中有这类病人的家族史等。②精神与神经因素：由于过度精神刺激，疲劳，可引起湿疹症状加重，尤其是慢性苔藓化湿疹、钱币状湿疹。植物神经功能紊乱，肢端发凉，常是手部湿疹的原因之一。③病灶感染：细菌、真菌与病毒物质的感染可使皮肤发生湿疹样改变；牙龈感染，或鼻窦炎、扁桃体炎、胆囊炎、膀胱炎，也可成为慢性湿疹的诱因。④消化系统功能障碍：胃肠功能失调可造成粘膜的分泌物吸收功能失常，使异体蛋白等过敏原进入体内而引发湿疹，同时也可造成维生素 B、维生素 C 等的缺乏，易引发湿疹。⑤血液循环障碍：最常见的如下肢静脉曲张及象皮腿、痔瘘等易引发下肢湿疹、肛周湿疹。⑥内分泌与代谢紊乱：某些人的月经疹或黄体酮自家过敏性湿疹，糖尿病病人的湿疹样皮疹，都说明内分泌与代谢性疾病也是湿疹的发病因素之一。以上六个方面是诱发湿疹的主要因素，另外目前已明确的直接引发的变态反应原有各种蛋白食物、花粉、皮毛、细菌等。

祖国医学认为其发病机理是由于心绪烦扰，心火内生导致血热，或感受风湿热邪，邪气郁阻于肌肤，或由于饮食不慎，脾失健运，湿从内生，郁而化热，湿热相结，外走肌肤。本病属中医"癣疮"范畴，中医根据其临床表现及发病部位不同，又称此病为"湿癣"、"湿疮"、"四弯风"、"旋耳风"、"浸淫疮"、"绣球风"、"脐疮"等。

1. 治法

健脾利湿，通经止痒。

2. 处方

(1)毫针法：①尺泽、曲池、合谷、外关、委中、承山；②曲泽、手三里、支沟、中渚、合阳、足三里；③大椎、风门、肺俞、心俞、肝俞、脾俞；④中脘、天枢、大横、气海、血海、足三里、三阴交。

方法：选 1 组处方，每隔日 1 次，留针 30～40 分钟，15 次为 1 疗程。

(2)艾灸法：①大椎、肝俞、脾俞、肾俞、命门、志室；②中脘、神阙、气海、关元、足互里、三阴交；③曲池、外关、合谷、足三里、丰隆、血海、地机。

方法：选 1 组处方，用艾条灸 5～10 分钟，或用艾炷灸 5～7 壮，隔日 1 次，10 次为 1 疗程。

(3)皮肤针法：①大椎至灵台、风门至脾俞、足三里至解溪；②夹脊(胸 1～12)、膏肓至志室、阴陵泉至三阴交；③中脘至神阙、天枢至归来、曲池至合谷。

方法：选 1 组处方，用梅花针中等叩刺 50～60 次，每日或隔日 1 次，15 次为 1 疗程。

第二节 急症的针灸处方

一、危急症的抢救

(一)高热昏迷

凡是病人腋下温度超过 39% 称为高热，超过 41℃ 称为过高热。持续高温加速机体代谢和耗氧过程，严重者可引起谵妄、昏迷、惊厥，甚至脱水、酸中毒或呼吸、循环衰竭。引起发热的原因以急性传染病最为常见，其次可见于血液病、甲亢危象和过敏性疾病及中暑等。

依据症状：有鼻衄、牙龈糜烂坏死者应疑为急性白血病或再生障碍性贫血，喘息者应考虑哮喘，咽痛者应考虑咽部感染，咳嗽咽痛者应考虑肺及胸膜感染，同样可根据发生症状的部位和器官来判断相应部位如肝、胆、颅内感染等。

依据皮疹：全身皮疹散布者可能为麻疹、猩红热、斑疹伤寒、药疹、若只有躯干部见少数斑疹者应考虑伤寒、斑疹伤寒、恙虫病、败血症或药疹，若有全身瘀点者应考虑流脑、败血症、紫癜。

1.治法

清热，醒神。

2.处方

(1)毫针法：①大椎、百会、上星、风池、合谷；②印堂、太阳、曲池、外关、十宣；③素髎、天柱、大椎、曲池、三间、中冲、少冲。

方法：选 1 组处方，留针 20～30 分钟，如遇有神昏谵语加水沟、涌泉(双)、神门(双)，针用泻法留针 20～30 分钟，斑疹隐隐加血海(双)、曲泽(双)、针用泻法并用棱针刺委中放血；惊厥抽风加内关(双)、阳陵泉(双)、太冲(双)，针用泻法留 20 分钟，必要时取十二井穴点刺出血。

(2)穴位注射法：①曲池、外关；②手三里、合谷、大椎。

方法：选 1 组处方，用安痛定注射液每穴注入 0.1～0.2 毫升药液。

(3)耳针法：神门，肾上腺，耳尖。

方法：毫针强刺激，留针 30 分钟，耳尖放血 3～5 滴。

(二)惊厥抽搐

本症以全身或部分肌肉突然不自主地抽动或痉挛为主要特征，俗称"抽风"，严重者可见角弓反张，若意识丧失是惊厥。

本病多因中枢神经系统疾病(脑肿瘤、流脑、乙脑、脑外伤等)，小儿感染性疾病的高热期或低血钙、低血糖以及中毒(士的宁中毒、铅中毒)或原发性癫痫等。新生儿脐风或成人破伤风、癔病等。

依据病史，应迅速查明有无外伤史(脑外伤、破伤风)、头痛史(脑肿瘤、高血压脑病)、流行病史(乙脑、流脑)、乳幼儿发热咳嗽病史(上感、肺炎)、腹泻史(菌痢)或缺钙史(手足抽搦症)、饥饿史(低血糖)、癫痫史及精神创伤(癔病)或铅接触史(中毒)；同时依据症状如：高热昏迷、项强、呕吐者应考虑颅内感染；轻微刺激即引起抽搐痉挛而无昏迷者应疑为破伤风或士的宁中毒及狂犬病；有高血压者应考虑高血压脑病；在妊娠妇女尚应考虑子痫；有颅骨软化及佝偻性串珠者、陶瑟氏征阳性(压迫肱动脉数分钟内即见手指挛缩如鹰爪)者是为低血钙；小儿感染性疾病高热时即可出现惊厥抽风可参考其症状确定病因。

1. 治法

安神止抽。

2. 处方

(1)毫针法：①百会、天柱、合谷、太冲；②水沟、内关、中冲、少冲；③劳宫、间使、涌泉、行间、隐白、厉兑；④大椎、风门、风府、承山、申脉；⑤十二井、印堂、太阳、曲池。

方法：选 1 组处方，留针 30 分钟，每日 1～2 次。

(2)耳针法：神门、皮质下、枕、内分泌、肝。

方法：针用泻法，留针 30～60 分钟。

(3)穴位注射法：①曲池、足三里；②合谷、三阴交；③大椎、身柱、天柱；④外关、承山。

方法：选 1 组处方，用安定注射液，每穴注入 0.1 毫升药液，每日 1～2 次。

(三)休克

休克是由于急性周围循环衰竭引起的一种症状，它可发生在中枢神经创伤引起的功能紊乱之后，也可以发生在大量流血、严重创伤、外科大手术、失水、烧伤、严重感染等。本症的典型症状：脸色苍白、冷汗、恶心、乏力、头晕、眼花、两眼发黑而昏仆不省人事。

中医根据休克的临床表现，可分为闭证和脱证两类。针刺异常情况中出现的晕针，为休克的一种表现，属脱证。属中医的厥证范畴。

1. 治法

醒神开窍，回阳固脱。

2. 处方

(1)毫针法：①印堂、水沟、内关、劳宫；②合谷、太冲、涌泉、隐白；③水沟、十宣、合谷；④百会、足三里、三阴交、气海、关元。

方法：选 1 组处方，留针 30～40 分钟。

(2)耳针法：处方：心，肾上腺，升压点，皮质下。

方法：强刺激，在患者苏醒前频频运针。

(3)穴位注射法：①曲池、外关；②合谷、手三里；③涌泉、劳宫；④足三里、三阴交。

方法：选 1 组处方，用注射用水每穴注入 0.5 毫升药液即可。

(四)溺水

本症为临床常见急症，夏季尤其多见，以不慎落水者爲多。其主要病理改变是由于水及泥沙进入气管及肺组织而引起的急性窒息、缺氧、昏迷、最后呼吸中枢麻痹而死亡。此症应及时抢救。

本病的临床表现为轻者面色青紫，偶或有喘息 1～2 次，咽喉部有气过水声，脉搏急促，瞳孔缩小，肌张力尚可，心音微弱。严重者溺水时间较长，捞出时面色及皮肤苍白冰冷，呼吸停止，瞳孔散大，脉微欲绝，心音微弱，肌张力消失。

1. 治法

醒神开窍。

2.处方

若患者口鼻中有泥沙，应及时清理，必要时用吸痰器吸出气管及咽喉气管部的泥沙及水和分泌物，以保持呼吸道畅通。必要时吸入氧气。密切观察血压、脉搏、瞳孔变化和自主呼吸的恢复。

在上述处理的同时用针刺急救。

(1)毫针法：①会阴、劳宫；②水沟、中冲、少冲。

方法：2组处方交替应用，频频捻转加重刺激。

(2)三棱针法：①印堂、太阳、素髎；②十二井、耳尖、涌泉。

方法：2组处方交替应用，用三棱针点刺出血。

(五)青霉素过敏反应

凡有青霉素注射或外用史者，临床出现典型症状：轻症者主要表现为皮肤过敏反应，如荨麻疹、多形性红斑及接触性皮炎；重症则多在应用青霉素(皮试、外用、注射)5分钟左右或半小时内突然发生皮肤瘙痒、四肢发麻，继而胸闷、气紧、青紫、头晕、心慌、面色苍白、四肢麻术、恶心、呕吐或腹泻、自汗出、血压下降，甚则昏迷、抽搐、二便失禁。

1.治法

解毒脱敏。

2.处方

立即停用青霉素，必要时吸氧与输液。

(1)毫针法：①水沟、内关、曲池、血海、涌泉；②素髎、合谷、劳宫、足三里、三阴交。

方法：2组处方交替应用，每日2～3次，留针30～40分钟，每5～10分钟行针1次。

(2)穴位注射法：①曲池、血海；②足三里、外关；③支沟、三阴交。

方法：选1组处方，用地塞米松(5毫克)1毫升与注射用水2毫升混合注入，每穴0.5～1毫升药液，每日1～2次。

(六)急性一氧化碳中霉

本病主要是由于室内取暖通气不良或因煤气管漏气而引起。冬春季多见。临床表现为轻者：头痛欲裂、胀痛昏晕、耳鸣、眼花、心跳、乏力、恶心、呕吐、视力模糊；严重者：昏厥、抽搐、肌束颤动、呼吸脉搏急促、口唇牯膜呈樱桃红色、瞳孔扩大，最后呼吸麻痹而死亡。

1.治法

醒神开窍。

2.处方

首先迅速将病人移至良好通风处，松解衣扣，保持温暖。取平卧位，将头偏向一侧，必要时将舌牵出，防止舌根后沉阻塞气道。立即给氧气。

(1)毫针法：①水沟、涌泉、劳宫；②素髎、后溪、合谷、中冲。

方法：2组处方交替应用，留针20～30分钟，每5分钟行针1次，1日2～3次。

(2)穴位注射法：①曲池、足三里；②后溪、三阴交；③合谷、太冲。

方法：3组处方交替应用，用维生素 B_1 注射液，每穴注入1毫升药液，每日1～3次。

3.附注

本病经抢救后，虽生命得以保障，经过 1～2 周后可能出现记忆减退，不识亲人对周围事物漠不关心，甚至二便失禁等症状，应警惕患有一氧化碳中毒后遗症(脑病)，应及时继续治疗，针灸上述穴位依然有效。

二、急性出血

(一)咯血

凡因喉头、气管、支气管或肺实质出血，随咳嗽咯出者统称咯血。本症为临床常见的急性出血之一，其病因以肺结核、肺脓肿最多见；其次为肿瘤、肺吸虫及肺外伤，支气管扩张也引起咯血；再次为支气管炎症、结核、癌肿异物等。心脏病(风湿性心脏病二尖瓣狭窄、左心衰竭合并肺水肿)或血液病(紫癜、血友病、白血病等)也可出现咯血。严重咯血者常因大量失血而休克，或因血块阻塞气道而窒息，故需及时抢救。

处方

绝对卧床休息，对症处置。可用针刺止血。

(1)毫针法：①孔最、内关、偏历、少商；②尺泽、

方法：2 组处方交替应用，留针 20～30 分钟，每 5 分钟行

(2)穴位注射法：①孔最、曲池；②尺泽、合谷。

方法：2 组处方交替应用，用维生素 B_{12} 注射液，每穴注入

(二)吐血

吐血是指十二指肠、胃或食管出血，经口呕吐而出者，又称呕血。本症最多见于胃、十二指肠溃疡出血(占 60%～70%)；其次是胃炎、胃癌出血以及肝硬变或斑替氏综合征引起食道静脉曲张之出血；此外血液病(紫癜、白血病、血友病)、慢性胃炎、尿毒症及胃息肉、胃内异物等也可引起吐血，但较少见。

处方

绝对卧床，安静，保暖，对症处置。

(1)毫针法：①梁丘、间使、内庭；②上脘、郄门、

方法：选 1 组处方，留针 20～30 分钟。随证加减：兼见脘腹胀满、口臭、便秘或黑便、舌红苔黄、脉滑数者是胃火吐血，宜加针巨骨、厉兑(棱针刺血)，清泄胃热以止血；若有口苦胁痛、心烦易怒、舌红绛、脉弦数者是肝火犯胃出血，宜加刺劳宫、太冲、清肝泄火和胃止血；若见面色㿠白、神疲气短、食少便溏、舌淡苔白脉沉细者为脾虚，宜加灸关元、中脘、足三里，以益气固摄。

(2)穴位注射法：①中脘、足三里；②建里、梁丘；③曲池、三阴交、地机。

方法：选 1 组处方，用维生素 B_{12} 注射液，每穴注入 1 毫升药液，每日 1 次，重者可 1 日 2 次。

(三)便血

凡血从大便而下，或先便后血，或先血后便，或单纯下血者统称便血。本症之病因以痔疮下血最多见；其次见于肠道炎症(阿米巴痢、肠结核、溃疡性结肠炎等)和肿瘤(结肠癌、息肉等)；此外上消化道出血及汞、砷、腐蚀剂中毒或尿毒症也可出现便血。

临床依据病状，如便后鲜血而不与大便相混者多为痔、肛裂、瘘管或直肠出血；血色暗而与粪便混匀者，多系小肠出血；便下脓血兼里急后重者可能为痢疾或肠炎；发热持续

3～4 周突然大量便血者可能为伤寒；有紫癜者应考虑血液病；婴儿腹痛呕吐，有腹块及少量血液粘液排出者，可能为肠套叠；中年以上便血兼见消瘦、贫血、便秘或者腹泻可能为结肠癌；此外中毒史、结核病史、钩虫病及血吸虫病史等均有助于诊断的确立。

1. 治法

调腑止血。

2. 处方

(1)毫针法：①长强、次髎、大肠俞、承山；②二白、关元。、足三里、太白。

方法：2 组处方，交替应用，留针 30～40 分钟，每 10 分钟行针 1 次，每日 1 次。

(2)穴位注射法：①长强、承山；②足三里、水道；③上巨虚、归来。

方法：选 1 组处方，用维生素 B_{12} 注射液，每穴注入 1 毫升药液，每日 1 次。

三、急性痛症

(一)气脑手术头痛

本病由于气脑手术时引起患者的不良反应而出现的剧烈头痛，并伴有呕吐、全身乏力、精神紧张等症状。在少数气脑造影术中，当气体注入蛛网膜下腔后，患者即有剧烈头痛、头晕及呕吐等反应。

1. 治法

通经止痛。

2. 处方

(1)毫针法：①太阳、印堂、头维、阿是、合谷；②丝竹空、瞳子髎、风池、太冲、至阴；③率谷、天柱、百会、后溪；④四神聪、风府、大椎、承山、昆仑。

方法：选 1 组处方，留针 30 分钟，每 10 分钟行针 1 次，每日 1 次。5 欢为 1 疗程。

(2)穴位注射法：①风池、外关；②天柱、支沟；③完骨、后溪。

方法：选 1 组处方，用川芎嗪注射液或维生素 B_1 注射液，每穴 1 毫升药液，每日 1～2 次。

(3)耳针法：神门、脑、心、内分泌。

方法：两耳穴交替应用，留针 20～30 分钟，重者每日 2 次。或用药籽压穴，以痛为佳。

(二)中毒性头痛

本病主要由长期大量应用链霉素或井下作业吸入炸药爆炸后有毒之烟气而引起。临床症状主要表现为头晕、头痛、恶心、呕吐，并因链霉素使用或下并吸入毒烟而加剧，其体温、血压正常，一般检查无明显阳性体征。

1. 治法

通经止痛。

2. 处方

(1)毫针法：①百会、头维、支沟、合谷；②上星、率谷、外关、后溪；③瞳子髎、阳白、风池、大椎、中渚。

方法：选 1 组处方，留针 30 分钟，每日 1 次，10 次为 1 疗程。

(2)耳穴法：神门、脑、肾上腺。

方法：两耳穴交替应用，留针 20～30 分钟，每日 1 次，10 次为 1 疗程。

(3)穴位注射法：①风池、手三里；②天柱、曲池；③太阳、合谷；④完骨、承山。

方法：选 2 组处方，交替应用，用维生素 B₁₂注射液，每穴注入 0.5 毫升药液，每日 1 次，10 次为 1 疗程。

(三)急性胸痛

急性胸痛是临床常见的急症之一，很多疾病均可引发，本症胸痛是胸壁或胸腔器官，因外伤、炎症、肿瘤浸润、组织缺血缺氧而引起的胸部剧痛，常提示胸膜腔及心肺或纵膈器官的病变(外伤性胸痛除外)。临床发生胸痛之常见病为心绞痛、心肌梗塞、心包炎和肺与胸膜的急性炎症、结核或肺梗塞及自发性气胸等。肺及纵膈器官(气管、食管、主动脉的炎症肿瘤和胸壁疾病(肋间神经炎、带状疱疹)或外伤也有胸痛症状。至于心脏神经官能症的胸痛也可按本症治疗。

1. 治法

活血化瘀，通经止痛。

2. 处方

(1)毫针法：①膻中、内关；②阿是、间使；③夹脊(胸痛节段相应处)、阳陵泉。

方法：选 1 组处方，留针 30～40 分钟，每 5 分钟行针 1 次，随证加减：有发热、恶寒者加台谷、大椎；有咳嗽、气喘者加风门、肺俞；胸部刺痛者加厥阴俞、膈俞；面色苍白、四肢逆冷者加灸关元、气海、足三里。每日 1～2 次，直至痛止。

(2)耳针法：①内分泌、脑、心；②神门、肺、气管、食道。

方法：2 组处方交替应用，留针 30 分钟，每 10 分钟捻针 1 次，每日 1～2 次。

(3)穴位注射法：①支沟、悬钟；②外关、阳陵泉；③内关、三阴交。

方法：选 1 组处方，用维生素 B₁₂或双黄连注射液，每穴注入 1 毫升药液，每日 1 次。直至痛止。

(四)急性幽门梗阻

凡因胃、十二指肠溃疡或手术后变形导致幽门狭窄或肿瘤压迫引起幽门通过困难。并在上述病变基础上，由于炎症或刺激性食物引起幽门痉挛，即引起本症。

对于有溃疡病史，或刺激性食物摄入史及胃、十二指肠部手术史，中年以上进行性消瘦，伴饭后半小时左右即有腹胀、反胃、吐食、暖气、吞酸等应考虑本病。临床表现多为上腹胀痛、呕吐，呕吐物为胃酸及食物残渣。呕吐若发生于暴食以后，则可出现继发性急性胃扩张之表现。查体除上腹部膨隆、压痛外，无其他异常。

1. 治法

通经止痛。

2. 处方

(1)毫针法：①中脘、内关、足三里；②上脘、间使、梁丘；③梁门、巨阙、曲池；④建里、气海、三阴交、公孙；⑤至阳、膈俞、肝俞、脾俞、胃俞、太白。

方法：选 1 组或 2 组处方，留针 40 分钟，每 10 分钟行针 1 次，每日 1～2 次，10 次为 1 疗程。

(2)穴位注射法：①中脘、足三里；②上脘、梁丘；③梁门、公孙；④巨阙、曲池。

方法：选 2 组处方交替应用，每日 1 次，用维生素 B₁₂注射液，每穴注入 0.5 毫升药液，10 次为 1 疗程。

3.附注

针灸对本病急性发作期，可迅速缓解幽门括约肌之痉挛，改善胃蠕动，从而加速胃的排空。

(五)急性肠梗阻

主要由于饮食不节、外邪侵袭、手术粘连、瘀血留滞、燥屎内结、癌肿压迫、蛔虫团聚或肠管扭转等致使肠道气血不通而发病。临床主要症状为突然发作的阵发性腹痛，呕吐剧烈，常吐出胆汁、粪水。腹胀，可见肠型、无排便、无排气、肠鸣音阵发性亢进，有气过水声者为单纯机械性梗阻。若腹痛呕吐持续加剧，腹肌紧张，触痛明显，肠鸣反而渐弱，气促脉疾，血压下降，汗出肢冷者为绞窄性梗阻。若腹胀明显，而腹痛、呕吐及肠鸣减弱，无排气者，可能为麻痹性梗阻。X线检查。梗阻以上肠段积气、积液，站立时有液平面。

1.治法

健脾理气，通经止痛。

2.处方

(1)毫针法：①足三里、内庭、天枢、中脘、合谷；②建里、大横、水道、上巨虚、曲池。③脾俞、胃俞、大肠俞、次髎、阴陵泉、公孙。

方法：选1组处方，留针30～40分钟，每10分钟行针1次；每日2～3次。

(2)穴位注射法：①天枢、足三里；②大横、上巨虚；③次髎、大肠俞。

方法：3组处方；交替应用，用维生素 B_1 注射液，每穴注入0.5毫升药液，每日2～3次。

3.附注

针刺治疗本证有一定疗效，若配合胃肠减压或中药治疗，则效果更好。

(六)急性胰腺炎

本病是胰液漏入胰腺组织引起的自身消化，而产生的胰腺及周围组织损害。引起本病的原因主要是胆道疾病(结石、炎症、肿瘤压迫等)引起胆汁反流入胰腺，激活了胰腺中消化酶，从而引起胰腺组织自身消化或胰石、蛔虫、酒精所致的十二指肠发炎、水肿，胰管阻塞内压升高或饱食、饮酒促使胰液分泌增多，胰管内压增高破裂而致胰液外溢；偶有腹部手术、外伤及胃十二指肠溃疡穿孔，损伤胰腺而致。本病多见于中年，女性稍多，多在饮食后2～4小时，急骤发病，可有饮酒或暴食史。忽然发生上腹正中或偏左剧烈腹痛，如刀割、灼痛，可向左肋、左肩、左背放散，伴恶心呕吐、腹胀便秘，兼见发热(38～39℃)、畏寒。甚至有脉快而弱、血压下降、四肢厥冷等休克现象(提示出血性胰腺炎)。

1.治法

清热解毒，通经止痛。

2.处方

(1)毫针法：①上脘、梁门、足三里、地机；②中脘、梁门、下巨虚、曲池、外关；③巨阙、梁门、天枢、梁丘、曲池、三阴交、太白。

方法：选1组处方，呕吐，加内关；发热，加合谷；黄疸，加阳陵泉；腹痛，加章门或阿是穴(胰腺部位压痛点)深刺，及脾俞、胃俞、内庭、日月、期门等。留针60～90分钟，每5～10分钟行针1次。也可用电针，每日治2～3次。

(2)耳针法：胆、胰、交感、神门。

方法：强刺激，留针 1 小时，每日 2 次，两耳交替应用。

(3)穴位注射法：①足三里、中脘；②下巨虚、内关；③上巨虚、曲池。

方法：3 组处方交替应用，用 5%葡萄糖注射液，每穴缓缓注入 2 毫升药液，每日 2～3 次。

3.附注

针刺治疗急性胰腺炎有显著的止痛、止呕效果。对于急性坏死型出血胰腺炎，有休克或腹膜炎症者，应早期转手术治疗。

(七)急性腹膜炎

引起本病最常见的原因是阑尾、胆囊的急性化脓性炎症合并穿孔，或胃十二指肠溃疡穿孔，以及急性坏死型胰腺炎和肠破裂所致的急性腹膜腔炎症。创伤、肿瘤或某些感染性疾病时，病源经血运进入腹膜腔，或刺激药物的腹腔内注射，也可引起腹膜炎症。如果先有发热病史，继而发病者，可能为原发性腹膜炎。

临床症状为剧烈的持续性腹痛，伴发冷、发热、恶心、呕吐、烦躁不安、四肢厥冷、脉疾促而无力、呼吸急迫、面色苍白、出冷汗等。

化验检查显示白血球升高。X 线检查：对胃肠道穿孔者可见气腹。

1.治法

清热解毒，通经止痛。

2.处方

(1)毫针法：①中脘、天枢、气海、足三里；②下脘、梁门、大横、关元、上巨虚；③曲池、脾俞、胃俞、大肠俞、次髎、地机、三阴交、隐白、厉兑。

方法：选 1 组处方或 3 组处方交替应用，留针 30～40 分钟，可用电针。每日 3～4 次。随证加减：由阑尾穿孔引起的局限性腹膜炎可加阑尾穴、右腹部阿是穴、大肠俞；因胃、十二指肠溃疡穿孔引起的腹膜炎可加地机、胃俞；因胆囊胆管破裂引起的腹膜炎可加日月、阳陵泉；发热可加合谷、曲池；呕吐可加内关、尺泽刺血。

(2)穴位注射法：①气海、足三里；②关元、上巨虚；③天枢、地机。

方法：选 1 组处方或 3 组处方交替应用，用双黄连注射液，每穴注入 1 毫升药液，每日 2～3 次。

3.附注

针刺疗法在急性腹膜炎的治疗中，有缓急、止痛，加速穿孔闭合，调整胃肠功能，加快炎症局限、消散和脓液吸收之功用，早期应用有效。对于内脏破裂、内出血性腹膜炎，应立即送手术治疗。

四、内科急症

(一)脑血管痉挛

本病主要见于动脉硬化或高血压病人，因血压骤然变化引起的血管痉挛。中年人有高血压或动脉硬化病史者易于患此病，其临床主要症状为突然发生头痛、眩晕、呕吐、抽搐、甚则昏迷。但持续时间较短，清醒后，无偏瘫等后遗症。

属于祖国医学的"中风先兆"、"缺血性中风"范畴。

1.治法

活血化瘀，补肝益肾。

2.处方

(1)毫针法：①水沟、内关、三阴交；②印堂、合谷、太冲、太溪；③素髎、间使、后溪、足三里。

方法：选1组处方，留针40分钟，每5～10分钟行针1次，每日1～2次。

(2)穴位注射法：①合谷、三阴交；②内关、太冲；③后溪、足三里。

方法：3组处方交替应用，用川芎嗪注射液，每穴注入1毫升药液，每日2次。

(二)脑血栓形成

本病的发生最多见于动脉硬化，其次由风湿、结核或梅毒性动脉内膜炎继发引起。多为老年或中年患者，有动脉硬化病史，或青年患者有风湿活动期或结核史者。临床主要表现为起病较缓，常在睡眠或休息时发生偏瘫、单瘫或失语，昏迷较轻，无血压升高，发病24～48小时达高峰。脑脊压升高不明显，脑脊液多透明，脑CT于24小时后可见有"脑梗塞"灶。

属祖国医学的"缺血性中风"范畴。

1.治法

活血化瘀，醒神开窍。

2.处方

(1)毫针法：①水沟、内关、三阴交、太冲；②印堂、水沟、合谷、太溪、太白；③劳宫、后溪、间使、曲池、足三里、阳陵泉、三阴交。

方法：选1组处方，留针40～60分钟，每10分钟行针1次，每日1～2次，20次为1疗程。

(2)穴位注射法：①风池、曲池、阳陵泉；②天柱、内关、合谷；③后溪、三阴交、太溪；④外关、足三里、阴陵泉。

方法：选2组处方，交替应用，用川芎嗪注射液，每穴注入0.5～1毫升药液，每日2次，20次为1疗程。

(三)脑栓塞

本病主要是由亚急性细菌性心内膜炎或二尖瓣狭窄及心房纤颤者，以及骨折或血栓性静脉炎栓子脱落后，至脑内形成栓塞。本病多为年轻患者，并可查得栓子来源及相应病史。发作前多无先驱症状。临床主要症状为突然发生偏瘫、单瘫或失语、失明等症状，可有不同程度昏迷或癫痫发作。但多数血压正常，脑脊液压力有时增高，但透明。头颅C、T可呈现脑梗塞灶。可伴有亚急性细菌性心内膜炎或心房纤颤的相应体征。前者有白血球升高或减低，血沉加快。血培养，有菌生长，可鉴别。

属祖国医学的"缺血性中风"范畴。

1.治法

活血化瘀，通经活络。

2.处方

(1)毫针法：①印堂、太阳、风池、内关、中冲、少冲；②水沟、翳风、间使、三阴交、太溪；③百会、天柱、率谷、素髎、后溪、外关、曲池、足三里、悬钟。

方法：选1组处方，留针30～40分钟，每10分钟行针1次，每日1～2次。

(2)穴位注射法：①风池、曲池；②天柱、合谷。

方法：2组处方交替应用，用川芎嗪注射液，每穴注入0.5～1毫升药液，每日1～2次。

第六篇　中医推拿

第一章　内科推拿

第一节　慢性支气管炎

一、定义

慢性支气管炎是一种严重危害人的健康的常见病，多发病。凡是持续两年以上经常咳嗽、咯痰，或伴有喘息症状者，每年发病连续三个月以上；排除肺结核、支气管扩张、矽肺等肺部疾病者，临床上可诊断为慢性支气管炎。

二、病因病理

本病的发生、发展常常是因多方面因素长期互相作用的结果。外因有感染、理化、过敏等因素，主要的内因系机体的抗病能力下降，尤其是呼吸道防御能力的减低和副交感神经功能亢进。受凉有利于病毒感染而发生感冒，病毒感染可以引起下呼吸道粘膜的损害，有利于细菌的繁殖，进而促进炎症的发展。致敏原作用于机体后，情况更为复杂。老年人性腺和肾上腺皮质功能的减退，则进一步促使呼吸道的正常组织发生退行性变，影响炎症的吸收及上皮修复。吸烟是对呼吸道的损害，不但是外因，还可以作为内因。

本病的病因以肺、脾、肾三脏功能失常为内因，以复感风寒湿热之邪，或七情六欲之伤为外因，内外相合，或为脾运失常，酿湿成痰，上贮于肺，或为痰湿不化，蕴而化热，上蒸于肺，或肾虚水冷为痰，上犯于肺；或胸阳不振，脾失健运，水饮停于胸中，复感寒邪，引动伏饮，上凌心肺，均可引发本病。

三、临床表现

1.以咳嗽，咯痰为主要症状或伴有气急或伴有喘息，每年发病持续三个月，连续两年以上，并且排除其他心、肺疾病。

2.咳嗽以清晨及睡觉最明显，痰多为无色粘液性，感染排除时也可呈粘液脓性，偶或带血。症状往往冬季加重，春后转暖后逐渐减轻或消失。

3.晚期并发阻塞性肺气肿，常伴有不同程度的哮喘或呼吸困难。

四、检查

1.肺部检查早期无明显体征，有时可听到散在的干、湿啰音，后期常可出现肺气肿特征，并可有紫绀。

2.血常规检查可无异常发现，并发感染时白细胞总数及中性粒细胞可增多。喘息型嗜酸性粒细胞可增多。胸部 X 线检查可见两肺纹斑增深，呈条状或网状，如并发肺气肿，则两肺透亮度增加，膈肌低位。

五、诊断与鉴别诊断

诊断凡是持续两年以上，有咳嗽、咯痰，或伴有喘息反复发作，每年患病至少三个月，在排除伴有咳嗽、咯痰或喘息的其他心、肺疾病(如肺结核、支气管哮喘、心脏病等)之后，即可作出慢性支气管炎的诊断。

六、鉴别诊断

(一)肺结核

肺结核多见于青壮年，常有持续发热、盗汗、消瘦等全身中毒症状及不同程度的咯血，发病与季节无明显关系。X线检查肺部有浸润病灶或空洞，痰检可找到结核菌。但近年来老年肺结核患者有增多趋势，要警惕慢性支气管炎掩盖结核症状而延误诊断。

(二)肺法

肺癌常有刺激性干咳，痰常带血。X线检查肺部可发现肿块，痰检可找到癌细胞。但应警惕慢性支气管炎掩盖肺癌症状，而延误早期诊断，当慢性支气管炎患者咳嗽性质发生变化及痰中带血时，应即进一步检查。

七、基本治法

(一)治疗原则

发作期以止咳平喘为主，缓解期以补益脾肾固本为主。

(二)常用穴位

以头面部、胸背部为主。太阳、迎香、天突、膻中、中府、云门、丰隆、定喘、中脘、关元、足三里等。

(三)常用手法

一指禅推法、按法、揉法、抹法等。

(四)治疗步骤

患者正坐位，医者站其前面

1. 用一指禅偏峰推前额部约5分钟。

2. 用双手拇指按揉太阳、迎香，每穴1分钟。

3. 用抹法分抹前额及鼻翼两旁，反复5~6遍。

4. 患者仰卧位，医者站其右侧，用拇指按揉天突、膻中、中府、云门、中脘、关元穴，每穴1~2分钟。

5. 拇指按揉两侧的丰隆、足三里穴，每穴2分钟。

6. 患者俯卧位，医者站其左侧，用轻柔的一指禅偏峰推定喘、肺俞、风门、膏育穴，每穴约3分钟而结束治疗。

(五)辨证加减

1. 湿痰咳嗽

咳嗽痰多清稀，或黄滑易出，食少面黄，腹胀便秘，四肢沉重，苔浊，脉缓。治宜健脾燥湿化痰。治疗时可在基本治法的基础上加按揉章门穴1分钟，随后重按丰隆穴约1分钟，以酸胀为度。

2. 热痰咳嗽

咳嗽，痰黄难咯，口渴，面赤，烦热，苔厚黄浊，脉洪。治宜清热化痰。治疗时可在基本治法的基础上加按揉曲池、外关、合谷各1分钟。

3. 寒痰咳嗽

咳嗽痰白清稀，量多，咳逆上气，动则喘息，形寒肢冷，苔白润，脉沉滑。治宜温肾化痰。治疗时可加拇指按揉命门、肾俞、涌泉穴各 1 分钟。用小鱼际横擦肾俞、命门约 1 分钟，以透热为度。

4.痰饮咳嗽

咳喘，甚则不能平卧，痰如白沫，量多，久咳则面目浮肿。历年不愈，遇寒即发。初起可并有恶寒身痛等表证，苔白腻，脉弦紧。治宜温肺化饮。治疗时可加拇指按揉丰隆穴约 10 次，随后按揉脾俞、胃俞穴各 1 分钟结束治疗。

八、预防保健

1.平时注意保暖，谨防风寒。

2.调适饮食，忌生、冷刺激之品。

3.适当参加体力劳动和体育锻炼，增强体质，提高抗病能力。

第二节　支气管哮喘

一、定义

支气管哮喘是在支气管高反应状态下由于变应原或其他因素引起的广泛气道狭窄的疾病。其临床特点表现为反复发作的，带有哮鸣音的呼吸困难，经治疗或自行缓解。本病为一常见病，多发生于儿童及青少年。

二、病因病理

一般认为与过敏体质，神经因素等有关。形成过敏体质的原因尚未明确，但观察到过敏体质者体内免疫球蛋白 A(IgA) 的含量较常人低，此可能与遗传等因素造成机体动脉的形成能力低下有关。IgA 是机体粘膜抵抗感染的重要物质，过敏体质者因支气管粘膜内 IgA 不足，防御功能减弱，变应原易于侵入机体，导致变态反应。引起支气管哮喘的外界变应原有植物花粉、动物皮屑及羽毛、室内尘埃、粉尘、鱼、虾以及化学药品等。病毒、细菌等微生物亦为激发支气管哮喘的重要因素，其中以呼吸道感染与本病关系密切。而神经因素：植物神经功能平衡对维持支气管平滑肌的正常状态十分重要。当机体体内的 β-肾上腺素能受体功能低下时，副交感神经功能相对亢进，形成支气管的高反应状态，对刺激容易产生反应。

本病有虚实寒热之分。其病因有外邪侵袭，痰浊壅盛，宿痰内伏于肺，肺肾两虚等。其病机或为外邪袭肺，肺失宣肃，积液生痰，痰阻气逆，或痰浊壅盛，肺为痰阻，气机不利，或宿痰伏肺，复因外邪、饮食、情志、疲倦等因素触动肺中伏痰，痰升气阻；或肺肾两虚致肺虚气耗，宣降失节；或肾虚不能纳气，气不归元，上逆于肺，而引发本病。

三、诊断依据

1.哮喘发作前常有鼻涕、流清涕、喷嚏等先兆，随之出现带哮鸣音的呼气性呼吸困难。

2.发作多在夜间，常突感胸闷、气促，呼吸困难；甚则端坐呼吸，张口抬肩，吸气短促，呼气延长，精神烦躁，出汗，严重者可有环唇紫绀。

3.发作将停时，咳出较多稀薄痰液，气促减轻，哮喘停止，恢复到发病前状态。

4.哮喘发作时体检可见胸部饱满，两肺听诊可闻及呼吸音粗糙或哮鸣音。

四、检查

(一)血液检查

发病时血液中嗜酸性粒细胞增多,合并感染时白细胞增多。外源性哮喘患者的血清 IgE含量增加。

(二)X 线检查

发作时两肺透亮度增强,横膈降低,反复发作者肺纹理增粗并出现肺气肿体征。

(三)肺功能检查

表现为可逆性的阻塞性通气功能障碍,呼吸相更为明显。使用支气管解痉剂后,通气功能明显改善是其特点。

五、诊断与鉴别诊断

(一)心源性哮喘

常有明显的心脏病或高血压病等心血管病史和体征,有频繁的刺激性咳嗽,咯白色泡沫样痰或粉红色泡沫痰,呼吸困难为混合性,双肺底有湿啰音,若一时难以辨别上述两种哮喘可注射氨茶碱,待缓解症状后再进一步明确诊断。

(二)慢性支气管炎喘息型

患者年龄较大,无家族史,多先有咳嗽、咯痰史,继而出现哮喘,发作时两肺听诊闻及湿啰音及哮鸣音,使用支气管解痉剂后肺通气功能改善不明显。

六、基本治法

(一)治疗原则

宽胸理气是总原则,要辨证施治,实证以祛痰邪为主,虚证以扶正为主。

(二)常用穴位

以胸背部手法为主。中府、云门、璇玑、膻中、大椎、风门、肺俞、肩中俞、内关、足三里等。

(三)常用手法

按法、揉法、擦法、拿法等。

(四)治疗步骤

患者坐其右旁。

1.用右手中指指端按揉膻中、中府、云门、神封、神藏,每穴各 2 分钟。

2.拇指指端按揉大椎、定喘、肩中俞、风门、肺俞以透热为度。

3.拿风池、肩井,8～10 遍。

4.拇指按揉丰隆、足三里,每穴 1～2 分钟。

5.推法于两侧膀胱经自上而下进行操作,以透热为度。

6.患者俯卧位,医者坐其左旁,用拇指按揉脾俞、胃俞、肾俞、命门,每穴 2～3 分钟。

7.擦肾俞、命门以透热为度。

(五)辨证加减

1.风寒型

气急,咳嗽,痰稀,怕风,苔薄白,脉浮紧。治宜疏风散寒,宣肺平喘。治疗时可加按揉天突、尺泽、列缺穴各 1' 分钟结束治疗。

2.肺虚型

病人冬天发作,舌淡,苔腻,脉软弱。治宜补益肺气。治疗时可在基本治法的基础上加按揉身柱 1 分钟，重点按揉肺俞穴约 3 分钟结束治疗。

3. 肾虚型

病人动则气喘，冬天发作较频，舌质黯淡，唇色绀，脉沉细。治宜补肾纳气平喘。治疗时可在基本治法的基础上加拇指按揉气海穴 2 分钟，然后重点按揉大椎、肺俞、肾俞、命门、膏育穴各 2 分钟。按揉肺俞、肾俞、膏育、命门穴时手法宜轻柔，切忌刺激太重。如遇哮喘发作较甚者，先用按揉法在定喘、风门、肺俞、肩中俞、璇玑等穴轻柔刺激，逐渐加大手法刺激量，以有明显的酸胀得气感为度，在哮喘缓解后再行辨证施治。

4. 痰热型

气急，声粗，发热，咳痰黄厚，舌苔黄厚腻，脉滑数。治宜清热化痰，降逆平喘。治疗时可在基本手法的基础上加按揉肺俞、定喘俞、尺泽、鱼际、丰隆穴各 2 分钟。

七、预防保健

1. 忌食烟酒、油腻、辛辣等刺激性食物。不宜接触刺激性的气体和灰尘。

2. 季节交替时注意冷热，平时注意进行适当的户外活动。

3. 本病后期，到了危重阶段，肺、肾、心往往同时衰竭，出现阳气欲脱之象时，不宜单独进行推拿治疗，要配合药物治疗。

八、文献摘要

导引：用手法于十一椎下脊中穴，掐之六十四度，擦亦如数。兼行后功，喘自然安。运功：以手摩擦两乳下数遍，后擦背，擦两肩。定心，咽津降气，以伏其喘（《保生秘要·治症分科·哮喘》）。

设有咳嗽寒疾之症，可于列缺掐五、七十度，擦五、七十度，兼用静功。……间有哮喘用天突、灵台、少冲、小指端；久嗽用三里；痰火用百劳、三里；痰火气用巨阙、中脘，皆查明穴法参用（《动功按摩秘诀·痰火哮喘症》）。

设有哮吼喘急，可于天突穴掐五、七十度，擦五、七十度，兼用静功（《动功按摩秘诀·痰火哮喘症》）。

设有哮喘等症，可于俞府、华盖、乳根等穴掐五、七十度，擦五、七十度，兼用静功（《动功按摩秘诀·痰火哮喘症》）。

设有吼喘，可于脊中穴掐五、七十度，擦五、七十度，兼用静功（《动功按摩秘诀·痰火哮喘症》）。

冷哮喘：痰在喉下不能吐出。推：胸背两部（《一指定禅·外症部位总论》）。

第三节　胃脘痛

胃脘痛又称为胃痛，以胃脘部近心窝处经常发生疼痛为主症。古代文献所载胃心痛、心下痛、心痛等，多指胃痛而言。多发生于成年人，无明显的性别差异。其发生与感受外邪、饮食失节、情绪波动、脾胃虚寒密切有关。现代医学中胃及十二指肠炎症溃疡、肿瘤及功能障碍等各种疾病引起胃痛，与本病极为相似，临床可参考本病辨证论治。

一、病因病机

胃脘痛发生的常见原因有寒邪犯胃、饮食伤胃、肝气犯胃、脾胃虚弱等。

（一）病邪犯胃

外感寒邪，邪犯于胃，或过食生冷，寒积于中，胃寒而痛。

(二)饮食伤胃

暴饮暴食，或饥饱失度，或嗜烟饮酒，或食人不洁之物，均可使脾胃损伤，健运失司，腐熟无权，中焦气滞，或湿热中阻，胃失和降，导致胃痛。

(三)肝气犯胃

忧思抑郁，恼怒悲恐，气郁伤肝，肝失疏泄，横逆横犯胃，气机阻滞，络脉气血不畅，不通则痛，发生胃痛。

(四)脾胃虚弱

禀赋不足，或劳倦内伤，或久病延及脾胃，或过服寒凉之药，均可损伤脾胃，日久脾胃虚弱，脾阳不足，中焦虚寒而致胃寒而痛。

二、临床表现

(一)寒邪犯胃

胃痛暴作，疼痛剧烈，得寒痛甚得热痛减，畏寒喜暖甚则拒按，口不渴，舌淡苔白，脉弦紧或迟。

(二)饮食停积

胃脘胀满，甚则疼痛，嗳腐吞酸，呕吐不消化食物，吐食或矢气后痛减，或大便不畅，苔厚腻脉滑。

(三)肝气犯胃

胃脘部胀闷，攻窜胁肋，嗳气频作，大便不畅，亦因情志刺激而诱发或加重，苔薄白，脉弦。

(四)脾胃虚弱

胃痛隐隐，泛吐清水，喜暖喜按，纳差食减，手足不温，神疲乏力，大便溏薄，舌淡白脉沉细。

三、基本治法

(一)治疗原则

胃脘痛的治疗原则"理气止痛"，但是临床必须审证求因，脾胃虚寒则须健脾和胃。

(二)常用穴位

中脘、足三里、脾俞、胃俞、梁丘。

(三)常用手法

一指禅推法、按法、揉法、摩法等。

(四)治疗步骤

1.一指禅推中脘←→气海往返，重点中脘(以酸胀为度)。

2.大鱼际揉胃脘部(以热为度)。

3.三指按中脘、气海(顺呼吸而按)。

4.掌揉中脘(以热为度)。

5.一指禅推肝俞、脾俞、胃俞、三焦俞。

6.指按揉背部之俞(脾俞、胃俞、阿是穴为主)。

7.掌根揉背部之俞(以热为度)。

8.按揉曲池、手三里、内关、合谷、梁丘、足三里(均以酸胀为度)。

（五）辨证加减

1. 寒邪犯胃

在基本治法基础上加温中散寒法

①用较重的点法，刺激脾俞、胃俞约 1～2 分钟。

②掌擦或掌根揉脾俞、胃俞、阿是穴，以透热为度，能温中健脾。

③指按揉梁门、天枢、梁丘、足三里，以导温中散寒，和胃止痛。

2. 饮食停积

在基本治法基础上加消食导滞之法

（1）顺时针方向摩中脘。

（2）一指禅推天枢、大横、中脘、建里。

（3）掌指关节滚法施于背部之俞，肝俞、胆俞、脾俞、胃俞、三焦俞、大肠俞。

（4）指按揉足三里、手三里。

以起到健胃消食、通调肠腑、导滞止痛的功效。

3. 肝气犯胃

在基本治法基础上加疏肝理气之法。

（1）一指禅偏峰推膻中、中脘、气海。

（2）指揉法施于章门、期门（以酸胀为度）。

（3）掌指关节滚法施于背部之俞，膈俞、肝俞、胆俞（以酸胀为度）。

（4）分推或搓两胁肋部。

（5）指按揉内关、足三里（以酸胀为度）。此有宽胸理气、和胃止痛之功效。

4. 脾胃虚弱

在基本治法基础上加温中健脾、益气止痛之法。

（1）一指禅偏峰推摩中脘、建里、神阙、气海、中极。

（2）掌摩中脘、气海。

（3）掌振中脘、气海。

（4）指按揉中脘、气海、关元、足三里。

（5）重点按揉背部之俞，脾俞、胃俞、肾俞、命门。

（6）掌擦背部之俞（掌直擦脾俞、胃俞；侧掌横擦命门、肾俞，以热为度；掌根直擦督脉，以热为度）。以上诸法起到温中和胃、益气健脾、补虚止痛之功效。

若疼痛剧烈者，先在背部之俞左侧（T$_{7\sim12}$）、脾俞、胃俞附近寻找敏感的压痛点，尔后用较重的点按法治之。刺激可连续 2 分钟左右，待疼痛缓解后再辨证施治。

四、按语

胃脘痛大多为某些疾病中的一个症状，部分属胃本身功能紊乱所致，对后者大多可即刻见效，但对胃、肠溃疡出血期的病人一般不宜手法治疗。对有严重器质性病变者或手法治疗效果不佳者，可配合其他疗法，以提高疗效。

胃脘痛患者，应少食多餐，注意饮食调节，生活有规律性，心情开朗，不要过度疲劳，避免受凉，禁酒及忌辛辣刺激性食品以及加强胃病保健功法的锻炼，以促进脾胃消化吸收功能，以增强体质。

第四节　胃下垂

胃下垂是指胃小弯弧线最低点下降至髂嵴连线以下而引起的一种慢性胃部疾病。祖国医学早在《灵枢·本藏》中已有"脾应肉，肉䐃坚大者，胃厚；肉䐃么者，胃薄。肉䐃小而么者，胃不坚；肉䐃不称身者，胃下。胃下者，下管约不利"的记载。说明古人对本病早有一定的认识。

一、病因病理

（一）饮食不节

暴饮暴食或过食辛辣刺激之物，伤及脾胃，或食后剧烈运动，损伤脾胃，或思虑过度，劳伤心脾，导致脾胃气弱，中气下陷松弛而下垂。

（二）脾胃虚弱

病后、产后失血过多，耗伤元气，气血亏损，脾胃虚弱而致胃体下垂。

（三）肝气郁结

七情所伤，肝气郁结，横逆犯胃；脾胃受损，进而生化之源不足，日久导致元气亏损，中气下陷，升举无力，形成本病。

胃的正常位置大部分在左季肋部，小部分在上腹部。胃的正常位置的固定主要依靠以下三个方面：其一横膈的位置和膈肌的活动力；其二邻近脏器及某些有关韧带的固定作用，（胃的上端与食管下端的贲门相接，该处有胃膈韧带、胃结肠韧带、肝胃韧带、胃脾韧带，十二指肠的下端空肠曲度被十二指肠悬韧带固定在后腹壁上）；其三是腹压（腹肌的压力和腹壁脂肪的厚度）。胃在正常情况下，可作上、下、左、右、前、后蠕动。一般情况幽门位于剑突和脐连线中点（中脘）或者脐水平附近，但由于膈肌悬吊力不足，或横膈过低；膈胃韧带、肝胃韧带、脾胃韧带松弛；或者腹内压力下降，腹肌松弛均可导致胃下垂。

二、临床表现

1. 轻度胃下垂无症状。

2. 下垂明显者可伴有胃肠蠕动及分泌功能较低的症状，如上腹部不适，易饱胀，厌食，恶心，嗳气及便秘，有时深腹部有隐痛，食后腹部悬吊感。

3. 长期严重胃下垂者，站立性低血糖，抬举乏力，心悸，偶尔有胃扩张、胃扭转。

三、检查诊断

1. 胃下垂者，多为瘦长体型，肋小角小于90°。

2. 站立时因胃下垂，用手按上腹部易触及搏动的腹主动脉，卧位消失。

3. 压痛点亦因体位改变而不同。

4. 腹部有振水声。

5. 空腹饮水超声波试验（饮水300毫升），观察胃下垂（可测出立位时胃下缘进入盆腔）的情况。

6. 胃肠钡餐检查（主要依据）

（1）胃下弯弧线最低点在髂嵴连线以下。

（2）胃呈无力型胃（胃体站立时垂直向下，胃体部较胃底部宽大，胃蠕动乏力，或见不规则）。

(3)球部不随胃一起下垂，胃呈马蹄形状，球部因受牵拉，其上角尖锐。

(4)十二指肠第三段可因肠系膜动脉压迫而呈十二指肠壅滞。

四、基本治法

(一)治疗原则

补中益气，健脾和胃。促进胃的收缩功能，增加胃肠蠕动，润肠通便。

(共)常用穴位

膻中、中脘、气海、天枢、肝俞、脾俞、胃俞、足三里等。

(三)常用手法

一指禅推法、按法、揉法、摩法、托法、振法。

(四)治疗步骤

1.腹部操作

患者取仰卧位。

(1)一指禅偏峰推法自膻中→气海(重点膻中、中脘、气海)往返数次，手法要求轻柔缓和。

(2)大鱼际揉胃脘部，以热为度。

(3)一指禅推中脘、天枢、大横，以酸胀为度。

(4)掌摩腹部，逆时针方向摩动。

(5)托法施于腹部，根据胃下垂不同程度，手掌四指自然伸直并拢，拇指分开，掌根着力，自下而上缓缓推托之。

(6)振法施于中脘以及气海。

(7)分推腹阴阳。

2.背部操作

患者俯卧位。

(1)一指禅推或掌指关节滚法施于背部之俞(重点膈俞、肝俞、脾俞、胃俞、阿是穴)。

(2)指按法揉法结合施于背部两侧膀胱经之俞，自上而下往返，揉中带按，以按为主，重点肝俞、脾俞、胃俞。

(3)掌根揉背部两侧膀胱经之俞。

(4)搓腰背部。

(5)指按揉双侧足三里，揉中带按，以酸胀为度。

3.坐位操作

患者取坐位，肩部放松。

术者四指自然伸直并拢，用四指指端，自肩胛骨下角内侧缘(月鬲点、譩譆穴处，向外上插入，以患者胃部有上提感觉为佳)。

若便秘者，腹部操作时加强一指禅推天枢、大横(具有理肠通便之功效)。背部操作时加强指按揉八髎、大肠俞(具有理肠通便之功效)。

泄泻者，在腹部操作时加强摩、按、揉中脘、气海、关元，背部操作加横擦命门、肾俞、腰阳关，按揉长强、足三里，具有健脾温中、调元益气之功效。

五、按语

胃下垂是临床上较为常见的消化道慢性疾病，但病程较长，难以痊愈。推拿治疗具有健脾和胃、培元益气、升提举陷的功效，疗效独特，能明显改善症状，并能促使胃腑上提。严重患者可配合使用胃托与中药治疗。

推拿治疗胃下垂，手法要轻柔舒适，操作要熟练准确。患者平时应加强胸腹肌的锻炼，提高肌肉、韧带的强度。并应注意饮食调养，宜软食，少吃多餐，忌生冷、酸、辣刺激之物。生活起居有规律，心情舒畅，精神放松，不可用脑过度。

第二章　软组织损伤和病症

第一节　躯干部软组织病伤

一、肩胛周围肌肉损伤

肩胛周围肌肉损伤，是指肩胛骨周围附着的肌肉筋膜韧带，因遭受强烈的收缩力，或被动牵拉外力，而引起的急性损伤；或长期反复的肌肉疲劳，而引起的慢性劳损。

（一）病因

肩胛骨为不等边三角形骨片，位于胸廓两侧后上方，为保护胸廓，联系上肢的支架。有许多肌肉附着其上部和周围，以使肩胛骨在胸廓上部进行旋转活动。肩背部牵拉性损伤，常见于投掷重物的运动员、铁工、木工等重体力劳动者，由于肩胛周围肌肉强烈收缩，或上肢的被动猛烈牵拉，促使肩胛骨上部或其周围肌肉纤维撕裂。其慢性损伤，则大多与长期反复的肌肉疲劳及劳损有关。

（二）症状

1. 急性损伤

常因直接或间接暴力所造成。伤后局部红肿疼痛，有时出现瘀血或血肿，压痛明显，伤侧上肢转动失灵。斜方肌和菱形肌拉伤的压痛点，多在肩胛骨内缘与椎体之间；背阔肌拉伤的压痛点，则常游移不定。

2. 慢性劳损

肩胛骨周围肌肉纤维或棘间韧带的长期反复劳损，可引起局部纤维撕裂出血及组织液渗出，以致发生粘连结节。临床患者肩胛骨不动时，可无症状。但肩部的剧烈活动，则出现局部疼痛、肌肉痉挛和活动受限。

（三）治疗方法

治法之一：急性散瘀止痛法。

操作步骤：让患者俯卧于治疗床上，施术者站其身旁，先用手掌着力，反复轻柔按摩伤侧肩胛周围，并向四周推揉，促使其瘀血消散。再用拇指着力，反复推揉肩胛内缘，并点揉天宗穴、曲垣穴、风门穴、肺俞穴等，在其损伤之处，进行轻揉慢推缓缓图之。然后，再反复捏揉上肢肌肉，牵拉上肢外展抬举，促使肩胛骨的活动，以防止粘连。再掐揉内关、合谷等穴。用以镇痛。

治法之二：慢性舒筋活血法。

操作步骤：让患者坐于治疗凳上，施术者用右手拇指着力，反复按揉点拨天宗穴、肩井穴、曲垣穴、风门穴、肺俞穴等及其肩胛周围软组织损伤处，手法由轻逐渐加重，遇有粘连结节之处，应用力点拨，以解除其粘连。再反复捏揉伤侧上肢肌肉，促使其放松。然后，将上肢向上抬举，并用双手握住伤肢腕部，用突发寸劲向抬起之上方用力牵拉，用以充分活动肩胛胸壁关节。最后，再捏揉肩胛及上肢肌肉，也可用拍子反复拍打肩胛及上肢肌肉，用以舒筋活血。

二、胸部肌肉拉伤

胸部肌肉拉伤，好发生于胸大肌，故又称"胸大肌拉伤"。可见于体操、单双杠、吊环及投掷运动员，战士及体力劳动者。

(一)病因

人体在投掷重物，或支撑身体重量时，由胸大肌的突然猛烈而急剧的肌肉收缩，可引起胸大肌的不同程度的拉伤。

(二)症状

胸大肌损伤处疼痛，或有肿胀，常无固定压痛点。咳嗽、扩胸、深呼吸及上肢运动时，均可促使伤处疼痛加重。

(三)治疗方法

治法：按揉理气活血法。

操作步骤：让患者仰卧于治疗床上，施术者站其身旁，先用手掌着力，反复按揉胸大肌损伤处及其四周，手法开始要轻，以后逐渐加大用力，以理气活血、消肿散瘀。再用右手拇指着力，反复点揉中府穴，云门穴等，并捏揉胸大肌肌腱，理筋顺筋，理气活血，散瘀消肿。然后，再反复捏揉伤侧上肢肌肉，拿揉肩井及肩周诸穴，再掐揉内外关、合谷等穴。最后，轻轻活动肩关节，以防粘连。

三、胸壁挫伤

胸壁挫伤，是指胸壁在外力作用下，磕碰、冲撞、挤硌等所引起的损伤，大多发生在劳动运动之中。

(一)病因

由于外来暴力直接挫伤胸壁软组织，包括肋骨、肋软骨的骨膜损伤。如胸壁被桌角或其他硬物挫伤，以及拳打棒击，挤压磕碰等损伤，仅挫伤胸壁软组织，而未引起肋骨骨折者。

(二)症状

胸壁挫伤患者，常因胸壁肌肉出血、血肿或骨膜下瘀血，在深呼吸或咳嗽时，胸壁疼痛加重，疼痛可沿肋间神经放散。检查时，局部可有表皮损伤或皮下瘀血肿胀，局部压痛明显，压痛点固定于损伤处。肋骨无间接压痛，可与肋骨骨折相鉴别。必要时可拍 X 线片检查。若处理不当，血肿不能很好的吸收，可引起胸壁肌肉粘连，以致后期在深呼吸时，常有隐痛胸闷等症状，或影响上肢的正常活动。肋骨或肋软骨的骨膜挫伤时，多有明显压痛，在后期骨膜下血肿机化，可使肋骨局部有轻度的隆起与增宽。

(三)治疗方法

治法：搓摩镇痛法。

操作步骤：让患者侧卧于床上或坐于凳上均可。施术者用一手提起伤侧上肢呈抬举姿势，用另一手着力，轻按于胸壁挫伤之处，由上向下反复搓摩 7～8 分钟，用以理气活血，开始手法要轻，以后逐渐加大些用力，但要量其忍受程度而行。再用手掌着力，沿肋间隙反复往返横向搓摩。再用拇指揉掐支沟、内关、外关、合谷等穴。

(四)注意事项

1.胸壁挫伤，应在除外肋骨骨折的情况下，才可进行手法治疗，同时用力要轻柔，切不可猛力推按，以免引起不良后果。

2.X 线拍片　可明确有无肋骨骨折，但一般新鲜的劈裂性骨折，大多不易被发现，只有经过一周出现骨蚀现象，才可能发现其骨折线，所以一般新鲜的胸壁挫伤，在不能除外骨折的情况下，不可采用手法治疗。

四、胸部进伤

胸部进伤，是指胸壁软组织在呼吸道及外力的作用下，所引起的一种损伤，多见于重体力劳动者，俗称"岔气"。

(一)病因

在提举、推车、扛抬重物之时，由于用力不均，或负重过大，使气聚结于胸内而不得消散，均可引起胸部进伤。用力时胸肌腹肌猛烈收缩，胸部内压突然升高，呼吸道内的气体可突破软弱之处，引起黏膜、毛细血管或肺泡的破裂。严重者可引起气管支气管破裂，并发气胸，纵隔气肿与皮下气肿等。个别患者胸部肌肉纤维常可出现部分断裂。

(二)症状

一般胸部出现胸闷不适，或较大范围的隐隐窜痛，不敢深呼吸等气滞症状。轻者软组织损伤较少，破裂处虽有少量渗血，但很快即凝结而渐渐吸收，故痰中不带血。较重者由于软组织损伤较重，破裂之处出血往往随着呼吸道分泌物排出，而出现咯血或痰中带血。体检胸部常无明显压痛点，呼吸音减弱，其他无阳性所见，X 线拍片多无异常发现。

中医将其分为伤气型与气血俱伤型两种类型。凡伤后出现胸闷不适，隐隐窜痛，不敢深呼吸者为伤气型；凡伤后出现胸中刺痛，胀闷气急，痰中带血，以手护胸，不敢呼吸等症者，为气血俱伤型。

(三)治疗方法

治法之一：宽胸顺气止痛法(伤气型)。

操作步骤：让患者仰卧于治疗床上，施术者站其床头前方，先用双手掌着力，反复按摩推揉胸部自上向下 7～8 遍。再用双手拇指着力，沿任脉、肾经、胃经等经脉，自上向下反复推揉 3～5 遍，再用双手五指略散开着力，沿肋间隙自中线任脉向两侧反复分推，并边推边向下移动位置，反复 3～5 遍。再用拇指着力，反复点揉中府、云门、膻中、中脘等穴。再用双手拇指着力，分推膻中穴，分推腹阴阳，各 7～8 次。再掐揉内关、支沟、点揉大包等穴。

治法之二：理气活血止痛法(气血俱伤型)。

操作步骤：让患者仰卧于治疗床上，施术者先用手掌着力，反复按揉胸部受伤之处及其四周 5～10 分钟，手法开始宜轻，逐渐酌情加大用力。再用拇指着力，反复点揉中府、云门、膻中、大包等穴，再掐揉内关、外关、支沟、合谷等穴。然后，让患者翻身俯卧，术者站其床头前方，用双手掌呈八字形分开着力，在患者背部自脊柱中线向两侧呈八字形分推，沿两侧肋间隙边分推边向下移动位置，反复 3～5 遍。再用双手拿揉肩井穴、大杼穴等。再用拇指着力，点揉风门、肺俞、膈俞、肝俞等穴。最后，按揉两委中穴、承山穴等。

五、剑突综合征

剑突综合征，是指剑突及其周围软组织的疼痛性疾病，又称"过敏性剑突"或"剑突疼痛综合征"。

(一)病因

发病原因目前尚不十分明确，经临床观察可有以下三种情况：

1. 单纯性剑突疼痛，并不伴有其他疾病。

2. 剑突疼痛，可能伴有冠心病，胆道疾病，或胃十二指肠疾病等。

3. 剑突疼痛，可为剑突骨膜炎或软骨炎等，非细菌性或创伤性炎症反应而引起疼痛。

(二)症状

一般可有不同程度的前胸钝痛，偶可放散到食道、后背、肩臂或心前区。严重时可影响睡眠。发病缓慢，疼痛呈发作性，短者持续数分钟，长者可达数日。间歇时间较长，可达数周或数月。诱因多与活动劳损，反复弯腰走路等有关。按压剑突，可引出疼痛发作。发作时，可伴有恶心或其他症状。

(三)治疗方法

治法：按摩止痛法。

操作步骤：让患者仰卧于治疗床上，施术者站其身旁，先用右手四指着力，反复按摩剑突及其周围软组织，手法开始宜轻，逐渐酌情加大用力按而摩之，使其逐步适应，约10～15分钟。再用双手拇指着力，自剑突下鸠尾穴，沿肋腹际向两侧反复分推10余次，即分推腹阴阳。再用拇指点揉膻中、中脘、章门等穴。再掐揉内关、合谷、阳陵泉、足三里等穴。

六、肋骨尖端综合征

肋骨尖端综合征，是指肋骨前端与肋软骨的结合部，因活动增加而引起局部疼痛之症。又称"肋骨滑脱"。

(一)病因

胸壁下部肋骨(第8、9、10)前端的解剖特征是，肋骨前端并非固定很牢，只是相互附着在一起，互相之间缺乏纤维组织连接固定。因此，当遭受到轻度的外伤或挤压，就能使其某一肋骨，发生较大的移动(即可与肋软骨脱骱，而成为肋骨滑脱)。一旦肋骨前端发生移动，则能刺激夹在肋缘处的肋间神经，从而引起疼痛。

(二)症状

一般表现为季肋部有持续性疼痛，尤其在活动时疼痛加重，并向背部放散。可在肋骨前端触及压痛点，及肋骨前端移动时的"卡嗒"声响动。X线片无阳性发现。故对诊断没有帮助，只可除外骨折。

(三)治疗方法

治法：按压复位法。

操作步骤：让患者仰卧于治疗床上，施术者站其身旁，用右手掌着力，按于患侧8～10肋骨前端的脱骱移位之处，轻轻按而揉之，稍加用力按压，即可触及"卡嗒"之响动声，当即疼痛缓解，即说明已经复位。然后，再用壮骨膏或医用胶布贴牢固定。每周治疗1～2次，一般10次可愈。其移位发生时，则疼痛明显；经治疗复位后，则疼痛即可缓解，固定一段时间可愈。

七、肋软骨炎

肋软骨炎，是一种非化脓性炎症，又称"泰齐氏症"。常见于青壮年患者，以第2至第7胸肋软骨交接处多见。

(一)病因

1. 外伤

外伤引起者，多因较长时间用力引起的劳损，或突然用力引起的拉伤。因胸大肌和胸小肌的起始点均分布在肋骨的前端，大部分损伤多发生在肌肉附着点上，或引起肌肉骨膜的拉伤，或引起胸肋关节微小错缝及嵌顿，而形成肋软骨创伤性炎症反应。

2. 感染

感染引起者，多为病毒感染引起的非化脓性炎症，常侵犯1、2肋软骨，多为单侧性。其特点是胸骨旁肋软骨肿胀疼痛，持续时间长短不一，有的可达十几个月，甚至数年。其残留的肋软骨肿胀，可因呼吸道感染而再发。

（二）症状

外伤引起者，有外伤史，无发热过程。胸部损伤处肌肉附着点充血，浆液性渗出。渗出的浆液钙盐沉积导致肋软骨与肌肉粘连、增厚、疼痛。当胸大肌、胸小肌突然用力收缩时，移动的肋骨与胸骨之间的滑膜嵌顿其间隙内，使肋骨不能自行复位，压挤滑膜而引起疼痛、胸闷、胀痛，咳嗽时疼痛加重。损伤的肋软骨处隆起，压痛明显，局部温度可略高于周围皮肤。合并有错位者，两侧胸肋关节高度不相称。

病毒感染引起者，起病大多突然，常有微热。初起为胸痛，数日后受累的肋软骨隆起，并有较剧烈的疼痛。咳嗽、深呼吸，以及伤侧上肢运动时疼痛加重，但局部皮肤无红肿表现。疼痛于3～4日后逐渐消失，但肿胀持久不退。胸部X线拍片，也无异常改变。

（三）治疗方法

治法：点穴消炎止痛法。

操作步骤：先让患者俯卧于治疗床上，施术者用双手拇指着力，反复点揉背部风门穴、肺俞穴、厥阴俞穴、心俞穴等，再用手掌着力，反复揉按背部脊柱两侧，并自脊柱向两侧反复分推数遍。再让患者翻身呈仰卧位，再用拇指或中指着力，反复点揉天突、华盖、璇玑、膻中等穴，及肋软骨炎疼痛之处，开始手法宜轻，逐渐酌情加大用力。再用大鱼际或小鱼际着力，反复按而揉之，并用搓擦之法，促使局部充血发热，理气活血消炎。

若有胸肋关节错位，可令患者在仰卧位扩胸吸气，同时术者用手掌按压使其复位。

八、腹部肌肉拉伤

腹部肌肉拉伤，多发生于腹直肌、腹外斜肌和腹内斜肌，尤以腹直肌拉伤较为多见。

（一）病因

常因突然剧烈的挺腹和收腹动作，如体操和跳远运动中，踏跳腾空落地等动作，在准备活动不充分的情况下，由于腹肌的突然急剧收缩，而易于引起拉伤。

（二）症状

腹部肌肉拉伤处疼痛，尤其在仰卧起坐动作时疼痛加剧。不敢伸腰挺腹，常弯腰捧腹而行。在咳嗽、打喷嚏时，也需以手按腹以减轻疼痛。检查腹部常无固定压痛点。

（三）治疗方法

治法：行气活血止痛法。

操作步骤：让患者仰卧于治疗床上，若患者腹肌因疼痛而痉挛紧张，可让其双腿屈膝，自由呼吸，以缓解其痉挛。施术者先用手掌着力，轻轻按摩腹部肌肉5～10分钟，手法由轻酌情慢慢加重。在中脘穴、气海穴、关元穴、天枢穴等处进行重点按揉。再用双手着力，反复抓提腹肌，边抓提边移动位置，反复7～8次。然后再用拇指着力，反复点揉足三里、三阴交等穴。

九、耻骨炎综合征

耻骨炎综合征，是指耻骨联合处疼痛和明显压痛，单侧或双侧耻骨骨质吸收破坏，病程自限，并能自愈。为一种良性非化脓性炎症。又称"耻骨骨膜炎"、"耻骨软骨炎"、"非化脓性耻骨骨炎"、"骨盆神经痛"、"痛性骨炎"、"耻骨联合骨关节病"等。

(一)病因

本症病因尚不十分明了，有人认为是由于外科手术损伤，或碰伤耻骨骨膜引起，或直接外伤引起。或由于损伤了前列腺静脉丛及骨盆内的血管，而形成耻骨炎。也有人认为本病系继发性感染，或低毒力性骨髓炎。还有人认为局部神经血管调节障碍，是发生本病的原因。更有人认为，本症是由以上多种综合因素引起。

(二)症状

在耻骨联合附近手术后2～12周内，患者突然出现耻骨联合处的疼痛，呈单侧或双侧，并向大腿内侧伸延，继而可波及到坐骨粗隆。或伴有下腹痛及下肢活动困难，行走时呈特殊的"鸭步"步态。咳嗽或打喷嚏时疼痛加重，或有排尿痛、排便痛等。病变累及耻骨上支或坐骨结节，则大腿外展受限，不敢翻身，单腿站立时疼痛加剧。一般局部无红肿，可伴有低热。少数患者血沉加快，偶有白细胞增多。X线拍片检查：

早期：可无阳性发现，发病后1～8周才有可能出现异常影像。

糜烂期：耻骨联合失去明确的边缘，即所谓"骨膜擦伤"。耻骨联合间隙呈现不同程度增宽(0.6～4.8厘米)，边缘出现纵行带状透明影，居中央或偏一侧呈长条状、分叉状或水滴状，多与耻骨联合平行，有的可出现小囊状稀疏区。

进行期：骨及软骨破坏而成为"虫蚀样"或"鼠咬样"表现，破坏区骨纹理模糊不清。

痊愈期：可见受累骨骨质硬化，在耻骨联合的两侧边缘之间有骨痂形成，结果使耻骨联合变窄(0.2～0.4cm)。

(三)治疗方法

治法：理气活血止痛法。

操作步骤：让患者仰卧于治疗床上，施术者先用拇指端着力，反复点揉耻骨联合及其两侧，在曲骨穴、横骨穴、气冲穴等处，进行重点揉按，手法由轻逐渐加重。再用手掌大鱼际着力，反复按揉耻骨联合及其下腹部。然后，用捏揉法，反复捏揉大腿内侧肌肉，以及五里穴、阴廉穴、急脉穴等。用以理气活血，改善局部血液循环，促使其尽快痊愈。

十、背部软组织损伤

背部软组织损伤，主要是指背阔肌、肩胛提肌，以及附着于颈胸椎棘上韧带的菱形肌、斜方肌的损伤或劳损。

(一)病因

引起背部软组织损伤的原因，有直接暴力或间接暴力两种。经常反复的肩臂部牵拉，突然的闪挫、抻扭等损伤；以及长期慢性劳损，均可使肩胛周围及背部软组织发生损伤。如出现背阔肌在肩胛下角处撕裂；肩胛提肌、小菱形肌在肩胛内上角处撕裂；或斜方肌在肩胛冈缘处撕裂；大菱形肌在肩胛骨脊柱缘处撕裂，以及附着在颈胸椎脊上韧带的大小菱形肌和斜方肌等撕裂。

(二)症状

1. 急性损伤肩背部疼痛难忍，肩胛骨内缘与脊柱之间有明显的压痛，筋肉僵硬，其疼痛牵掣颈肩部，重者可出现局部肿胀隆起，或出现条索状结节，咳嗽及深呼吸时疼痛加剧。伤侧上肢活动受限，不能持重。

2. 慢性劳损肩胛骨附近肌肉一般无疼痛，但在肩胛骨活动时，可出现酸痛无力。若肩关节剧烈活动，则肩胛骨内缘出现明显疼痛，以致引起肌肉痉挛和活动受限。

（三）治疗方法

治法之一：理筋舒络止痛法。

操作步骤：让患者端坐于治疗凳上，施术者站其身后，先用双手着力，反复拿揉双肩。并用拇指着力，反复点揉大椎、大杼、天宗、风门、肺俞等穴，对其受伤之处进行重点拿揉。再用手掌着力，自大椎穴沿脊柱两侧背部自上向下反复推揉，对其损伤之处重点多推揉几次。最后，用拍子或虚拳着力，反复拍打肩背部3～5遍。

治法之二：按揉点穴止痛法。

操作步骤：让患者俯卧于治疗床上，施术者用右手着力，反复按揉肩背损伤之处的软组织5～10分钟。再用拇指着力，反复点揉大椎、大杼、风门、肺俞、天宗等穴，在其损伤结节之处，进行重点点揉，使其缓解。最后，用拍子或虚拳着力，反复拍打肩背脊柱两侧肌肉，反复3～5遍。用于活血化瘀，改善血液循环，舒筋活络而止痛。

第二节　上肢部软组织损伤

一、肩关节扭挫伤

肩关节扭挫伤，是指肩部遭受直接暴力冲击，或因扭转旋拧的间接暴力作用，致使肩部软组织产生损伤，出现出血水肿，韧带撕裂，局部肿胀，或关节活动受限等症状。

（一）病因

多因肩部遭受直接或间接暴力，如跌仆、磕碰、扭挫、冲撞、押拧、掀闪等外力，损伤肩部肌肉韧带，筋腱滑囊等软组织所致。

肩部扭挫伤，常发生在肩部前后或外上侧方，并以闭合性损伤为特点。如突然后背内拧，多伤及肩部前侧；高举过力或掀闪，多伤及肩的上方；突然前伸受押戳之力，多伤及肩的后侧方；跌仆、冲撞或外力打击，大多伤及肩的外侧或上方。浅而轻者为伤，深而重者为创，久不复原者为损。伤有新伤、旧伤，新伤常常引起毛细血管破裂，血溢于脉管之外，瘀散于皮肤之下；旧伤则出血机化吸收，而发生软组织粘连，造成肩部活动受限。

（二）症状

由于肩部扭挫受伤部位的不同，而伤后产生不同的症状：

1. 肩前侧扭挫伤肩前部肿胀疼痛，伤肢前屈时疼痛无力，后伸时疼痛加剧。在肩前侧损伤处有明显压痛。胸锁关节损伤时，在锁骨内侧端下方压痛；肱二头肌短头损伤时，在肩胛喙突处压痛。患侧上肢前屈、外展、后伸、抬举活动均可出现不同程度受限。不能持重抬肩搬提物品，日久之后，肿胀虽消，瘀血吸收，但可出现筋膜粘连，则伤处仍有疼痛，或出现肌腱僵硬、关节活动受限等。

2. 肩后侧扭挫伤肩后部肿胀疼痛，伤肢后伸时疼痛，前屈时牵拉疼痛加剧。肩后方损伤处有明显压痛。肩胛胸壁关节扭伤时，肩胛呈弥漫性压痛；大小圆肌损伤时，肩胛冈下中央压痛。伤肢外展、上举困难，只能后伸不能前屈内收，摸不到对侧肩头。

3.肩上方扭挫伤肩上方肿胀疼痛，伤肢酸沉无力。肩胛冈上方有明显压痛，伤肢外展时疼痛加重，以外展至90°时疼痛最剧，不能扛抬端提重物。

4.肩外侧扭挫伤肩外侧肿胀疼痛，肩峰下方压痛，肱二头长头肌腱挫伤时，多在结节间沟处压痛。伤肢外展时疼痛加重，不能牵拉端提重物。

(三)治疗方法

治法：舒筋活血止痛法。

操作步骤：让患者坐于治疗凳上，施术者站其身旁。用一手提起持定伤肢，用另一手拇指着力，反复按揉肩部周围软组织及其损伤之处肌肉穴位。肩前侧损伤时，按揉肩前侧损伤处及其周围软组织，和中府、云门、缺盆等穴位，以及肱二头短头肌腱附着处；肩后侧损伤时，重点按揉肩后肩胛骨损伤处及其周围软组织，和秉风、曲垣、天宗等穴位，以及大小圆肌的附着点等；肩上方损伤时，用双手着力，反复拿揉肩上方肌肉和肩井穴等；肩外侧损伤时，用拇指着力，反复按揉肩外侧损伤之处，及其软组织和肩髃、臂臑、臑俞、臑会等穴位，以及三角肌、肱二头长头肌腱等。若属陈旧性损伤，或已发生粘连，应用拇指加大用力进行弹拨，促使其粘连剥离开来。再用一手按住肩头固定，另一手握住伤肢腕部，反复进行大幅度旋摇活动，各反复7～8圈，充分活动肩关节。最后，用双手着力，反复捏揉肩部及上肢肌肉，舒筋活血止痛。

(四)注意事项

1.肩关节扭挫伤，采用手法治疗同时注意肩关节的活动功能的锻炼。

2.采用手法治疗之前，必须除外骨折脱位。有骨折脱位时，按骨折脱位治疗。

二、臂丛损伤综合征

臂丛损伤综合征，是指由于臂丛神经损伤，所引起的上肢肌肉麻痹，感觉和运动均产生障碍的一种综合性病症。

(一)病因

臂丛神经损伤，多见于各种传染(主要是病毒性传染病)，外伤之后(包括手术损伤等)，和人工助产的新生儿。或因直接暴力的枪伤、刺伤、切割伤、钝器伤等。偶可见于锁骨下动脉瘤，颈肋综合征及前斜角肌综合征的病人。

(二)症状

由于臂丛神经损伤部位的不同，而产生不同的麻痹症状。按目前的分型方法，将其分为以下四种类型：

1.上束综合征

以颈5、6神经损伤为主，而表现出以下症状。

(1)肌肉麻痹：主要有三角肌、肱二头肌、肱肌、肱桡肌。其次尚有冈上肌、冈下肌、前锯肌、胸大肌、背阔肌与菱形肌等发生不全麻痹。

(2)运动障碍：累及肩部及上肢的屈曲运动。肩部运动几乎完全丧失，前臂屈曲无力，手呈蔓状下垂，不能向上举手。

(3)感觉障碍：位于上臂和前臂的外侧呈根型分布的感觉障碍。当压迫锁骨上点时，可有疼痛反应。

(4)肩带肌麻痹：同时可伴有明显的肌肉萎缩。尤其是三角肌、冈上肌和冈下肌、以及臂屈肌。肱二头肌反射和桡骨膜反射消失。

2. 中束综合征

以颈 7 神经损伤为主，而表现出以下症状。

(1)肌肉麻痹：主要有肱三头肌和前臂诸伸肌及桡侧伸腕长肌和伸腕短肌。

(2)运动障碍：主要表现在臂腕及手指的伸展作用丧失或减弱。

(3)感觉障碍：只限于前臂的背侧面和手背的外侧面窄条区有感觉丧失。肱三头肌反射与掌桡骨膜反射消失。

3. 下束综合征

以颈 8 胸 1 神经损伤为主，而表现出以下症状。

(1)肌肉麻痹：主要有大鱼际肌和小鱼际肌的肌肉麻痹，并可伴有明显的肌肉萎缩。其他尚有骨间肌与蚓状肌、屈指深肌与屈指浅肌。

(2)运动障碍：主要表现在手部和手指，可见其活动功能丧失，仅手指第一节背伸活动尚存。

(3)感觉障碍：主要表现在上臂和前臂及手的内侧面，呈根性分布区的感觉迟钝或消失。

(4)若同时有参与星状神经节的神经根交通支损伤时，可产生一侧瞳孔缩小，眼球凹陷，眼裂小等 HorNer 病症。

4. 全部损伤综合征

以颈 5 至胸 1 神经全部损伤时，而表现出以下症状。

(1)臂丛全部遭受损伤时，整个上肢呈弛缓性麻痹，各关节主动运动丧失。由于斜方肌运动尚存在，故可轻微耸肩，其他运动一概丧失。

(2)感觉障碍：除上臂内侧有部分区域受第 2、3 肋间神经支配而感觉尚存外，其他区域感觉全部丧失。

(3)上肢肌腱反射全部消失，局部皮肤温度下降，末梢水肿明显。初期肢痛剧烈，以后逐渐消失，则出现肌肉萎缩。

(4)因胸 1 神经同时受损，可出现 HorNer 综合病征。

病损一般仅限于一侧上肢，但属病毒感染者，也有两侧上肢相继发病的病例。

(三)治疗方法

治法：活血通络舒筋法。

操作步骤：让患者端坐于治疗凳上，施术者站其伤侧，先用双手着力，反复捏揉肩部及上肢四面肌肉，对其各条经络穴位之处，进行重点捏揉，反复 3～5 遍。再用一手拇指着力，反复点按揉动缺盆穴及臂丛神经的锁骨上点，手法由轻柔逐渐加大用力。再用一手握住伤肢腕部，将伤肢提起持定，用另一手中指着力，伸入伤肢腋窝中，反复抠拨点揉极泉穴(臂丛神经腋路)和青灵穴。再用拇指着力，反复点揉抠拨曲池穴和尺泽穴、曲泽穴等，使其酸麻之感放散至手部(刺激桡神经和正中神经)；再用中指着力，反复按揉抠拨少海穴和小海穴等，使其酸麻之感放散至手小指侧(刺激尺神经)。再用捻指法，顺序反复捻动五指，用以活血通络。再用拔指法，顺序反复牵拔五指，并使其发出清脆的声响。再用双手掌对合着力，反复揉按搓动肩部前后两侧，及其上肢四面肌肉。最后，用拍打法，反复拍打肩部及上肢四面肌肉，用以活血化瘀，疏通经络。

(四)注意事项

1.臂丛损伤综合征在采用手法治疗的同时，配合中西药物和上肢活动功能的锻炼，以防肌肉萎缩等。

2.臂丛损伤综合征，恢复比较缓慢，治疗要有耐心。

三、冈上肌肌腱炎

冈上肌肌腱炎，又称"冈上肌肌腱损伤"，是由于外伤或劳损，引起的冈上肌腱的撕裂，或退行性改变，或长时期超强度的积累性磨损，致使冈上肌肌腱产生无菌性炎症反应，称"冈上肌肌腱炎"。

(一)病因

本病好发于 30 岁左右的中青年，以长期从事体力劳动或体育锻炼的运动员，发病较多。当上肢外展至 60 度至 120 度时，肩峰与肱骨大结节的间隙最小，冈上肌肌腱在其间受到挤压和磨擦。因此，经常大量反复外展肩部，或反复在肩外展起动时用力过猛，均可使冈上肌肌腱损伤。

冈上肌位于肩部腱袖中央，受力于四方，又是力的交汇点。因此，冈上肌肌腱炎可由小的创伤，而逐渐积累形成。冈上肌起于冈上窝，其肌腱从一个狭小的间隙通过，这个间隙的上部是喙突肩峰韧带，肩峰下滑囊，下部是肩关节囊，最后终止于肱骨大结节的上部。当冈上肌腱在这个狭小的间隙内通过时，极易受到挤压磨擦而损伤。冈上肌的退行性改变，不能耐受长期而又超强度的磨损，致使引起无菌性炎症。

外伤也可引起冈上肌肌腱损伤，甚至导致冈上肌腱断裂，一般断裂的部位在距大结节约 1.25cm 以内。断裂的程度分为部分断裂和完全断裂两种。部分断裂者，多为冈上肌腱内在的部分纤维断裂或撕裂，或为与肩关节囊或滑囊壁融合的纤维撕裂；完全断裂者，为冈上肌肌腱完全横断。

(二)症状

冈上肌腱损伤后引起的炎症，使冈上肌的血液循环减慢，肌细胞的活力下降，pH 值增高，促进了钙盐的沉着，CO_2 结合力降低，从而继发冈上肌腱钙化。冈上肌腱炎的主要表现症状，为疼痛压痛和活动功能受限。

1.疼痛

主要局限于肩峰和肱骨大结节处，可放散至颈肩部，或向下放散至肘部前臂，甚至放散到手部。

2.压痛

压痛点多局限于冈上肌肌腱抵止部，肱骨大结节的顶部，可随肱骨头的旋转而移动位置。

3.活动受限

肩部在外展活动 30 度以内，和外展至 60°～120°之间时(称为中间疼痛弧征)，则疼痛加剧，从而影响肩关节的外展活动。肩外展抗阻力试验阳性。

(三)治疗方法

治法：活血理气舒筋法。

操作步骤：让患者坐于治疗凳上，施术者站其身后，先用一手扶住健侧肩头固定，另一手着力，反复捏揉肩部冈上肌肉及穴位，在肩井、肩中俞、肩外俞、秉风、曲垣、巨骨、肩髃等处，进行重点捏揉，手法由轻逐渐酌情加大用力。再用一手扶住伤肩，另一手握住伤肢之手，反复做伤肢的前屈、抬举和外展，以充分活动伤肢肩关节。再用双手着力，反复拿揉冈上肌肉及上肢部肌肉穴位，对其损伤之处进行重点拿揉。最后，用拍打法，反复拍打颈肩部及上肢四面肌肉。在肩部及上肢重点穴位处，多拍几次，用以活血理气，舒筋活络。

四、肩峰下滑囊炎

肩峰下滑囊炎，又称"三角肌下滑囊炎"。是指肩峰三角肌下滑液囊，因外力损伤或退行性改变等原因，而引起的损伤性炎症。

(一)病因

肩峰下滑囊炎的主要原因，是外力的直接冲击和冈上肌腱退行性改变，以及滑囊变性等因素。如外力直接冲击损伤了三角肌深层的滑液囊，可造成急性损伤性滑囊炎。人体在40岁以后，滑液囊发生变性，同时冈上肌腱的退行性改变，或长期的慢性劳损，促使肩峰下滑囊退变，而发生慢性损伤性炎症。

(二)症状

1.初期

肩部外侧不适，运动轻微的受限，逐渐转变为疼痛、肿胀，并从肩峰下放散至三角肌的止端。可在三角肌前缘出现囊性肿块，肩部轮廓扩大。在上臂外展、外旋、内收时，以三角肌疼痛明显加剧。以肩峰下压痛，为本病的特征。合并有冈上肌肌腱炎时，可出现外展"中间疼痛弧征"。

2.后期

因滑囊壁逐渐增厚，且与腱袖粘连，使肩关节的运动功能逐渐缩小。使冈上肌、冈下肌出现不同程度的肌肉萎缩，逐渐导致三角肌的萎缩。

急性损伤时，以肩部肿胀疼痛为主；慢性损伤时，以肩关节活动受限为主要症状。

(三)治疗方法

治法：急性期活血化瘀，慢性期舒筋通络。

操作步骤：让患者坐于治疗凳上，施术者站其伤侧。先用一手握住伤肢腕部，将伤肢提起持定，用另一手着力，反复进行捏揉肩部及上肢肌肉，在其肩峰下及三角肌处进行重点捏揉 3～5 分钟。再用拇指着力，反复点揉肩髃、肩髎、臂臑、臑会、膈俞、曲池、小海等穴，开始手法宜轻，逐渐酌情加大用力。再用一手按于肩头固定，另一手握住伤肢腕部，反复做肩关节的向前向后旋摇活动，开始手法宜轻，逐渐加大活动幅度。最后，用拍打法，反复拍打肩部及上肢四面肌肉。急性患者，以捏揉点穴轻柔手法为主；慢性患者，应加大用力，以剥离粘连活动肩关节，舒筋通络为主。

五、肱二头肌长头腱鞘炎

肱二头肌长头腱腱鞘炎，又称"肱二头肌腱炎"。因肱二头肌长头腱与腱鞘经常磨擦，引起腱鞘滑膜层水肿等，损伤性慢性炎症。

(一)病因

当肩关节外展旋转时，肱二头肌长头腱在腱鞘内滑动幅度最大。经常反复用力做肩关节的外展外旋活动，加剧了肌腱与腱鞘的磨擦，促使腱鞘滑膜层发生水肿等，慢性损伤性炎症反应。腱鞘变窄而影响肌腱在腱鞘内的滑动，而引起本症。故也有人将其列入狭窄性腱鞘炎的范围。人体在中年以后，肱骨结节间沟变粗糙狭窄，肩关节的活动加剧了肌腱与鞘壁之间的磨损，亦可引起腱鞘炎。另外慢性习惯性肱二头肌腱滑脱，也是诱发本病的原因。

（二）症状

肩部疼痛，活动时加剧。尤以外展外旋上肢，或伸肩时疼痛更甚。疼痛部位及压痛点，均在肱骨结节间沟处（肩髃穴），休息后症状缓解。本病好发于中年人，急性期主要表现为三角肌保护性痉挛，局部肿胀疼痛，常将上肢内收内旋抱于胸前。检查局部可摸到捻发音，本病也可与肩关节周围炎等肩周病并存。

（三）治疗方法

治法：捏揉点拨舒筋法。

操作步骤：让患者坐于治疗凳上，施术者站其伤侧。先用一手握住伤肢腕部提起持定，用另一手着力，反复捏揉肩部及上肢肌肉穴位，在肩井、肩髃、肩贞、肩髎、臂臑、膈会等穴处进行重点捏揉。再用拇指着力，反复点揉抠拨肩髃穴，手法由轻逐渐加大用力。再用一手着力，反复拿揉患侧肩及上肢肌肉。再用摇肩法，反复旋转摇动肩关节，旋转摇动的幅度逐渐加大。最后，用拍打法，反复拍打肩部及上肢四面肌肉 3～5 遍。用以舒筋通络，理气活血而止痛。

六、肱二头肌长头腱滑脱

肱二头肌长头腱滑脱，又称"肱二头肌腱滑脱"。是指肱二头肌长头腱，因外力作用脱出肱骨结节间沟，滑向小结节的前方，而引起肩部疼痛，活动功能障碍等症状。

（一）病因

由于肩关节的外展外旋活动，使肱二头肌长头腱在结节间沟内的活动范围最大，这种活动的长期反复磨擦，容易引起慢性劳损。若突然用暴发力时，容易引起胸大肌或肩胛下肌抵止部的急性撕裂，致使肱二头肌长头腱滑动于结节间沟的内缘之上，即为肱二头肌腱滑脱。也可因过度用力，做肩部外展外旋活动，使肱二头肌长头腱与肌腱联合部的较粗部位嵌顿于腱管而发生症状。故此症好发于投掷标枪、铅球、铁饼、手榴弹等项运动中。

先天性肱骨小结节发育不良，结节间沟内壁坡度较小，而致结节间沟变浅。中年以后，肩关节发生退行性改变，胸大肌和肩胛下肌抵止部的撕裂或松弛；肱二头肌长头腱的松弛或延长；加上结节间沟底部的增生，致使结节间沟变浅，都可引起肱二头肌长头腱的习惯性滑脱。

（二）症状

大多有明显外伤史，肱二头肌长头腱肿胀疼痛，上臂无力，活动功能障碍。丧失外展、内收、外旋、内旋、抬举等各方向的活动，仅可做胸肩关节活动。当肩部外展外旋，或前屈外展时，可摸到肱二头肌长头腱的弹跳，或听到弹响。走路时伤肢不能前后摆动，多用健侧手托扶伤肢前臂，保持屈肘位，以减少活动及上肢重量引起的疼痛。

（三）治疗方法

治法：理筋复位法。

操作步骤：让患者坐于治疗凳上，施术者站其伤侧。先用一手握住伤肢腕部将伤肢提起持定，与肩平齐（促使肩部肌肉放松），再用另一手拇指着力，反复按揉肩部及其周围肌肉穴位，再拿而捏揉肩髃、肩贞、肩髎、臂臑、臑会等穴。再用拇指着力，由前向后反复拨动肱二头肌长头腱处，以促使其复位，并用拇指反复按揉其周围软组织，理筋顺筋，以促使其逐渐修复。再用一手着力，反复拿揉肩及上肢肌肉部位。最后，用拍打法，反复拍打肩部及上肢肌肉。

七、肩关节周围炎

肩关节周围炎，简称"肩周炎"。是肩关节周围发生的一种退行性无菌性炎症。好发于50岁左右的中老年人，故又称"五十肩"。因其在不同的发展阶段而表现出不同的症状，故又有"漏肩风"、"肩凝症"、"冻结肩"等病名。

(一)病因

由于人体进入中老年之后，免疫功能下降，同时肩关节周围的软组织，经过长时期的慢性劳损，而产生退行性无菌性炎症反应。或由于肩部周围慢性肌腱炎、滑囊炎、肌腱撕裂、韧带拉伤等继发炎症反应。或由于胸腔腹腔术后，或上肢及手部的骨折创伤，或肺部肿瘤、带状疱疹、颈椎病、心肌梗死等病症而诱发。

肩关节由腋神经、肩胛上神经、肩胛下神经、胸外侧神经及肌皮神经支配。这些神经的分支在肩关节的滑膜上形成神经网，当滑膜受到炎症刺激时，常会引起疼痛。肩关节囊的纤维层及周围韧带，也会受到炎症侵犯，而反复或持久地出现浆液性纤维素性渗出物，致使肩关节周围发生粘连。因肩关节周围软组织病变，致使发生明显疼痛，而使肩关节活动明显减少或不再活动，这样又会引起静脉和淋巴回流不畅，局部循环减慢，而出现组织水肿，浆液性纤维素性渗出物增加，其纤维素促使肩关节周围的肌肉筋膜韧带发生粘连。

在肩部急性损伤期，可由软组织的损伤撕裂或骨折脱位，促使浆液性纤维素性渗出物大量出现，若在早期进行一些不适当的活动，则渗出物更会增多，以及钙盐的沉积，致使软组织发生粘连。使关节活动幅度缩小，关节囊皱襞及滑膜反折处，经常处于褶折状态，会进一步促进粘连的加剧。由于骨膜腔辅助囊壁粘连，使肩关节下方的隐窝消失，盂肱关节囊的容量下降，障碍了上臂向任何方向的运动，而固定于下垂姿势。

(二)症状

肩关节周围炎的不同发展时期，表现出不同的症状，因此临床将其分为以下四期：

1.初期

又称"炎症期"，主要表现为肩部周围的疼痛。是由于肩关节周围软组织的退行性无菌性炎症，或创伤反应性炎症而引起。也有人称其为"疼痛期"。受风着凉是本病的发病诱因，故中医称其为"漏肩风"。

2.中期

又称"粘连期"，主要表现为肩关节的活动障碍。是由于肩关节周围在炎症期的浆液性纤维素性渗出物，致使肩部周围某些肌肉韧带、筋膜、滑液囊等软组织的粘连而引起，可产生前屈、内收、抬举、外展、后伸等不同方向，不同程度的活动受限。也有人称其为"运动障碍期"。中医称其为"肩凝症"。

3.后期

又称"冻结期"，主要表现为肩关节强直僵硬固定于下垂姿势。是由于肩部周围软组织的广泛粘连，完全的愈着所致，犹如冻结之势。也有人称其为"固定期"。中医称其为"冻结肩"。

4.恢复期

又称"自愈期"，肩周炎的自愈能力是很强的，大部分患者，在初期通过适当的活动锻炼或配合治疗，很快自愈。中期患者，虽有粘连，通过适当的治疗，和运动功能的锻炼，大多可取得较好的效果。即使后期患者，通过适当的治疗和锻炼，循序渐进，缓缓图之，坚持一段时间，也可取得一定效果。绝大多数患者，经过两三年后，均可缓解症状而自愈。因此治疗肩周炎，配合功能锻炼非常重要。

(三)治疗方法

治法之一：点揉摇肩法。

操作步骤：让患者坐于治疗凳上，施术者站其伤侧。用一手握住患肢腕部将患肢提起，用另一手拇指着力，反复点揉肩髃、中府、云门、拿揉肩贞、肩髎、臑腧、臑会等穴，以及肩部肌肉韧带等软组织。再用一手按住健侧肩头固定，用另一手着力，反复拿揉肩井、巨骨、肩贞、秉风、曲垣、天宗等穴，以及肩胛部软组织。再用一手握住伤肢腕部，将伤肢提起至抬举伸直位，用另一手拇指着力，反复拨揉极泉穴，肩贞穴、青灵穴等，并用手拿揉上肢肌肉。然后，让患者站起，术者用肩部抢摇法，双手交替反复抢摇活动肩关节，往返旋转抢摇各十余圈，以充分活动肩关节，以防粘连。最后，用拍打法，反复拍打肩部及上肢四面肌肉。

本方法适用于治疗肩周炎的初期患者，能通经活络，活动关节，散风止痛，预防粘连。

治法之二：拨揉引伸法。

操作步骤：让患者坐于治疗凳上，施术者站其身后。先用一手按于健侧肩部固定，用另一手拇指着力，反复点拨天宗、肩井、肩贞、肩髃、中府、云门等穴，并反复捏揉肩部及上肢肌肉，对其粘连之处，进行重点拨揉，用以理气活血，剥离粘连。再用前屈内收引伸法，引导伤肢之手触及健侧肩头，以促使伤肢恢复前屈内收活动功能，拉开肩后方的软组织粘连。再用后背引伸法，引导伤肢向后背伸，并尽量使患肢之手触及健侧肩胛，促使其恢复肩关节的后伸功能，拉开肩关节前侧的软组织粘连。再用外展抬举引伸法，引导患肢经外展位向上抬举，再屈肘横臂，尽量使患肢之手摸及头枕部，用以促使肩关节恢复外展抬举功能，拉开肩关节下部的粘连。再反复拿揉肩部及上肢肌肉。最后，用拍打法，反复拍打肩部及上肢四面肌肉，用以理气活血，放松肌肉，解除粘连，恢复其正常活动功能。

本方法适用于肩周炎的中期，可剥离粘连，解除肩关节的活动受限，恢复其活动功能。

治法之三：盘肩旋摇法。

操作步骤：让患者坐于治疗凳上，施术者先用双手着力，反复捏揉拿揉肩部及上肢肌肉穴位，促使其逐渐放松。再用盘肩法，即用双手十指交叉，合抱于肩头，以双手及臂肘的协同用力，反复交替往返旋摇活动患侧肩关节，活动幅度开始宜小，逐渐加大活动用力和活动范围。在其肩关节活动范围恢复较大时，再用摇肩法，即用一手按住患侧肩头固定，用另一手握住患肢腕部，反复往返交替做上肢的旋转摇肩活动，旋转活动幅度，开始宜小，逐渐加大旋摇活动幅度和用力。以促使其恢复肩关节的活动功能，逐渐牵拉旋摇剥离其肩周软组织的粘连。最后，用拍打法，拍打肩部及上肢四面肌肉。

本方法适用于治疗肩周炎中期，可解除肩周软组织的粘连，缓解症状，恢复活动功能。

治法之四：摇橹划桨法。

操作步骤：让患者侧卧于治疗床上，患肢在上。施术者先用双手反复捏揉肩部周围肌肉穴位，再剥离其粘连，促使肌肉放松。再让一助手站其床头，用双手握住患肢手腕部。

术者用一手按住患侧肩胛骨固定，另一手握住患肢肘部，与助手默契协同用力，先在屈肘位反复旋摇肩关节，反复数圈之后，再用暴发寸劲，将患肢牵拉至抬举直伸位姿势。然后，再做向回旋摇活动，反复数圈之后，再用暴发寸劲，将患肢扳摇至外展抬举姿势，用以撕开肩关节周围的软组织粘连。最后，再捏揉肩及上肢肌肉，理气活血，放松肌肉，解除粘连，恢复活动功能。

本方法适用于肩周炎中期粘连较重的患者。但由于手法比较剧烈，患有高血压、心脏病的患者，应慎用或禁用，以免发生意外。可改用比较柔和的手法，缓慢图之。

治法之五：扳肩法。

操作步骤：让患者仰卧于治疗床上，施术者先用双手捏揉患侧肩及上肢肌肉穴位，拨揉其粘连之处，促使其肌肉放松。再用一手握住患肢腕部，另一手握住患肢肘部，双手协同用力，将患肢扳提至抬举伸直位。反复数次后，再用暴发寸劲用力扳动患肢，尽力使其达到抬举 180°，一次达不到的，也可分几次做到，以缓解肩周炎的抬举受限。最后，再用拿揉法，反复拿揉肩部及上肢肌肉。理气活血，放松肌肉，散风祛寒，解除粘连，恢复肩关节活动功能。

本方法适用于治疗肩周炎粘连期的伸直抬举活动受限者，以及肩部挫伤后遗活动受限者。

治法之六：扛肩法。

操作步骤：让患者坐于治疗凳上，施术者先用手捏揉肩部及上肢肌肉穴位，剥离其粘连之处，放松肌肉。再用双手十指交叉，合抱于患侧肩头上，用肩扛住患肢肘部，用双手及肩协同用力，上扛下按，使患肢在外展位向上抬举，并用暴发寸劲撕开肩下部的粘连，以解除肩关节的外展抬举受限。最后，再用捏揉法，反复捏揉肩部及上肢肌肉；用拍打法，拍打肩部及上肢四面肌肉。

治法之七：悬崖勒马法。

操作步骤：让患者坐于治疗凳上，施术者站其身后，先用双手捏揉肩及上肢肌肉穴位，剥离其粘连，促使其肌肉放松。再让患者双臂上举，双手握紧。术者一手握住患者双手向回用力拉，同时另一手按于患者颈肩结合部用力向前推，双手协同用力反复数次之后，再用暴发寸劲推拉 1～2 次，用以解除其粘连，称"悬崖勒马法"，因其形象而得名。

治法之八：大鹏展翅法。

操作步骤：让患者坐于治疗凳上，施术者站其身后，先用双手反复捏揉肩及上肢肌肉穴位，剥离其粘连，促使肌肉放松。再用双手分别握住患者双上肢前臂，反复做肩关节的向前向后交替旋转活动。因其姿势形象而称"大鹏展翅法"，用以充分活动肩关节，恢复各个方向的活动功能。

本方法适用于肩关节周围炎的恢复期，和解除粘连之后，防止其再度粘连，和解除残留的粘连，促使肩关节活动功能的早日恢复。

(四)注意事项

1.手法治疗的同时，配合肩关节活动功能的锻炼尤为必要，可防止和缓解肩关节周围的肌肉痉挛和粘连。

2.对于粘连较重的患者，手法治疗应当缓慢进行，逐步拨离，慢慢拉开切不可生扳猛牵，以免造成新的损伤。

八、肘关节损伤

肘关节损伤，又称"肘部软组织损伤"，"肘部扭挫伤"等。是指肘关节遭受直接或间接暴力，使肘关节发生超生理性运动，或持久而反复的劳累等因素，引起肘部肌肉韧带、关节囊的牵拉扭挫等损伤，或慢性劳损。

（一）病因

肘关节损伤，大多由间接外力所致。如常提重物，过量举重，翻身卧压，反复推抱等肘部的过量运动，以及扭拧、冲击，跌倒时肘关节过伸着力挫伤等。直接暴力冲击肘部也可引起损伤，但较少见。

（二）症状

肘关节损伤可分为急性损伤，即肘关节扭挫伤；和慢性劳损，即肘关节劳损两种类型：

1. 急性损伤

有明显外伤史，以外侧及前部损伤多见，肘部红肿疼痛，活动无力，屈伸旋转活动时疼痛加重，肿胀处压痛明显，肘关节屈伸活动困难，肘前方或外侧疼痛，旋转前臂活动受限。

2. 慢性劳损

肘关节酸痛，活动无力，受凉及劳累时加重，甚至肘关节挛缩，伸屈不利。或因血肿机化，长期不消形成骨化性肌炎等，是由急性损伤治疗不当而转成慢性。

（三）治疗方法

治法：舒筋活血通络法。

操作步骤：让患者坐于治疗凳上，施术者用一手握住伤肢腕部固定，用另一手着力，反复捏揉伤侧上肌肉穴位，对急性损伤者手法宜轻不宜重，促使其肌肉放松，舒筋活血。再用拇指着力，反复捏揉点拨肘部肌肉韧带，在曲池、曲泽、尺泽、小海、少海、天井等穴，进行重点拨揉。再反复做肘关节的屈伸活动和旋转活动，手法由轻酌情加大用力，活动范围也逐渐增加，不可猛力扳拧。再用拿揉法，反复拿揉患肢肌肉，并用一手握住上臂，另一手握住腕部，双手协同用力拔伸肘关节数次。最后，用拍打法，反复拍打上肢四面，用以理气活血，舒筋通络。在其损伤初期手法宜轻，并多在其损伤周围运用活血放松手法，以帮助其吸收。后期或慢性患者，可在肘关节损伤局部运用手法，以解除其粘连，促进其关节活动功能的恢复。

（四）注意事项

1. 手法治疗必须轻柔，尤其在损伤的急性期，更不可猛力捏揉，以免加重局部的出血和渗出，形成骨化性肌炎。

2. 必须除外骨折，才可采用手法治疗。

第三章　关节脱位与关节紊乱

第一节　上肢部关节脱位

一、肩胛骨脱位

肩胛骨与胸壁之间的连接，虽不具备一般解剖学的关节之结构，但在其作用功能上应视为肩关节的一部分——肩胛胸壁关节。其活动与肩胛前间隙有着密切关系。肩胛前间隙是位于肩胛骨前面的肩胛下筋膜与胸壁之间的狭窄间隙，肩胛骨即沿此间隙而活动。此间隙又被位于该处的前锯肌分为前肩胛前间隙与后肩胛前间隙，两个彼此独立的间隙。

肩胛骨的运动方式，可分为抬高、抑低、上旋、下旋，以及向外(外展)、向内(内收)等六种运动方向。肩胛骨向上旋转时，肩胛下角比内上角更向外前方移动，致使肩胛盂朝上；向下旋转时则相反，肩胛盂也朝下。正常的肩胛骨与肱骨一起运动，当上臂外展超过90°时，肩胛骨必须向上旋转。若上臂前屈内收时，则肩胛盂必然朝前。

(一)病因

当上臂向前上方抬举时，致使肩胛骨向前上方极力旋转，其肩胛下角过度移向前外上方。此时前胸壁遭受到撞击或挤压性暴力，致使肩胛下角嵌入肋间隙之中，而不能还纳，即形成为肩胛骨脱位(俗称摘膀扇子)。常见于单双杠及吊环运动员，以及车祸等外伤。

(二)症状

有明显的外伤史，局部疼痛或有肿胀。伤肢无力，活动受限。检查时可摸到肩胛下角被固定于前外侧。虽然能做上臂外展伸举活动，但肩胛骨仍不移动，可与对侧肩胛骨相对照。其肩胛下角被卡在肋间隙之中，而不能活动。

(三)治疗方法

治法：牵臂扳胛复位法。

操作步骤：让患者俯卧于治疗床上，让助手用双手握住伤员伤肢腕部，将其经外展位牵拉至抬举位，并持续用力牵引，促使肩胛下角极度向前外上方移动。施术者用一手拇指抠住肩胛骨内下缘，其余四指顺势握住肩胛下角，先向下按压，至其脱开卡口之后，再向前外上方推扳提取，使其脱开卡口，至肩胛骨活动自由。再让助手放松上肢，术者将肩胛下角再扳向脊柱，使其恢复原位，即可恢复正常活动。

二、肩锁关节半脱位

肩锁关节，是由肩峰与锁骨外端相连接而构成的微动关节。它不具备一般活动关节的特点，只是由软骨将其连接。当其遭受外伤之后，大多引起该关节的错缝，而造成半脱位。

(一)病因

常因肩头遭受暴力，如跌倒肩头着地，或外力撞击肩头，由于力的传导，致使肩锁关节错位，并由于胸锁乳突肌的牵拉作用，故错位的锁骨远端多向上方移位翘起，而形成为"肩锁关节半脱位"。

(二)症状

肩头上肩锁关节处红肿压痛，局部肿胀隆起，肩及上肢活动时疼痛加重。新鲜脱位局部可有创伤性炎症反应，按压锁骨远端可有颤动感。日久血肿机化结缔组织增生，而形成隆起的粘连结节，将其固定在半脱位状态，而成为陈旧性肩锁关节半脱位。X 线拍片，可见肩锁关节间隙增宽，锁骨远端向上移位。

(三)治疗方法

治法：捏揉按压复位法。

操作步骤：让患者端坐于治疗凳上，施术者站其伤侧。先用一手握住伤肢持定，用另一手着力，反复捏揉肩锁关节及其周围肌肉韧带和胸锁乳突肌等软组织，理气活血舒筋通络。再用双手拇指着力，按压肩锁关节之锁骨远端上，用暴发寸劲猛力向下按压，使其复位。再用绷带包扎固定，对其肩肘之绷带要包扎紧固多包几层，以防其锁骨远端再次翘起，一般固定 3～4 周。

三、肩关节脱位

肩关节脱位，一般习惯上将肩盂与肱骨头构成的盂肱关节，称"肩关节"，故将该关节的脱位，也称"肩关节脱位"。

(一)病因

肩盂与肱骨头构成的肩关节，为一结构不稳定，而运动灵活的球凹关节。由于肩胛盂小而浅，肱骨头比较大且呈半球形，其面积约为肩胛盂的 3～4 倍，并且其关节囊薄而松弛，每于遭受外伤之时，易于发生肩关节脱位。

肩关节脱位比较常见，在全身大关节脱位中占第 2 位，好发于 20～50 岁之间的男性成年人。依据脱位后肱骨头所处的位置，可分为肩关节前脱位(包括喙突下脱位和锁骨下脱位)、肩关节后脱位、肩关节下脱位(包括肩盂下脱位及直举型下脱位)和胸腔内脱位。其中以肩关节前脱位最为多见，在肩关节前脱位中，又可分为喙突下脱位和锁骨下脱位。

肩关节脱位，一般由于直接暴力或间接暴力所造成。直接暴力多因外力从肱骨头后方向前冲击，造成肱骨头向前脱位。间接暴力有两种，一种为传达暴力，如患者侧位跌倒手掌触地，暴力沿上肢传达至肱骨头，可冲破关节囊的前壁，向前滑出至肩胛喙突前下方间隙内，即形成喙突下脱位；若暴力继续作用，以及胸大肌的牵拉力量，可将肱骨头拉至锁骨下部，而形成锁骨下脱位。极个别情况，由于肱骨处于外展姿势，同时暴力过于强大，可使脱位的肱骨头继续向内冲破肋间隙而进入胸腔内，成为胸腔内脱位。另外一种为杠杆作用外力，当上肢过度外旋、过伸、外展、肱骨颈冲击到肩峰，成为杠杆支点，致使肱骨头向前下方滑脱，而形成肩盂下脱位。但有时由于胸大肌和肩胛下肌的牵拉，可使肩盂下脱位，滑至肩盂前而形成喙突下脱位或锁骨下脱位，可见肩盂下脱位，是一种不稳定状态。

肩关节后脱位比较少见，当上肢处于前屈内收位，向前跌仆时手或肘部着地，外力沿肱骨干向上传导，肱骨头将关节囊后壁顶破，而脱出向后方，即形成肩关节后脱位。

肩关节直举型下脱位更为少见，系由高处头向下落下时，或举手支撑落下之重物时，手掌或肘部着力，暴力沿肱骨干传导至肱骨头，致使肱骨头顶破关节囊下壁，滑脱到肩盂下方卡住，而形成为肩关节直举型下脱位。

(二)症状

一般都有明显的外伤史，肩部疼痛剧烈，病人喜用健侧之手托扶伤肢前臂。由于肱骨头脱离肩胛盂，肩部失去圆形膨隆的外形，肩峰明显的突出，形成典型的"方肩畸形"。

在肩峰下触诊有空虚感，摸不到原有的肱骨头，在锁骨下或肩盂旁，可摸到移位的肱骨头。检查搭肩试验阳性(即当伤肢贴于胸部，手掌摸不到对侧肩部)；直尺试验阳性(即用一直尺，一端搭于肱骨外髁处，另一端可搭于肩峰。正常人直尺靠不上肩峰)。肩部畸形伤肢变长，活动肩关节时疼痛加重，并有弹性固定。X线拍片可明确诊断和除外骨折。

(三)治疗方法

治法之一：旋肱复位法。

操作步骤：让患者端坐于治疗凳上，施术者站于伤侧。先将伤肢抬至外展位，并将其手掌夹于术者同侧腋下，用一手握住肘部，另一手握住上臂肱骨中段，双手协同用力，用暴发寸劲做上臂肱骨的旋前及旋后动作，当触及其肩部的响动，即说明已经复位。本方法适用于整复肩关节脱位的下脱位或后脱位等。

治法之二：膝顶拔伸复位法。

操作步骤：让患者端坐于治疗凳上，施术者站其伤侧。用靠近患者伤肩的膝关节，顶于患者伤肩的腋窝中，用双手着力，握住伤肢腕部，双手及膝部协同用力，用暴发寸劲突然猛力，向下牵拉拔伸伤肢，肩关节松动即可复位。本方法适用于肩关节的前脱位、后脱位和盂下脱位。

治法之三：牵腕蹬腋复位法。

操作步骤：让患者仰卧于治疗床上，施术者坐于患者伤侧，用双手着力，握住伤肢手腕部，用靠近伤侧的足跟蹬于伤肩腋窝中，手足协同用力，用突然暴发寸劲猛力牵拉蹬之，触及响动，即已复位。本方法适用于肩关节的前脱位，后脱位及下脱位。

治法之四：牵腕旋臂复位法。

操作步骤：让患者仰卧于治疗床上，助手用双手抱按住患者两髂骨固定，施术者用双手着力，握住患者伤肢腕部，在外展直举130°，与助手做持续性对抗牵引，并向旋前旋后反复旋转伤肢，并酌情逐渐扩大旋转幅度，并于旋转的同时用暴发寸劲，猛力牵拉拔伸上肢，当触及响动，即说明已经复位。本方法适用于肩关节的直举型下脱位。

治法之五：靠背椅式复位法。

操作步骤：让患者侧坐于靠背椅上，将伤肩腋窝跨骑于垫上毛巾的靠背上，其伤肢则下垂于靠背后侧。让助手(或其家属)扶住患者。施术者用双手着力，握住伤肢腕部，用暴发寸劲猛力向下牵拉拔伸伤肢，以松动其肩关节，即可复位。本方法适用于肩关节的前脱位、后脱位及下脱位。

治法之六：架梯式复位法。

操作步骤：让患者伤侧斜靠于靠墙的架梯上，将伤侧肩腋跨骑于架梯阶的横木上，其伤肢自然下垂于梯子下面。施术者在架梯下方，用双手着力，握住伤肢腕部，用暴发寸劲猛力向下牵拉拔伸伤肢，用以松动肩关节，即可复位。本方法适用于肩关节的前脱位、后脱位和下脱位。

(四)注意事项

1.肩关节脱位的手法复位，最好是一次手法复位成功。

2.习惯性肩关节脱位整复复位后，应用绷带固定2周，然后放松再慢慢活动，以免发生肌肉粘连而形成肩周炎。

四、肘关节脱位

肘关节，是由肱骨下端滑车与尺骨上端的半月形切迹，及桡骨小头所组成的屈戌关节。肘关节包括肱尺关节、肱桡关节、和尺桡上关节。肘关节脱位最为多见，约占全身大关节脱位的首位，常见于青壮年人，儿童及老人较少。

（一）病因

肘关节脱位，大多由于传达暴力，或杠杆作用力所造成。当伤员跌仆时，在肘关节伸直，前臂呈旋后位时，掌心触地所产生的暴力，促使肘关节过度后伸，以致鹰嘴突尖端急骤冲击肱骨下端的鹰嘴窝，产生一种有力的杠杆作用，使止于冠状突上的肱前肌及关节囊前臂撕裂。肱骨下端继续前移，则尺骨鹰嘴突向后移位，造成肘关节的后脱位。而使冠状突进入肱骨下端的鹰嘴窝内，肱骨下端滑车被卡在冠状突前方，而不能还纳。

由于暴力方向的不同，有时还可使尺骨鹰嘴突伴有侧方移位。并常合并有冠状突被撕脱，肱前肌被剥离等，以致在肘窝内形成血肿，该血肿容易发生骨化，是整复陈旧性肘关节脱位的最大障碍。若伤员跌仆时屈肘肘尖着地，则暴力由肘后方向前冲击，可将尺骨鹰嘴推移至肱骨滑车的前方，而造成肘关节前脱位。有时由于强力扭转肘关节的暴力，也可造成肘关节分离型脱位，即肱骨下端嵌入分离的尺桡两骨之间，而形成为肘关节分离脱位，这种脱位，临床当中较为少见。

（二）症状

伤员都有明确的外伤史，肘关节肿胀、疼痛、畸形、丧失活动功能。肘关节屈伸受限，呈现弹性固定于屈曲 135° 左右。若有侧方移位，常伴有肘内翻或肘外翻畸形，上臂与前臂比例失调，从前面看后脱位时前臂显短，前脱位时前臂显长，分离脱位肘部增宽。肘部正常的三点骨性标志关系发生改变。X 线拍片可进一步明确诊断，显示移位情况和除外骨折。

（三）治疗方法

治法之一：折屈复位法。

操作步骤：让患者端坐于治疗凳上，或仰卧于治疗床上。施术者用一手握住伤肢肘部，并将拇指按压于肘窝中部，另一手握住伤肢腕部，双手协同用力，反复做肘关节的屈伸活动，并逐渐酌情加大屈伸活动的幅度和力度，以促使其复位。也可以用一手握住伤肢肘窝部（做为杠杆支点），另一手握住伤肢腕部（做为杠杆力臂），双手协同用力，反复做肘关节的屈曲折肘活动，并逐渐酌情加大活动幅度和力度，或用暴发寸劲用力折肘，以促使其复位。

治法之二：牵引旋转复位法。

操作步骤：让患者端坐于治疗凳上，或仰卧于治疗床上。让助手用双手握住伤肢上臂固定。施术者用双手握住伤肢腕部，与助手协同用力，做持续性对抗牵引，并逐渐酌情加大用力，在用力牵引的同时，反复进行前臂的旋前和旋后活动，逐渐加大旋转幅度，当触及响动，即已复位。

治法之三：推顶复位法。

操作步骤：让患者端坐于治疗凳上，或仰卧治疗床上。让助手用双手握住伤肢前臂及腕部固定，使伤肢处于外展屈肘位。施术者用双手握住伤肢上臂肘上方，并用双拇指着力顶住尺骨鹰嘴上，使肘关节屈曲在 80° 以下，用暴发寸劲猛力向前推顶尺骨鹰嘴，以促使其复位。本方法适用于肘关节后脱位。

五、小儿桡骨小头半脱位

桡骨小头半脱位，俗称"抻了胳膊肘"、"肘部摘环"等。好发于5岁以内的小儿。

（一）病因

因为幼儿的桡骨小头发育尚不完全，头与颈的直径几乎相等，环状韧带比较松弛。因此，在肘关节伸直牵拉前臂时，牵拉的外力，可使桡骨小头从环状韧带中脱出，将环状韧带卡在肱桡关节中，而阻碍了桡骨小头的复位，则造成桡骨小头半脱位。

（二）症状

发生桡骨小头半脱位时，患儿哭闹不休，不肯用伤侧之手取拿物品，不能抬举伤肢，并常拒绝别人按摸伤肢。肘部疼痛，但肿胀多不明显。肘关节微屈，前臂呈旋前位，不敢旋后，被动屈肘时，患儿哭闹叫疼。桡骨小头处有明显压痛，X线拍片多呈阴性，个别患儿可见肱桡关节间隙增宽。拍片目的主要是除外骨折，一般结合牵拉外伤史不难确诊。

（三）治疗方法

治法之一：牵拉旋转复位法。

操作步骤：让助手或其家属，将患儿面向外抱定。施术者先用一手握住患肢肘部，拇指按于桡骨小头处，另一手握住伤肢腕部，先用力牵拉拔伸肘关节，在牵引力下，反复进行前臂的旋前旋后交替旋转活动，当触及其肘部响动，即已复位。稍候可让患儿试取物品，若能活动自如即说明已恢复正常。

治法之二：屈伸旋摇复位法。

操作步骤：让助手或其家属将患儿面向外抱定。施术者用一手握住伤肢肘部，并将拇指按压在桡骨小头处，另一手握住伤肢腕部，反复做肘关节的屈伸活动，和肘关节的向内、向外交替旋摇活动，当触及响动即已复位。

治法之三：屈曲旋后伸直旋前复位法。

操作步骤：让助手或家属将患儿面向外抱定。施术者用一手握住患儿伤肢肘部，并将拇指按压于桡骨小头上，另一手握住伤肢腕部，将伤肢肘关节尽力屈曲，并将前臂尽力旋后，再将伤肢牵拉至伸直位，并将前臂尽力旋前。如此反复操作，当触及响动时，说明已经复位。

（四）注意事项

脱位之后，应及时找骨伤科医生治疗，若不治疗则影响伤侧上肢的发育而出现畸形。一般伤侧发育迟缓，而两上肢不对称。

六、桡尺下关节半脱位

桡尺下关节半脱位，又称"桡尺远端关节分离症"或"桡尺下关节分离症"，多见于青壮年手工劳动者。

（一）病因

前臂远端近腕关节处，桡尺下关节的急性过度旋转扭挫性损伤，或长期反复做腕关节及前臂的旋拧活动，引起的慢性劳损（如拧衣服、旋拧螺丝等项工作），致使腕部及桡尺骨远端的韧带松弛，桡尺关节间隙增宽，尺骨小头上翘，而引起一系列症状。

（二）症状

桡尺下关节半脱位后，前臂远端腕部疼痛，前臂的旋前旋后活动受限，或伴有弹响（当桡尺下关节半脱位的复位时，可发出关节弹响），腕背侧桡尺下关节处压痛，腕关节无力，不能持重,尤其不能做拧毛巾动作。指压尺骨小头可有浮动感,或"沙沙"作响的捻发音。

(三)治疗方法

治法:握腕拧转复位法。

操作步骤:让患者坐于治疗凳上,施术者先用一手握住伤肢前臂桡尺下关节处握紧,另一手握住伤肢手掌,双手协同用力,反复拧转腕关节使其带动旋转桡尺下关节,并做前臂的旋前旋后交替活动,如拧毛巾之状,当触及响动,即已复位。再用绷带或弹力绷带包扎固定 2～3 周。若合并有韧带损伤,或慢性习惯性桡尺下关节分离时,在整复复位后,可用石膏筒固定3～4周。

七、腕关节脱位

腕关节脱位,是一比较复杂的关节脱位。舟月三豆大小头钩八块腕骨,与桡尺下端和掌骨基底构成的这一组多个关节,统称为"腕关节",其中任何一个关节发生错位,都可引起腕痛。

(一)病因

腕关节脱位,有全脱位与半脱位两种,全脱位少见,半脱位多见。其中以月骨脱位最为多见。月骨有凸凹两面,凸面与桡骨下关节面构成关节;凹面与头状骨构成关节,而且月骨的掌侧段较宽,背侧段较窄。当人体跌仆手掌着地时,手腕过度背伸,月骨因受桡骨下端及头状骨的挤压,而向掌侧脱出。在 X 线片上,正常月骨正位片上呈近似四方形;而月骨脱位时,则呈三角形。正常月骨侧位片上,可见月凹面与头状骨相连接;而月骨脱位时,月凹面朝向手掌而与头状骨相背离。

月骨周围的关节脱位,是指月骨与桡骨下端保持正常关系,但其周围的腕骨,依据受伤暴力的方向,可向掌侧或背侧脱位。有时也可出现月骨及舟骨近段脱位。也有时出现月骨及舟骨的脱位。也有时月骨舟骨与桡骨下端保持正常关系,而其周围的腕骨脱位。

(二)症状

月骨脱位后,腕部掌侧隆起,局部明显肿胀。由于脱位的月骨压迫屈指肌腱,而腕关节呈掌屈位。握拳时第3掌骨头有明显塌陷,并可出现叩击痛。有时合并有正中神经压迫症状。

月骨周围脱位,及经舟骨月骨周围脱位,大都在脱位的关节处疼痛肿胀,移位明显时可有畸形,腕关节活动功能受限或丧失。X 线拍片既可明确诊断又可除外骨折。

(三)治疗方法

治法之一:月骨挤压伸屈复位法。

操作步骤:让患者坐于治疗凳上,或仰卧于治疗床上。施术者用一手握住伤肢腕部,并将拇指按压于月骨远端上。另一手握住伤肢手部,双手协同用力,使伤腕尽量背伸,并牵拉手腕,使其间隙增宽,同时用拇指使暴发寸劲,猛力挤压月骨远端凹面,促使其还纳复位,当触及弹响,若中指可以伸直时,即说明已经复位。

经整复复位后,将伤腕于掌屈30。位置包扎固定。一周后改为中立位固定。2 周后除去固定,开始活动腕关节。

治法之二:月骨周围屈伸旋摇复位法。

操作步骤:让患者坐于治疗凳上,或仰卧于治疗床上。让助手用双手握住患者伤肢前臂持定,施术者用双手分别握住患者伤肢手部大小鱼际,先与助手协同用力做持续对抗牵引，再用双拇指按揉腕背肌肉韧带等。然后，再反复做向内旋转摇腕活动，再反复做向外旋转摇腕活动。再顺序牵拔旋摇五指，一般即可复位。

腕关节脱位或错缝，虽然比较复杂多变，但只要采用上述方法治疗，一般都可整复复位，恢复其活动功能。

八、掌指关节与指间关节脱位

掌骨头与近节指骨构成的关节，称"掌指关节"。指骨之间相连接构成的关节，称"指间关节"，简称"指关节"。

掌指关节的脱位或半脱位，好发于拇指或食指。指间关节脱位，好发于小指近节及其他各指的近指间关节上。

（一）病因

掌指关节及指间关节脱位，大多由于跌仆、撞击、磕碰、扭挫等损伤而引起，好发于青壮年人。

（二）症状

掌指或指间关节脱位后，大多有伤指肿胀疼痛，活动受限，指节缩短，或关节畸形等症状。X线拍片，可见关节移位，或指骨重叠等现象。一般脱位之后移向掌侧。

（三）治疗方法

治法：牵拔摇指复位法。

操作步骤：让患者坐于治疗凳上，施术者用一手握住伤肢腕部固定，用另一手握呈钳形拳，用食中指之中节间隙夹持住伤指远端，或用拇食二指捏住伤指远端。先用力进行牵引拔伸，再在牵引力下，反复进行向内旋摇和向外旋摇的交替摇指活动。在此活动之中，促使其复位，如其指关节伸屈自如，即说明已经复位。

然后，用小夹板固定1～2周，除去夹板固定锻炼活动功能。一般固定不可超过3周，以免引起关节僵直。

第二节　下肢部关节脱位

一、骶髂关节半脱位

骶髂关节，是一微动关节。平时并不活动，只有妇女在妊娠期满分娩之机，在催产素的作用之下，而产生轻度的松动，即所谓"开骨缝"。

当骶髂关节遭受直接或间接暴力损伤时，其关节面也可产生一些错动。轻微的错动，在X线拍片时，并不能显示出来，但存在一些症状，故将其称为"骨错缝"。因在其损伤的同时，骶髂部的肌肉韧带等软组织的损伤，而出现一些症状，有人称其为"骶髂关节紊乱症"。当其关节错动较大时，在X线片上可显示出关节间隙增宽，并伴有耻骨联合分离或错动，即成为"骶髂关节半脱位"。

（一）病因

一般较大的暴力，直接或间接的作用在骶髂关节上，致使骶髂关节错位松动，而关节间隙增宽。一般发生在车祸、塌方，或由高处坠下臀部及骶髂关节着地，而引起半脱位。由于暴力方向的不同，可出现不同的类型和症状。

（二）症状

大都有明显的外伤史，骶髂关节处触压痛叩击痛明显，走路跛行，伤肢在后呈拖拉步态。伤侧下肢可出现假性延长或缩短。X 线拍片可见伤侧骶髂关节间隙增宽或有错位，耻骨联合可出现两侧高低不平，或有分离增宽现象。一般可分为以下三种类型：

1. 前屈型是指髂骨在关节横轴上，向前屈方向旋转移位，此时可出现伤侧的耻骨联合处高于健侧耻骨。

2. 后伸型是指髂骨在关节横轴上，向后伸方向旋转移位，此时则出现伤侧的耻骨联合处低于健侧耻骨。

3. 外翻型是指髂骨在关节纵轴上，向外翻方向旋转移位，此时可出现耻骨联合处的分离增宽等现象。

(三) 治疗方法

治法之一：牵踝推胯复位法。

操作步骤：让患者先俯卧于治疗床上，施术者用双手着力，反复捏揉伤侧骶髂关节及其周围肌肉韧带等软组织，用以理气活血，舒筋通络。再让患者翻身侧卧，患侧在上。施术者用一手握住伤肢踝部，另一手推住伤侧胯部髂骨后侧，双手协同用力牵拉推顶，促使髂骨向后伸位旋转，用以纠正髂骨的前屈型移位。复位后再用前臂着力，压挤髂侧部，促使其复位牢固。

治法之二：盘腿屈曲复位法。

操作步骤：让患者先俯卧于治疗床上，施术者用双手着力，反复捏揉骶髂关节及其周围软组织。然后，再让患者翻身侧卧，伤侧在上。施术者用一手握住伤肢小腿，使其尽力屈膝屈髋盘腿向前，另一手掌着力，推按于髂骨后下方坐骨结节后侧，双手协同用力推顶扳转骶髂关节，促使其向前屈位旋转，用以纠正其后伸移位。复位后，再用前臂着力，用力按压髂侧，促使其复位牢固。

治法之三：强力挤压复位法。

操作步骤：让患者先俯卧于治疗床上，施术者用双手着力，反复捏揉骶髂关节及其周围软组织。然后，再让患者翻身侧卧，患侧在上。施术者用一手前臂着力，按压于髂骨外侧，再用另一手勾住对侧床边，双手协同用力提拉挤压，以强力挤压骶髂关节及耻骨联合，用以纠正其分离移位及关节间隙增宽。

治法之四：斜扳复位法。

操作步骤：让患者俯卧于治疗床上，施术者用双手着力，反复捏揉骶髂关节及其周围软组织。然后，再用一手着力，按压于伤侧骶髂关节处，另一手勾提于伤肢膝关节处，将伤肢向后斜方扳动，用暴发寸劲扳动骶髂关节，以纠正其前屈移位。复位后让其翻身侧卧，伤侧在上，用前臂着力按压髂部外侧，促使其复位牢固。

二、髋关节脱位

髋关节是杵臼关节，由髋臼与股骨头构成。髋关节比较稳定，一般不容易引起脱位，故较少见，在四大关节脱位中占第 3 位。因此，伤员大多为活动力较强的青壮年男性。

(一) 病因

髋关节囊前壁有比较强韧的髂股韧带，内上壁有耻骨囊韧带，后上壁有坐骨囊韧带愈着而加强。但在内下壁和后下壁则缺乏韧带加强它，所以比较薄弱。在强大的暴力作用下，容易在这两处发生脱位。根据脱位后，股骨头所处的位置，可分为以下 3 种类型：

1.前脱位

髋关节脱位后，股骨头向前方滑脱，停留在髂坐骨结节连线的前方者，称为"髋关节前脱位"。

2.后脱位

髋关节脱位后，股骨头向后方滑脱，停留在髂坐骨结节连线的后方者，称为"髋关节后脱位"。

3.中央型脱位

股骨头被强大暴力挤向髋臼中央，冲破髋臼底部，或穿过髋臼底部的裂隙而进入盆腔内，称为"髋关节中央型脱位"。其中以髋关节后脱位比较多见。

（二）症状

有明显的外伤史，髋关节局部疼痛畸形，活动功能障碍，有弹性固定。

1.后脱位时髋关节囊后下壁撕裂，前侧髂股韧带大多保持完好，故使伤肢髋关节呈现屈曲、内收、内旋畸形。伤肢缩短。伤侧臀部膨隆，在髂坐骨结节连线后方，可摸到移位的股骨头。

2.前脱位时髋关节囊前下壁撕裂，后侧坐骨囊韧带完好，故使髋关节呈现外展、外旋、轻度屈曲位畸形。于腹股沟下方可见明显膨隆，并可摸到移位的股骨头。X线拍片，可进一步明确诊断和移位情况，并可除外有无骨折等。

（三）治疗方法

治法之一：回旋复位法。

操作步骤：让患者仰卧于治疗床上，必要时可给予腰麻或局部麻醉。以右侧髋关节前脱位为例，手法介绍于下：让助手用双手按住伤侧骨盆固定。施术者用双手着力，握住伤肢膝将下肢抬起，使其屈膝屈髋至各约90°左右。然后，在向上端提用力牵引下，做向外展，再向上绕经尽量屈膝屈髋，至大腿触及腹部，绕经内收至膝部绕经胸前至腹左侧，再将伤肢慢慢伸直放松，其股骨头则可在此运动过程中回旋复位，还纳入髋臼之内。在整个整复回旋运动过程中，膝关节的运行呈一"?"号。

整复髋关节后脱位的手法，以右侧为例，其伤肢膝部的整个运动过程，则与前脱位完全相反，而呈一反"?"号。

整复左侧的髋关节脱位，则与上述手法的运行方向相反。使用之时需要事先仔细揣摸。

治法之二：屈膝屈髋拔伸法。

操作步骤：让患者仰卧于治疗床上，让助手用双手按压住伤侧骨盆固定，施术者用一手屈肘着力，挎于伤肢腘窝下，并将伤肢小腿夹持于腋下，抬起伤肢至屈膝屈髋各约90°左右，先轻轻摇髋关节之股骨头，然后用暴发寸劲向上用力提拉拔伸，用以促使其股骨头松动后，还纳于髋臼内而复位。复位时可触及响动，复位后即可恢复活动功能。

治法之三：俯卧下垂按压法。

操作步骤：让患者俯卧于治疗床头上，两下肢下垂于床下。让助手按住患者两髂部固定，施术者用一手握住伤肢踝部，将伤肢提起至屈膝屈髋各约90°，用另一手着力，按压于腘窝处，用暴发寸劲向下按压腘窝部，促使股骨头松动向下还纳于髋臼之中。一般在复位时可触及关节响动，即可恢复活动功能。

（四）注意事项

1. 髋关节脱位，整复难度较大，况且关节囊大多遭受损伤，若再反复多次整复易于引起股骨头无菌性坏死。因此整复之前应仔细检查，明确移位情况后，研究好整复方案争取一次整复成功，以减少不必要的损伤。

2. 整复复位后，应卧床休息 2～3 周，再逐渐下地行走。

三、小儿髋关节半脱位

小儿髋关节半脱位，又称"小儿髋关节假性脱位"、"小儿髋关节圆韧带嵌顿"、"小儿髋臼错缝"等。发生本病后，少数患儿能自行恢复，但大多则须借助于手法复位方可治愈，否则易于发生股骨头无菌性坏死。因此，发现本病应及时治疗。

(一)病因

本病多发于 10 岁以下的儿童，因其髋关节结构发育尚不完全，当遭受暴力损伤时，易于引起本病。在儿童时期髋臼发育尚不完备，骨骺发育不良，关节囊比较松弛，当受到牵拉外展性损伤或过度内收损伤。如滑倒、跌仆、摔跤等，将股骨头自髋臼内拉出，同时也可损伤下肢内收或外展肌群，伤后肌肉痉挛，挤压或牵拉圆韧带而致供血不足，久之股骨头因缺血而产生无菌性坏死。

(二)症状

小儿髋关节半脱位后，髋部疼痛，不敢做屈髋活动。两腿长短不齐，走路跛行，患侧下肢不敢负重。两侧臀横纹及腹股沟不在同一水平线上。压痛点在腹股沟中间部位。X 线拍片检查，可进一步明确诊断。

(三)治疗方法

治法：屈曲旋摇复位法。

操作步骤：让患儿先俯卧于治疗床上，施术者先用一手着力，轻轻按揉伤侧周围软组织，理筋腱活气血，摸清移位情况。然后，让患儿翻身仰卧，让助手或其家属按住患者骨盆固定。施术者用一手握住患肢踝部，另一手托住患肢膝关节及小腿，将患肢抬起至屈膝屈髋位，开始抬时手法要轻，幅度要小，在其能忍受情况下，逐渐加大用力屈伸活动，再做外展、外旋、摇髋活动和内收、内旋、摇髋活动，各反复数次，一般即可复位。

四、髌骨脱位

髌骨位于膝关节前方，为全身最大的籽骨，上下连接着坚韧的髌韧带，担负着人体的起蹲及下肢的伸直功能。髌骨脱位，以向外脱位较为常见，而向内侧脱位次之，髌骨上脱位更较少见。

(一)病因

引起髌骨脱位的原因，一方面由于髌骨周围支持带，以及髌下韧带松弛或损伤。另一方面是因遭受较强的暴力损伤，而致使髌骨脱位。

(二)症状

髌骨脱位后，膝关节畸形，髌骨移位。伤肢膝关节被固定在微屈位或伸直位上，而不能伸屈，一般多无明显肿胀。

1. 髌骨外脱位髌骨脱移向膝关节外侧。

2. 髌骨内脱位髌骨脱移向膝关节内侧。

3. 髌骨上脱位是指髌骨被卡在股骨髁上面，而不能自行还纳。

(三)治疗方法

治法之一：侧方推移法。

操作步骤：让患者仰卧于治疗床上，将伤侧下肢伸直放松。施术者用双手着力，先摸清髌骨移位的位置和边缘。对其髌骨外侧移位者，用双手拇指着力，推顶住髌骨的外侧缘，用暴发寸劲向内前方推顶，使其复位。若属髌骨向内侧移位者，用双手拇指着力，推顶住髌骨的内侧缘，用暴发寸劲向前外侧推顶，一般即可复位(。复位后再轻轻屈伸膝关节，至其活动自如。

治法之二：向下推移法。

操作步骤：让患者仰卧于治疗床上，将伤侧下肢慢慢伸直放松。施术者用一手托住伤肢腘窝下方，另一手着力，按于髌骨上，并以掌根着力，向下推顶髌骨上缘，并用暴发寸劲推之，使其复位，至其髌骨回复原位之后，再将托住腘窝之手，用力将膝关节抬起，至其屈膝90°。再轻轻慢慢屈伸膝关节，至其活动自如。

五、膝关节脱位

膝关节是由股骨髁与胫骨平台，通过坚韧的肌肉韧带相连接，而构成比较稳定的关节，故在四大关节脱位中，膝关节脱位最少见。

（一）病因

引起膝关节脱位的原因，多属比较强大的剧烈暴力，如车祸、塌方等事故中受伤。故脱后的损伤大多比较严重，常合伴有神经血管的损伤，以及交叉韧带或内、外侧副韧带的撕裂伤或断裂伤等。

（二）症状

膝关节脱位，由于暴力作用方向的不同，可发生前脱位、后脱位或内外侧方脱位。以后脱位比较常见。脱位后多有明显肿胀畸形，丧失活动功能，动则疼痛加重。腘动脉破裂时，血肿内出现搏动。神经损伤可出现小腿及足部麻痹。

膝关节脱位，常可自动复位，处理时也以保守治疗为主，运用手法或牵引即可复位。本症并发症的处理是最重要的任务，主要是腘动脉及神经的损伤。后期可发生关节失稳或骨性关节炎，应做相应的处理。

（三）治疗方法

治法：牵引推扳挤压复位法。

操作步骤：让患者仰卧于治疗床上，将伤肢伸直放松。一助手按住大腿根部固定，另一助手握住伤肢踝部，轻轻用力牵引，一般即可复位。如仍未复位，可逐渐加大用力牵拉，施术者用一手按住向前突出的一端，另一手扳住向后移位的一端，双手协同用力，进行推顶扳动，促使其复位，用以纠正其前后方脱位。若属向内或向外侧方移位，施术者可在牵引力下，用双手掌着力，按压住内外两侧突出之端，用力向中央挤压，以促使其复位，用以纠正膝关节的内外侧方脱位。

整复复位后，应在伸直位下，用石膏托或夹板包扎固定6～8周。然后拆除固定，慢慢锻炼走路。

六、足踝部关节脱位

足踝部关节脱位，是指胫腓骨下端与距骨构成的踝关节，以及跟、距、舟、骰及1、2、3楔骨相互之间，构成的足部关节的脱位或错缝等。

（一）病因

足踝部关节脱位比较多见，大多由于重物打击，强力扭转，车辆挤压足部，致使足踝部处于过度外展外翻；或内收内翻等损伤，引起足踝部各骨的排列位置改变。并常伴有肌腱韧带的损伤，或撕脱性骨折等。较常见的足踝部关节脱位，有以下几种类型：

1. 距骨脱位

大多由于足部在跖屈位时，强力内翻着力，而遭受较强暴力，可引起踝关节外侧韧带断裂，内外踝部骨折等。有时虽然外踝部韧带完好，但距骨上关节的骨间韧带可能被撕裂，致使距骨脱离原位，而形成距下脱位，或跟、距、舟骨脱位或半脱位。若踝关节外侧韧带，与距骨下关节韧带一同被撕裂，距骨可自踝穴中脱出，形成距骨全脱位。

2. 跟骰、距舟关节脱位

多因车辆或重物挤压足部，致使足前部强力急骤外展外翻，或内收内翻；或重物打击足背中部，而引起跟骰或距舟关节脱位。并常合并有跟骰、距舟关节囊所附着处的撕脱性骨折。

3. 跗跖关节脱位

是指第 1、2、3 楔骨及骰骨与 1～5 跖骨基底所构成的关节，其发生脱位的原因，与跟骰距舟关节脱位相类似，只是着力处略靠近足之前部。大多发生于车辆挤压，强力扭转，重物打击等外伤。跖骨基底因暴力作用方向不同，可产生向内、向外、向背或向跖侧等方向脱位。外旋作用力的损伤，可使由第 2 跖骨至第 5 跖骨一起向外移位，常合并有内翻、外展畸形。若属第 1～5 跖骨基底的全部脱位分离，可能损伤足背动脉，易于引起足背坏死，故应予以早期整复复位。

(二)症状

有明显的足踝部外伤史，伤侧足部不敢着力，行走困难，局部肿胀疼痛，或有明显畸形，受伤处有明显的挤压痛或牵拉痛、内翻痛或外翻痛，以及叩击痛等。也可出现不同程度的皮下瘀血。X 线拍片，可见脱位的关节间隙增宽，关节结构错位等现象，并可判明有无骨折及其移位等情况。

(三)治疗方法

治法：屈伸旋摇复位法。

操作步骤：让患者仰卧于治疗床上，施术者先用手反复轻柔地捏揉小腿及踝部肌肉韧带等软组织，摸清移位情况，理筋通络，活血理气。然后，用一手握住踝部持定，用另一手握住足前部，两手协同用力，先做足踝部的牵引拔伸活动，再做反复交替的跖屈背伸活动，并逐渐加大用力和活动幅度，促使其复位。再做向内向外反复摇踝活动(图 16—51)，促使其关节复位。足踝部的各种脱位或半脱位，均可在这种手法整复中复位，促使其恢复活动功能。

七、跖趾关节及趾间关节脱位

跖骨头与近节趾骨构成的关节，发生分离时，称"跖趾关节脱位"，临床以第一跖趾关节脱位多见。趾骨与趾骨之间的关节，发生分离时，称为"趾间关节脱位"，多发于拇趾及小趾。

(一)病因

导致足趾过伸的直接或间接暴力，均可引起跖趾关节或趾间关节的脱位。如足趾踢碰硬物，由高处坠下，上下楼梯蹬空，跳高、跳远时足趾先着地等引起。其机理为多由外力迫使足趾过伸，近节趾骨基底脱于跖骨头背侧，则形成跖趾关节脱位；远节趾骨基底脱于近节趾骨头背侧(包括中节脱于近节，远节脱于中节)，则形成趾间关节脱位。若合并有侧副韧带撕裂，则可发生侧方移位。

(二)症状

多有明显的足部外伤史。

1. 跖趾关节脱位

多有明显的磕碰、踢砸、挫扭等外伤史。伤后局部肿胀疼痛，活动功能障碍，足趾缩短，跖趾关节过伸，呈弹性固定，趾间关节屈曲畸形。发生在拇趾与第一跖骨的关节脱位，称之"拇跖关节脱位"。

2. 趾间关节脱位

有明显的外伤史，局部肿胀疼痛，功能障碍，关节畸形，弹性固定。X 线拍片，可进一步明确诊断。

(三)治疗方法

治法之一：牵引拔伸复位法。

操作步骤：让患者仰卧于治疗床上，施术者先用手捏揉伤侧足趾周围肌肉韧带等软组织，舒筋通络理气活血。再用绷带缠绕于脱位的足趾上，用双手进行牵拉拔伸，用力要持续均匀而持久。然后，再逐渐加大用力，以促使其复位，当闻及关节弹响，即已复位。

治法之二：背伸跖屈复位法。

操作步骤：让患者仰卧于治疗床上，施术者先用手捏揉伤肢足跖部周围软组织。再用绷带缠绕于脱位的足趾上，在用力牵引的同时，进行背伸牵拉拔伸，再在牵引用力的同时，进行跖屈牵拉拔伸，用以纠正其脱位。

治法之三：牵引旋摇复位法。

操作步骤：让患者仰卧于治疗床上，施术者先用手捏揉伤肢足趾周围软组织，再用绷带缠绕于脱位的足趾上，在牵拉用力拔伸的同时，再做反复交替向内和向外旋转摇趾活动，以促使其复位。若仍不能复位，可在反复进行旋转摇趾活动的同时，采用突然暴发寸劲，向跖屈方向猛力牵拉，一般即可复位。